高等学校教材

儿童作业治疗学

Occupational Therapy for Children

主　编　姜志梅

副主编　孙瑞雪　徐　磊

编　者　（以姓氏笔画为序）

朱　琳（佳木斯大学附属第三医院）

刘　川（黑龙江省小儿脑性瘫痪防治疗育中心）

刘晓丹（上海中医药大学）

刘晓佩（佳木斯大学附属第三医院）

刘雪枫（福建中医药大学康复医学院）

孙瑞雪（佳木斯大学康复医学院）

贠国俊（深圳大学深圳市儿童医院）

杨　彪（复旦大学附属儿科医院厦门医院）

周　雪（佳木斯大学康复医学院）

单小航（佳木斯大学康复医学院）

项栋良（黑龙江中医药大学）

姜志梅（佳木斯大学康复医学院）

徐　磊（佳木斯大学附属第三医院）

编写秘书　单小航

人民卫生出版社

·北　京·

图书在版编目（CIP）数据

儿童作业治疗学 / 姜志梅主编 . -- 北京 ： 人民卫
生出版社，2024. 7. -- ISBN 978-7-117-36505-5

Ⅰ. R179；R49

中国国家版本馆 CIP 数据核字第 2024LB5448 号

人卫智网	www.ipmph.com	医学教育、学术、考试、健康，购书智慧智能综合服务平台
人卫官网	www.pmph.com	人卫官方资讯发布平台

儿童作业治疗学
Ertong Zuoye Zhiliaoxue

主　　编：姜志梅
出版发行：人民卫生出版社（中继线 010-59780011）
地　　址：北京市朝阳区潘家园南里 19 号
邮　　编：100021
E - mail：pmph @ pmph.com
购书热线：010-59787592　010-59787584　010-65264830
印　　刷：三河市国英印务有限公司
经　　销：新华书店
开　　本：787×1092　1/16　　印张：18　　插页：2
字　　数：438 千字
版　　次：2024 年 7 月第 1 版
印　　次：2024 年 7 月第 1 次印刷
标准书号：ISBN 978-7-117-36505-5
定　　价：59.00 元

前　言

我国现代作业治疗已有 30 多年的发展历史,但儿童作业治疗发展相对滞后,仍处于起步阶段。近年来,儿童作业治疗在理念、理论、专业技术和辅助器具、设备等方面都取得了明显进步,但面对儿童作业治疗需求快速增长的趋势,与国际先进水平相比,目前仍存在专业人才匮乏,专业技术水平不高、经验不足,学历教育及继续教育亟待加强等诸多问题,我国儿童作业治疗发展仍面临严峻挑战。

为顺应特殊需求儿童对提高社会生活能力、接受教育以及就业等的需求,同时根据目前国内儿童康复治疗师学历教育以及继续医学教育的实际情况,我国第一所儿童康复临床、教学与研究的专门机构以及我国首家康复医学院的儿童作业治疗临床与教学团队在全面总结数十年实践经验的基础上,经过前期充分的调研论证,联合国内知名高校及教学医院,遴选具有深厚理论基础,又有丰富实践经验的骨干教师,共同编写了这本《儿童作业治疗学》教材。

本教材依据儿童作业治疗师所需要的理论知识与专业技术体系编写而成,共十五章内容,前三章重点介绍作业治疗的基本理论、作业评定方法以及作业治疗方法;第四章至第十二章介绍了脑性瘫痪、脑血管病、孤独症谱系障碍、发育迟缓、智力发育障碍、注意缺陷多动障碍、学习障碍、发育性协调障碍、儿童脊髓损伤等儿童发育障碍以及其他常见儿科病症的作业治疗,并在章节末通过典型案例分析体现作业治疗的过程,包括在 ICF 架构下的案例分析,作业评定内容及方法的选择,治疗目标的设定以及治疗计划制订;第十三章至第十五章介绍了儿童周围神经病、运动损伤、肌肉骨骼系统疾病、遗传性疾病、烧伤、儿童肥胖症、先天性甲状腺功能减退症、先天性心脏病的作业治疗方法。

本教材旨在通过学习,让康复治疗学专业学生、康复治疗师尤其是儿童作业治疗师全面、系统地掌握先进的作业治疗理论与技术,并力求在儿童作业治疗实践中灵活地运用,帮助其遵循循证医学原则,科学规范地开展儿童作业治疗,使更多的特殊需求儿童及其家庭受益。

本教材在编写过程中尽量做到各章内容有效衔接、融会贯通、图文并茂,各章撰写形式尽可能一致,力求体现教材的科学性、先进性、创新性与实用性。既可作为康复治疗学专业师生使用的教材,又可作为儿童作业治疗师在职培训教材以及儿童作业治疗实践的重要参考书。

　　衷心感谢各位编委的辛勤劳动与奉献。由于编写时间仓促,编写人员水平有限,我国内地尚无此类教材可供参考,本教材难免存在不足之处,敬请广大师生及同行不吝赐教和指正!欢迎发送邮件至邮箱 renweifuer@pmph.com,或扫描下方二维码,关注"人卫儿科学",对我们的工作予以批评指正,以期再版修订时进一步完善,更好地为大家服务。

编　者

2024 年 6 月

人卫儿科学

目　录

第一章

儿童作业治疗概论

第一节　概　　述

疾病、残疾或技能缺失常常对儿童的日常生活、游戏、学习等产生不同程度的影响,使儿童部分或全部失去以正常方式从事个人或社会生活的能力。针对儿童的生长发育特点和需求,作业治疗的早期介入极其重要。

一、儿童作业治疗的概念

1. **作业活动**　作业活动(occupation)指人们想要做、需要做或被期望做、有目的、为生命带来意义和价值的活动。包括自理活动、家务活动、休息与睡眠、学习、工作、休闲娱乐、社会参与等。作业是作业活动的总称,作业任务(occupational task)是一个完整的作业活动的组成部分,是作业活动的各个环节。

2. **作业治疗**　作业治疗(occupational therapy,OT)是康复医学的重要组成部分,是一个相对独立的康复治疗专业。多年来,作业治疗的定义随着社会和环境的变化进行了相应修订,目前国内教材或著作多数选择 WHO 或世界作业治疗师联盟(world federation of occupational therapists,WFOT)的定义。为使作业治疗定义能较好地体现作业治疗的内涵,同时又符合中文表达,2019 年,中国康复医学会作业治疗专业委员会对作业治疗的定义进行了修订,即作业治疗是以康复对象为中心,通过有选择的作业活动和 / 或适当的环境干预来改善康复对象的躯体、心理和社会功能,促进活动和参与,提高生活质量的康复医学专业。作业治疗是一种创造性工作,没有固定的模式,更多情况下,需要作业治疗师根据康复对象的需求发挥灵活性和创造性。

此次修订既符合 WFOT(2012)针对 OT 定义的内涵,又符合《国际功能、残疾和健康分类》(International classification of functioning,disability and health,ICF)理念。综上所述,作业治疗的定义主要包括:①突出强调以康复对象为中心;②明确了作业活动和环境干预是作业治疗最为重要的两大手段;③明确了作业治疗关注的是躯体、心理、社会三大领域而不仅仅是躯体功能;④融合了 ICF 理念,强调功能、活动、参与及环境;⑤明确了作业治疗是一门康复医学专业,而并非仅为一种疗法。

3. **儿童作业治疗**　儿童作业治疗是针对儿童生长发育时期的各种障碍而进行的作业治疗。主要是根据不同时期儿童生长发育的特点和需求,充分发挥家长及家庭成员的作用,重视辅助器具以及玩具等的应用,帮助儿童建立和发展运动功能、认知功能、感知功能、社会功能,注重治疗 - 游戏 - 教育相结合以及社区、生活、学习环境的改善,促进儿童的身心全面发育,帮助他们在日常生活活动、学业活动、游戏活动、社会活动中达到最高程度的功能水平和独立性。

二、儿童作业治疗对象

主要包括发育障碍、中枢神经系统疾病、神经肌肉疾病、遗传代谢性疾病、先天性疾病等儿科疾病以及外伤所导致的生理、心理、社会功能障碍,部分或全部失去以正常方式从事个人或社会生活能力的儿童;也包括早产儿等新生儿重症监护病房(neonatal intensive care unit,NICU)中的高危新生儿,NICU 中的高危新生儿极易出现神经发育障碍和损伤,由此引发的语言障碍、学习困难、行为异常、视听觉损伤或丧失等功能障碍可能对其今后的生活产生终生的不利影响(表 1-1)。

表 1-1 儿童作业治疗对象

类别	需要作业治疗的主要儿科疾病与损伤					
发育障碍	脑性瘫痪	发育迟缓	孤独症谱系障碍	智力发育障碍	注意缺陷多动障碍	发育性协调障碍	学习障碍
骨关节病	幼年特发性关节炎	脊柱侧凸	骨关节炎	软骨病	类风湿关节炎	
遗传代谢性疾病	先天性甲状腺功能减退症	脊髓性肌萎缩症	异染色性脑白质营养不良	遗传性痉挛性截瘫	肝豆状核变性	唐氏综合征
中枢神经系统疾病	脑血管病	癫痫	脑积水	脑炎后遗症	重症身心障碍	脑肿瘤
神经肌肉疾病	分娩性周围神经麻痹	进行性肌营养不良	重症肌无力	强直性肌营养不良	腓骨萎缩症	
先天性疾病	颅脑先天畸形	四肢先天畸形	先天性脊髓畸形	先天性多关节挛缩		
外伤	颅脑损伤	脊髓损伤	烧伤	手外伤	运动损伤	骨折	截肢
其他	儿童肥胖症	心脏疾病	NICU 中的高危新生儿			

三、儿童作业治疗内容

应根据儿童生长发育的不同阶段、不同需求和特点、环境情况,以及 ICF-CY 框架下评定结果所制订的目标和方案实施作业治疗,儿童作业治疗内容包括促进功能发育、提高作业活动能力以及环境改造等,具体内容如下。

促进儿童粗大及精细运动功能发育,尤其是手功能发育,促进姿势控制以及感知觉、感觉统合、认知、情绪、行为、交流、社会适应等功能发育。游戏及娱乐在儿童的世界中等同于成人的工作(play as work),通过游戏及娱乐活动,发展儿童应有的作业功能。用特别设计的工艺、文书及肢体活动提高儿童的作业技能,如手功能、读写能力等,进行书写前准备和书写技巧以及绘画等作业活动训练,促进障碍儿童学习能力的提升。提高儿童日常生活活动(activity of daily living,ADL)能力。进行辅助器具的设计、制造、应用以及环境改造。加强职前训练以及就业训练。

应根据儿童的性别、年龄、兴趣、障碍情况及环境状况,综合应用不同方法,调动儿童主动训练的积极性。在设计训练项目时,要注意同一方法反复应用的技巧及不同方法的适时变换与交替,还应给儿童提供安静、轻松与和谐的训练环境,将辅助器具、游戏及娱乐引入训练中,促使儿童愉快地积极参与其中,避免儿童感到单调、枯燥,产生厌烦情绪而拒绝训练。

四、儿童作业治疗流程

根据 WFOT 修订的《作业治疗师教育最低标准》,作业治疗流程是指作业治疗师在提供作业治疗服务时应遵循的过程。中国康复医学会作业治疗专业委员会提出,将作业治疗流程分为总体原则和出发点、作业评定、作业治疗和结局管理 4 部分,共 9 个步骤:以康复对象为出发点(client-centred),查阅病史及个人史(history),进行访谈(interview),明确需求(needs),作业评定与分析(evaluation and analysis),目标设定(setting goals),循证方案(evidence-based plan),作业治疗实施(occupational therapy),目标管理(targeting of outcomes),即 CHINESE OT。同时提出需注意的 7 个事项:要注重参与(participate),反馈与反思(reflection),结局导向(outcome-oriented),沟通与合作(communication and cooperation),环境干预(environmental intervention),确保安全(safety)和提供支持(support),即 PROCESS。将步骤与注意事项连起来即为中国作业治疗流程(CHINESE OT PROCESS),简称为 COTP(图 1-1)。

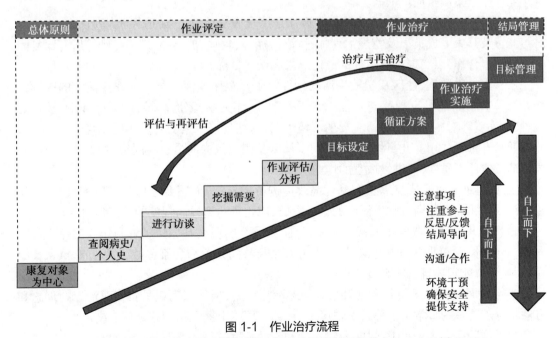

图 1-1 作业治疗流程

引自:李奎成. 作业治疗的重新定位与思考. 中国康复医学杂志,2021,36(1):86-89.

　　儿童与成人作业治疗流程基本相同,也包括9个步骤。需特殊强调的是,儿童不是成人的缩小版,具有自身的发育特征与规律,除需注重参与、反馈与反思、结局导向、沟通与合作、环境干预、确保安全和提供支持外,必须要充分考虑儿童的实际发育水平以及身体功能与身体结构、活动与参与、环境等方面的特殊性。作业治疗实施阶段既可以同时进行,也可以按顺序进行,通常可重叠。

五、儿童作业治疗师职业角色

　　儿童作业治疗师的职业角色包含的内容比较多,主要包括:直接面对障碍儿童;为家长、家庭及障碍儿童的社区及学校生活提供指导和帮助;与障碍儿童生长发育过程中的相关机构进行合作。

　　1. 直接面对各类障碍儿童　按照作业治疗流程对各类障碍儿童实施作业治疗,主要包括以下几个方面。

　　(1)进行作业评定与分析:对儿童的作业评定不能仅仅使用特定的标准化检查或评定量表,更提倡在日常生活和游戏活动等自然情境中进行观察、评定及分析,以明确儿童的一般情况、功能状况和问题点,环境因素对儿童的影响以及儿童的潜在功能及优势。

　　(2)制订作业治疗计划并实施:基于作业评定与分析结果,制订适当的作业治疗计划并实施。作业治疗目标可分为长期与短期目标,目标的设定一般包括:①设定与儿童发育水平相适应的目标;②设定与不同阶段功能障碍相适应的目标。需在多种作业治疗方法中选择最适合该儿童的方法,因人而异,避免千篇一律。作业治疗方案应符合循证医学的原则和要求。

　　(3)规范书写治疗记录及报告:及时规范地书写治疗记录及报告,为作业治疗效果判定及作业治疗方案调整提供依据。

　　(4)与团队中的其他成员合作:作业治疗是综合康复治疗必不可少的内容,作业治疗师需与儿童及其家庭成员以及物理治疗师、言语治疗师、教师、护士、心理治疗师等所有康复团队成员紧密合作,以实现作业治疗的最佳效果和最终目标。

　　2. 对家长、家庭、社区及学校生活的指导　了儿童作业治疗与成人作业治疗的区别在于儿童具有自身的发育规律与特征。亲子关系、同伴关系、家庭环境、幼儿园环境、学校环境、社区环境等对儿童来说是最主要的环境因素,这些环境因素对处于不同发育阶段的儿童的作业具有重要作用。儿童作业治疗师、家长以及相关机构成员应共同努力,为这些障碍儿童创造最佳环境条件,提供最适宜的作业治疗。

　　(1)对儿童的家庭成员以及家庭环境改造进行指导:只有得到家庭成员的积极配合,作业治疗效果才能泛化到日常生活中的各个方面,使儿童达到最高程度的功能独立性。

　　1)帮助儿童家长或监护人接受儿童存在"障碍"的现实并尽快了解与作业治疗相关的内容。向家长告知儿童的障碍情况时,需要与家长共同分析和交流意见,倾听并尊重家长的意愿,避免单纯阐述自己的观点。

　　2)可根据实际情况为儿童制订家庭作业治疗计划,指导家庭成员将作业治疗的理念和方法贯穿于儿童的日常生活等自然情境中,在真实环境中提升功能独立性。

　　3)关注障碍儿童的家庭环境,及时指导和帮助家庭进行环境改造。

　　(2)对社区、幼儿园和学校生活进行指导:只有社区、幼儿园和学校接纳障碍儿童,儿童能愉快地融入其中,才能取得好的治疗效果。

观察和分析儿童与小朋友、邻居、同学、老师、社区康复员等相关人员的关系以及在社区环境中的表现;应尽可能了解社区、幼儿园及学校是否与障碍儿童相互接纳,社区、幼儿园及学校环境是否有利于障碍儿童的生长发育、娱乐、学习等,及时予以指导和帮助。

3. 与儿童生长发育过程中的相关机构进行合作

(1)儿童作业治疗师的工作并不仅限于康复机构,还包括幼儿园、特殊教育学校、普通学校,将康复理念、作业治疗理念融入教学过程中,为障碍儿童提供帮助,并对教师进行专业指导。

(2)儿童作业治疗师还应与儿童福利机构、民间慈善机构、辅助器具制作机构以及社区相关机构等保持良好的合作,以实现障碍儿童的全面康复、顺利融入社会。

六、儿童作业治疗服务体系(场所)

根据儿童的需求及评定结果,设定作业治疗目标、计划与方案,通过不同的康复服务途径,在不同的作业治疗服务体系中实施。

1. 医疗卫生系统　主要包括综合医院儿科、NICU,儿童康复中心,儿童医院康复科,康复医院儿童康复科,儿童康复医院。

2. 残联、民政系统　主要包括残疾人康复中心儿童康复科、残疾儿童康复中心、儿童福利院儿童康复中心。

3. 教育系统　主要包括早期教育或训练中心、幼儿园、学校(特殊教育学校、普通学校)。

4. 社区　包括社区卫生服务中心在内的所有社区资源、家庭等。

第二节　儿童作业治疗的特点

一、儿童作业治疗相关理论与实践模式

1. 儿童作业治疗相关理论与实践模式的作用　可为作业治疗师按照作业治疗流程对儿童进行作业评定、制订作业治疗计划并实施干预提供具体原则、方法和决策指南。

2. 儿童作业治疗主要理论与实践模式

(1)作业表现模式:作业能力模式(occupational performance model,OP)即现在的作业表现模式,根据此模式,作业能力/表现(occupational performance)是作业治疗的根本目标,是指从事某作业活动时的表现,关注的作业范围包括日常生活活动、工作及生产活动、休闲活动。作业能力根据个人在不同情景、不同环境下可以改变。作业技能是作业活动的基本组成部分,是作业能力模式完成的要素,包含感觉运动、认知技能以及社会心理。

人-环境-作业模式(the person-environment-occupation model,PEO):即PEO模式,是我们理解作业活动最重要的基本理论,阐明作业表现就是人、环境及作业的相互结果,并且三者之间呈动态变化。人(person)的完整性包括身体、认知、精神、情感等方面;环境

(environment)是与我们生活相关的背景,包括物理环境、社会环境、文化环境以及公共体系;而作业(occupation)则是日常生活中所做的一切事情。按照这个作业模式,在作业治疗中以服务对象作为实践中心(client centered practice)。PEO 模式在人不同的发展阶段有不同的改变。在婴幼儿期、学龄前期及学龄期,环境因素在 PEO 模式中占有最大空间(图 1-2)。

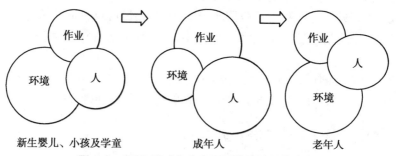

图 1-2　PEO 模式在个人不同发展阶段的改变

(2)国际功能、残疾和健康分类(ICF): ICF 与作业治疗学科的理论及实践高度一致,ICF框架中主动活动和参与是健康的核心理念,而作业治疗就是运用作业活动和环境改造等作为治疗媒介,提出人们主动参与日常生活及健康的社会化。Rosenbaum P 等提出的"儿童残疾中的 F 字"(the "F-words" in childhood disability,简称"F-words")对于指导儿童作业治疗实践具有极大的意义。"F-words"包含功能(function,与"活动"对应)、家庭(family,与"环境因素"对应)、体能(fitness,与"身体功能与身体结构"对应)、乐趣(fun,与"个人因素"对应)和朋友 / 友谊(friends friendship,与"参与"对应)以及未来(future)。即在为儿童提供服务时不仅要考虑儿童和家庭现状,更要考虑未来才是儿童"发展"的全部(图 1-3)。

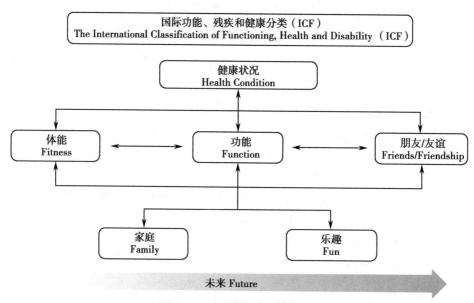

图 1-3　ICF 框架:"F-words"

引自: P ROSENBAUM 1, J W GORTER.The 'F-words' in childhood disability: I swear this is how we should think！ Child Care Health Dev,2012,38(4): 457-63.

（3）遵循儿童的发育特征与规律,强调与儿童健康有关的作业与参与,有循证医学证据、以功能为基础的方法以及以儿童为中心、以家庭为中心的模式(儿童作业治疗的核心理念)。

需要强调的是,以家庭为中心和以功能为基础的方法是儿童作业治疗实践的基石。

二、儿童发育与作业治疗

儿童发育是指儿童的生长发育,包括儿童体格的生长、心理行为的发育以及社会能力的养成3个方面。儿童发育是不断进行的连续过程,各年龄阶段速度不同,顺序衔接,前一阶段的发育为后一阶段奠定必要的基础。儿童发育遵循一般规律:由上到下、由近到远、由粗到细、由低级到高级、由简单到复杂。处在生长发育中的儿童是一个不断变化的个体,儿童作业治疗师在开展作业评定及治疗前,需熟练掌握儿童的发育过程及发育特点,评定儿童各个领域的发育水平,再根据其发育水平开展个体化作业治疗。

(一)运动发育

运动发育包括粗大运动(gross motor)发育与精细运动(fine motor)发育两部分。

1. 粗大运动发育　粗大运动发育主要指抬头、翻身、坐、爬、走、跳和平衡控制等运动发育,是人类最基本的姿势和移动能力的发育,而反射发育是婴幼儿粗大运动发育的基础。以下简要介绍姿势运动发育。

姿势运动发育的顺序遵循如下规律:①动作沿抬头、翻身、坐、爬、站、走和跳的方向发育;②离躯干近的姿势运动先发育,离躯干远的姿势运动随后发育;③由泛化到集中、由不协调到协调发育;④先学会抓握东西,然后才会放下手中的东西;⑤先学会拉着栏杆从坐位转为立位,然后才学会从立位转为坐位;⑥先学会向前走,然后才会倒退着走。表1-2为按照这一发育规律,总结的不同年龄婴幼儿粗大运动发育特点。

表1-2　婴幼儿粗大运动发育特点

年龄	头与躯干控制	翻身	坐	爬、站、行走
新生儿	臀高头低,瞬间抬头		全前倾	阳性支持反射
2个月	短暂抬头,臀、头同高		半前倾	不支持
3个月	肘支撑抬头45°	仰卧位至侧卧位		短暂支持
4个月	抬头45°~90°,头高于臀部,玩双手	仰卧位至俯卧位	扶腰坐	足尖支持
5个月	双手或前臂支撑,抬头90°,手、口、眼协调			跳跃
6个月	随意运动增多,抬头>90°	俯卧位至仰卧位	独坐 手支撑	
7个月	双手或单手支撑,支撑向后成坐位		直腰坐	肘爬、扶站
8个月	胸部离床		扭身坐	腹爬
9个月	手或肘支撑,腹部离床		坐位自由 变换体位	后退移动、抓站
10个月				四爬、独站
11个月				高爬、牵手走

续表

年龄	头与躯干控制	翻身	坐	爬、站、行走
12 个月				跪立位前移、独走
15 个月				独走稳、蹲着玩
18 个月				拉玩具车走、爬台阶
2 岁				跑步、跳
3 岁				踮着足尖走或以足跟走,双足交替下楼

2. 精细运动发育 精细运动能力是发育早期儿童完成取物、画画、写字、生活自理等活动的重要基础,是反映婴幼儿神经系统发育成熟度的重要指标之一,也是对婴幼儿进行早期教育的基本依据。婴幼儿精细运动发育顺序有规律可循(图 1-4,表 1-3)。

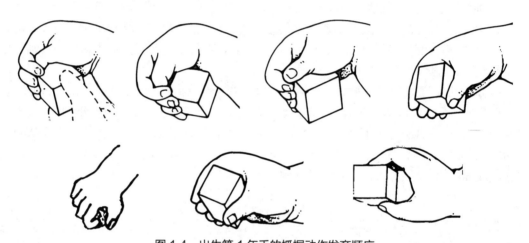

图 1-4 出生第 1 年手的抓握动作发育顺序

表 1-3 婴幼儿精细运动发育顺序

年龄	精细运动
新生儿	紧握拳,触碰时能收缩;可引出握持反射,持续 2~3 个月
1 个月	双手常常握拳,物体碰到手时,握得更紧
2 个月	偶尔能张开手,给物体能拿住;偶尔把手或手里的物体送到口中舔舔
3 个月	用手摸物体,触到时偶尔能抓住;手经常张开,将物体放在手中,能握住数秒
4 个月	仰卧时,出现"注视手的动作",6 个月后消失 常常抓东西,但距离判断不准,手常常伸过物体 用整个手掌握持物体,手握哗啦棒的时间较以前长,而且会摇晃,并用眼睛看手里的哗啦棒片刻,出现最初的手眼协调
5 个月	物体碰到手时出现主动抓握动作,但动作不协调,不准确 会玩衣服,把衣服拉到脸上 能玩玩具并较长时间抓握玩具;往往双手去拿,把东西放到口中

年龄	精细运动
6 个月	迅速伸手抓面前的玩具,玩具掉下后会再抓起;会撕纸玩 用全手抓积木,能握奶瓶,会玩自己的脚;准确地拿取悬垂在胸前的物体 当手中有积木再给另一块积木时,会扔掉手中原有的积木然后去接新的
7 个月	可用拇指及另外 2 个手指握物;会模仿对击积木 会单手触物,能自己将饼干放入口中,玩积木时可将积木从一只手传递到另一只手上 手中有积木再给另一块积木时,能保留手中原有的积木不扔掉
8 个月	桡侧手掌或桡侧手指抓握,用拇指和另外三指捏起桌上的小物体 会用多种方法玩同一个玩具,如放入口中咬、敲打、摇晃等 能将物体递给旁边的人,但还不知道怎样松手、怎样给 喜欢从高椅或是小车上故意让物体掉下去
9 个月	能对敲双手拿的物体;可用拇指和示指捏起小物体(大米花、葡萄干等)
10 个月	用拇指与另一手指准确捏起 0.6cm 的串珠,很熟练;可用示指触物 能扔掉手中的物品或主动将手中物品放下;向小儿索取玩具时,不松手
11 个月	喜欢将物体扔到地上听声音;主动打开包方形积木的花纸
12 个月	能用拇指与示指捏较小的物体,单手抓 2~3 个小物品,会轻轻抛球 会将物体放入容器中并拿出另一个;全手握笔在纸上留下笔迹
15 个月	搭 2 块或 3 块积木(边长 2.5cm 的正方体);全手握笔,自发乱画 会打开盒盖(不是螺纹的);能倾斜瓶子倒出小物体,然后用手去捏 用匙取物
18 个月	搭 3~4 块积木;能几页几页地翻书;用小线绳穿进大珠子或大扣子孔 自发地从瓶中倒出小丸 用匙外溢
21 个月	搭 4~5 块积木;模仿画线条,但不像 用双手端碗
24 个月	搭 6~7 块积木;会转动门把手;旋转圆盖子;穿直径 1.2cm 的串珠 开始用手指握笔,模仿画垂直线;能一页一页地翻书 正确用勺;用匙稍外溢
27 个月	能模仿画直线,可模仿得基本相似;会拆装简单拼插玩具 会脱鞋袜
30 个月	搭 8~9 块积木;模仿画水平线和交叉线,可模仿得基本相似 能较准确地把线绳穿入珠子孔,练习后每分钟可穿入约 20 个珠子 会穿裤子、短袜和便鞋,解开衣扣;能一手端碗
36 个月	搭 9~10 块积木;将珠子放入直径 5cm 的瓶中 会折纸,折成正方形、长方形或三角形,边角整齐 能模仿画圆形、十字形,能临摹"○"和十字,可模仿得基本相似 系纽扣;向杯中倒水,控制流量

(二) 认知发育

认知功能(cognition function)包含感知觉和认识等过程,认知功能发育是人的信息加工系统不断改进的过程,如个体成长中的感知觉、记忆、想象、思维等的发展。

1. 感知觉发育　在婴幼儿认知能力中,感知觉发育最早而且发育最快。在所有的感觉中,由视觉获得的信息约占全部信息的 85%,听觉信息占 10%,即 95% 以上的外界信息通过视觉和听觉传入大脑。

(1)感觉发育

1)视觉发育:婴幼儿视觉(vision)功能发育的关键期在生后 6 个月,眼球运动的自由控制能力在生后 6 个月左右完成。视觉过程包括视觉信息反馈处理阶段(0~2 个月),物体辨认阶段(3~6 个月),精细辨认物体阶段(7 个月以后)。一般认为人类视觉成熟的年龄在 7 岁左右。

新生儿:生后 24~96 小时的新生儿就能察觉移动的光,出生后 15 天初步具有颜色辨别能力,并出现水平视觉追踪。

1~3 个月:能辨识红、黄、蓝三原色,会被面孔、灯光或运动物体所吸引,追视范围可达 180°。

6~8 个月:出现眼球随意运动、双眼同视功能。眼、手足、身体等协调能力较佳,是视觉、听觉和表情反应最佳的统合时期。

8~12 个月:常喜欢坐位扔物品,之后爬行追物品,或想要站立拿物品等。儿童以扔物品的方式来测距离,有空间感,视力为正常人的 2/3。

1~2 岁:1 岁后喜欢看图书,能够看到细小的东西,如掉在床上的头发等。

2~3 岁:是双眼视觉发育最旺盛的阶段。能区别简单的形状,如圆形、三角形、方形;2 岁左右可认识一些颜色,3 岁左右开始说出颜色的名称。

3~4 岁:焦距的成熟度提高,基本稳定,注意力比较集中,阅读能力开始逐渐提高。

2)听觉发育:听觉(auditory sense)发育得比较早,胎儿及新生儿已经有了敏锐的声音感受能力,主要表现在对声音的注意、定位以及对语音的辨别上。

妊娠 20 周的胎儿已具备听觉能力,6 个月以上的胎儿对母亲的语言有反应,对不同的乐曲声也有不同的反应。

新生儿的听觉反应包括眨眼、嘴动、睁眼、皱脸、头扭动、有哭相、眼珠转动、哭闹等;生后几个小时的新生儿会朝向发出口哨声、铃声、金属敲击声的方向张望;不仅能听见声音,而且能区分声音的音高、音响和声音的持续时间。连续不断的声音可以起到抚慰或镇静的作用。

出生后 1 个月,能够鉴别 200Hz 与 500Hz 纯音之间的差别,能够辨别 "ba" 和 "pa" 两种语音。

2 个月,能识别元音和辅音;可以辨别不同人的说话声以及同一个人带有不同情感的语调;而同一个人用生硬、愤怒的语调,或用愉快、柔和的语调读,婴儿的反应也会有变化。

6 个月,能够辨别出音乐中的旋律、音色、音高等不同,并初步具备协调听觉与身体运动的能力。

(2)知觉发育:相对于感觉,婴幼儿知觉的发育要慢一些。

1)空间知觉的发育:空间知觉包括形状知觉、深度知觉和方位知觉。①形状知觉:3 个月左右已有分辨简单形状的能力;②深度知觉:2~3 个月已能将视觉悬崖当作新异刺激物来辨认,6个月已有深度知觉;③方位知觉:个体差异较大。一般而言,3岁左右能辨别上下,4岁左右辨别前后,5岁左右辨别以自身为中心的左右,7~8岁辨别以客体为中心的左右。

2)时间知觉的发育:时间知觉没有对应的感觉器官,具有非直观性、主观性与相对性的特点。5~6岁前时间知觉不稳定,不准确,也不会用时间标尺,小学以后时间知觉才开始发育。

2. 注意的发育 注意(attention)分为无意注意(不随意注意)和有意注意(随意注意)。出生第1个月内,各种强烈的刺激、外部环境剧烈变化以及活动着的物体均会引起新生儿的注意;5~6个月出现无意注意;1岁出现有意注意的萌芽;3岁前开始出现有意注意,但注意水平还很低。

3. 记忆的发育 记忆(memory)是将所学得的信息贮存和"读出"的神经活动过程。条件反射的出现是记忆发生的标志;7~8个月的认生是再认的表现;1岁左右出现明显的回忆,1岁前的记忆都是无意记忆,记忆保持的时间通常较短,1岁出现逻辑记忆;1~3岁陆续出现情景记忆、词语理解记忆与图形符号记忆。动作记忆最早出现,大约在生后2周左右出现;其次是情绪记忆,出现在6个月左右。

4. 思维的发育 思维(thinking)包括概念形成、理解问题和解决问题等。1岁以后开始产生思维,1~1.5岁儿童的思维只处于萌芽状态,是人类思维的低级阶段;3岁以前只有最初级的形象思维;3岁后开始有初步抽象思维;6~11岁以后逐渐学会综合分析、分类比较等抽象思维方法,具有进一步独立思考的能力。

5. 想象的发育 新生儿无想象(imagination)能力;1~2岁儿童仅有想象的萌芽;学龄前期儿童仍以无意想象为主;学龄期才迅速发展有意想象和创造性想象。

(三) 语言发育

语言(language)发育也称语言习得,5岁左右的儿童,语言系统已基本完善,可在社会环境中进行最基本的语言交流。

1. 前言语阶段(婴儿语音发育) 分为3个阶段:简单发音阶段(0~4个月),连续音节阶段(5~10个月),学话萌芽阶段(11~13个月)。

2. 言语的发生发育 1~2岁婴幼儿开始进入正式的学说话阶段;2~3岁是儿童基本掌握口语阶段,这一阶段将持续到入学前。

(1)不完整句:分为单词句、双词句和电报句。从9个月开始才真正理解成人的语言;大约从10个月开始,婴儿会说出第1个有意义的单词,这是婴儿语言发展过程中最为重要的里程碑;1.5岁左右开始说出双词句,出现"词语爆炸现象";2岁或2.5岁开始进入电报句阶段等。

(2)完整句:1.5~2岁,在说出双词句、电报句的同时,开始说出结构完整但无修饰语的简单单句;2~2.5岁,能使用一定数量的简单修饰语;3岁左右,开始使用较复杂的名词性结构"的"字句和"把"字句;同时,还出现较复杂的时间及地点状语,各种语气词也开始出现;3.5岁时,在单句中使用复杂修饰语的句数和种类增长速度最快,是汉族儿童简单单句发育的关键期。2~6岁的儿童语言出现3类复杂单句:①由几个动词结构连用的连动句;②由1个动宾结构和主谓套叠的兼语句;③句子中的主语或宾语中又包含主谓结构。

(3)复合句:3岁前,使用的关联词语有"还有(还要)、也(也是、也要、也有)"等;3.5岁,增加"只好、非要、偏要";5~6岁,出现"因为、结果"等说明因果、转折、条件、假设等关系的连接词以及前后呼应的成对使用的关联词语,如"没有……只有……"等。

(四)情感与社会功能的发育

情感(emotion)是人受到外界刺激而产生的心理反应,是在社会交往的实践中逐渐形成的、人类独有的一种态度,在情绪稳定的基础上发展起来。

1. 基本情绪的发育 情感通过情绪表现出来,情绪有多种多样,其中,笑、兴趣是最基本的积极情绪,哭、恐惧是最基本的消极情绪。情绪的发生具有一定时间次序和诱因,既有一般规律,又有个体差异(表1-4)。

表1-4 儿童基本情绪的发生时间、诱因及情感表现

情绪类别	最早出现时间	诱因	经常显露时间	诱因
痛苦	出生后	体内生理刺激或痛刺激	出生后	
厌恶	出生后	不良(苦、酸)味刺激	出生后	
微笑	出生后	睡眠中,体内节律反应	出生后	
兴趣	出生后	光、声和运动物体	3个月	
社会性微笑	3~6周	高频人语声,人的面孔出现	3个月	熟人面孔出现,面对面玩
愤怒	2个月	药物注射痛刺激	7~8个月	身体活动受限
悲伤	3~4个月	疼痛刺激	7个月	与熟人分离
惧怕	7个月	陌生人出现	9个月	陌生人或新异性较大的物体出现,如带声音的运动玩具出现
惊奇	1岁	新异性较大的物体突然出现	2岁	陌生人或新异性较大的物体出现,如带声音的运动玩具
害羞	1~1.5岁	熟悉环境中出现陌生人	2岁	熟悉环境中出现陌生人
轻蔑	1~1.5岁	欢乐情况下显示自己的成功	3岁	欢乐情况下显示自己的成功
内疚感	1~1.5岁	抢夺别人的玩具	3岁	做错事,如打破杯子

引自:邵智,施鸣鹭.儿童心理行为保健.重庆:重庆出版社,2007.

2. 情感引发的社会功能发育

(1)依恋:依恋(attachment)是儿童早期生活中最重要的社会关系,是个体社会性发展的开端和组成部分,是儿童情感发育的主要标志。

(2)自我意识的发育:自我意识(self-consciousness)以儿童动作的发展为前提,在个体社会性发展中处于中心地位,其形成和发展影响着社会性其他方面的形成和发展。1岁左右的儿童开始把自己的动作和动作的对象区分开来,把自己和客体区分开来,认识自己的存在和自己的能力,产生自信心。1.5岁左右的儿童开始把自己作为客体来认知,表现出了自我再认。1.5~2岁的儿童开始用语言称呼自己身体的各部分,具有用适当的人称代词称呼某个形象的能力。2~3岁的儿童掌握代词"我",标志着其自我意识的萌芽。

(3)亲子交往的发育:亲子交往是儿童早期生活中最重要的社会关系。新生儿的哭泣、吮吸、探索、抓握等原始反射客观上构成交往信号,抚养者(主要是母亲)则以哺乳、抚摸、拥

抱等照看行为对婴儿作出应答。随着与母亲交往活动增加,婴儿的注视、微笑和哭泣等情感表现也逐渐获得了发育。

(4)同伴关系的发育:同伴关系是儿童在早期生活中除亲子关系之外的又一重要的社会关系,这是他们发展社会能力、提高适应性、形成友爱态度的基础。分为:以客体为中心阶段(6个月~1岁);简单交往阶段(1~1.5岁);互补性交往阶段(1.5~2.5岁)。1.5~2岁的婴幼儿社会性游戏明显多于单独游戏,与同伴的游戏明显多于与母亲的游戏,这个时期是社会性交往的转折点。

3. 交流能力的发育 交流(communication)包括编码、传递以及解码信息等一系列过程,是沟通的主要方式。交流能力以与母亲的亲密关系为基础而发育。

(1)交流行为的发育:生后1个月,他人抱起来就不哭;4~6个月,视觉交流(eye-contact)开始发育,表现为儿童会注视正在说话的成人或将目光转向成人所指的方向,4个月,可追视,房间里没人时会哭等;6个月,能区分母亲和他人;7个月,若强行把他/她从母亲怀中抱走,会哭闹;9个月,认生;15个月,以母亲为中心,在母亲视线范围内能安心地玩耍;2岁时,即使母亲不在身边,也可与其他儿童一起游戏。

(2)要求行为的发育:生后6个月,手中的东西被抢下就会哭;8个月,会发出声音要求想要的东西;1岁左右,会用手指指想要的东西或想去的地方;18个月时,想要什么东西,就会做"给我"的手势,接东西时,会把手里的东西给对方。

(五)日常生活活动能力发育

日常生活活动(ADL)是指人们为了维持生存及适应生存环境而每天必须反复进行、最基本、最具有共性的活动。包括衣、食、住、行、个人卫生等动作和技巧。ADL能力反映个体在家庭和社区中的最基本能力,最大限度的日常生活活动自理是康复的重要领域。

1. 内容 包括自理(self-care)、运动、交流及家务活动等。

(1)自理:包括更衣、进食、如厕、洗漱、修饰(梳头、刮脸、化妆)等。

(2)运动:包括床上运动、轮椅上运动和转移、室内或室外行走、公共或私人交通工具的使用。

(3)交流:打电话、阅读、书写、使用电脑、识别环境标志等。

(4)家务活动:购物、备餐、洗衣、使用家具及环境控制器(电源开头、水龙头、钥匙等)。

2. 分类 ADL可分为基本的或躯体的日常生活活动能力和工具性日常生活活动能力。

(1)基本的或躯体的日常生活活动能力(basic or physical activities of daily living,BADL or PADL):是指每天生活中与穿衣、进食、保持个人卫生等自理活动和坐、站、行、走等身体活动相关的基本活动,反映较粗大的运动功能。

(2)工具性日常生活活动能力(instrumental activities of daily living,IADL):是指人们在社区中独立生活所需的关键性的较高级的技能,如家务杂事、炊事、采购、骑车或驾车、处理个人事务等,大多需借助或大或小的工具进行,反映较精细的功能。

3. 日常生活活动能力的发育 在成年人看起来很简单的日常生活活动,发育早期的儿童却要付出极大努力、达到一定的发育水平后才能完成。不同生活自理动作发育对个体能力的要求不尽相同,因此,其发育过程与顺序也存在一定的差异(表1-5)。

表 1-5 生活自理动作发育时间顺序

动作名称	出现时间（月龄）
稳稳地拿住茶杯	21
穿上衣和外套	24
拿稳勺子，不倾斜	24
在帮助下穿衣服	32
穿鞋	36
解开能够到的纽扣	36
扣上纽扣	36
独立进餐，几乎没有食物外溢	36
从水罐中倒水	36

（1）进食能力发育：进食是儿童最先发育、满足自身需要的能力之一。摄食行为发育从胎儿期就已经开始。出生时，会本能地张开嘴向外界摄取食物，出现吸吮及吞咽等最基本的进食动作反射；1个月，空腹被抱起时颜面即转向母亲的乳房方向；3个月，吸吮乳汁时可用手触摸母亲的乳房或奶瓶；7~8个月，见物可伸手抓，并可送到口中，用双手拿着奶瓶；9~12个月，开始用手抓东西吃，并能自己抓住杯子喝水；吃饭时，也愿意抢匙来自己吃，但多数不能吃到嘴里，仍需家长辅助。2岁时，可正确使用匙子吃饭、不倾斜，知道什么可以吃，而什么不可以吃，用水杯饮水，并能用吸管吸水等。3岁时，可从水罐中倒水，独立进餐，几乎没有食物外溢。随着年龄的增长，又逐步学会了较复杂的进食动作。

（2）更衣能力发育：更衣包括穿、脱上衣和裤子的基本动作，也包括穿鞋、袜子，戴帽子、手套及其他装饰品时的动作。更衣的正常发育如下。

15个月，可配合穿衣，如屈曲上肢等；18个月，可自己脱下有2个手指的手套及袜子，会摘小帽子。2岁，会脱下没有鞋带的鞋子，为其穿衣时可以配合，看见袖管可将上肢伸进去。3岁，对脱衣服的动作很感兴趣，也有能力脱衣服，脱衬衣和毛衣时需少许帮助；可用手将纽扣从扣眼中推出；容易将衬衣的前后穿反；穿袜子时，不能正确地找到袜子的足跟；会穿鞋但不分左右，想系鞋带，但常系错。4岁，稍稍帮助即可穿、脱衣服，已经懂得前后正确地穿衣服。5岁，完全独立地穿、脱衣服；6岁，会系鞋带。

（3）如厕能力发育：一般说来，2~2.5岁时，多数儿童通过训练能保持衣裤的清洁和干燥，即使不进行训练，到了4岁，也能够保持衣裤的清洁和干燥。

三、医教结合与作业治疗

医教结合指针对学龄前期特殊需求儿童身心发展的特点，通过教育、医疗和康复治疗的方法，在家庭和社会影响下对其所进行的教育。"医"的含义：一是指在临床医学的范畴对特殊需求儿童实施诊断和治疗；二是指在康复医学的范畴对特殊需求儿童的功能障碍进行评定和干预，提高儿童的日常生活能力、学习能力、参与活动能力。"教"是指运用教育的理念、原则、形式与方法对特殊需求儿童进行培养。特殊需求儿童在不同的发育阶段所遇到的困难不同，康复与教育均应贯穿于儿童生长发育的全过程，作业治疗可起到桥梁和纽带作用。

运用作业治疗对特殊需求儿童运动、感知、认知、智力和社会适应性等方面的功能进行干预，可以提高其日常生活和独立学习的能力，为培养儿童在学校及社会中有效地学习、生活和工作提供条件。根据不同年龄段特殊需求儿童的教育需求，教育康复以不同形式成为综合康复的组成部分，将教育康复融入作业治疗中更具理论和实践基础；同时，如前所述，作业治疗师的职业角色之一是与儿童生长发育过程中的相关机构进行合作，即儿童作业治疗师的工作并不仅限于康复机构，还包括幼儿园、特殊教育学校、普通学校，需将康复理念、作业治疗理念融入教学过程中，为障碍儿童提供帮助，并对教师进行专业指导。

第三节　作业治疗记录的撰写

作业治疗记录用来记载作业评定、作业治疗的执行及所提供的作业治疗服务情况。作业治疗记录是康复治疗文件的一部分，本节将对儿童作业治疗记录的种类以及 SOAP（subjective data，objective data，analysis and plan data）格式记录进行简要介绍。

一、作业治疗记录分类

根据作业治疗的不同阶段分为初始记录、治疗进展记录、治疗期间记录以及结束记录。

1. 初始记录　是当作业治疗师初次见到特殊需求儿童时所做的检查/评定记录及作业治疗目标记录。

2. 治疗进展记录　是作业治疗过程记录或作业治疗干预记录。

3. 治疗期间评定记录　是在作业过程中，作业治疗师再检查/再评定的记录。

4. 结束记录　是特殊需求儿童在作业治疗过程中的最后评定及最后记录。

二、SOAP 格式记录

不同阶段作业治疗的记录框架基本相同，主要区别在于记录内容的不同。治疗进展记录可反映初始记录所列的作业治疗目标是否恰当、是否完成，治疗是否有效，也是医疗保险给付及医疗质量的重要证明。

（一）主观资料

主观资料（subjective data）记录又称 S 区记录，作业治疗师在每次见到儿童及其照顾者时，都会面谈和提问一些儿童的功能性问题。在 S 区记录，应侧重记录影响作业活动的症状及功能不良的叙述。

S 区记录应包含儿童的医疗史、环境（生活方式、居家位置、工作任务、学校需求及休闲活动）、情绪或态度、目标或功能性结果、功能情况。

在治疗期间，作业治疗师应注意收集并准确记录治疗效果、目标完成等与作业治疗质量有关的信息，重点是治疗期间的变化、可能需要调整的目标。儿童对治疗的反应可作为治疗是否有效的证据，也可作为是否调整作业治疗计划的依据；家长或年长儿对功能程度的描述可帮助作业治疗师判断儿童的作业治疗进展情况以及儿童对治疗的反应。

撰写记录时常用的动词包括表示、报告、诉说、陈述、描述及否认；解释儿童的障碍时，可直接引用儿童或照顾者的叙述；记录中需说明信息提供者。

（二）客观资料

客观资料（objective data）记录又称为 O 区记录，通过测量、测验及观察而获得的客观信息，需以功能性动作或活动术语进行描述，由接受过培训的作业治疗师再次加工或确认。

初始记录包括评定和测验结果以及儿童功能描述 2 个方面。初始评定时，必须清楚地记录所选用的评定方法、评定目的、评定内容及评定分数等。在作业治疗的不同阶段，需重复初始评定的测量或测验，再次评定的方法与步骤必须与初始评定时的相同，记录方法也必须相同。一般采用标准化量表 / 工具进行功能评定，记录应体现评定量表使用步骤、指令及完整的评分方法。

进展期记录在上述记录基础上增加所提供的作业治疗描述（如每种作业治疗方法的目的、步骤、持续时间、频率等，需足够详细，以便其他作业治疗师可以重复）、作业治疗师对儿童的客观观察、儿童对治疗计划的反应、儿童未参与的治疗及缺席的原因等。

通过功能描述来说明儿童的进步情况，不同阶段的儿童功能描述需包括：①坐、站、行走、上下楼梯、转移等功能；②执行功能时的动作质量；③需协助的程度；④所需的辅助，如穿衣辅助、矫形器、支撑物、扶手、轮椅等；⑤距离、时间，物体的高度、长度、重量等；⑥环境状况，如平地、地毯、灯光、室内、室外、斜坡等；⑦认知状态。评定量表中所描述的功能及评分，都可以作为功能性能力的描述。

（三）分析记录

分析（analysis）记录，又称 A 区记录，记录作业治疗师对主观及客观记录区中所获资料作出的解释、临床判断及功能性治疗目标制订。资料分析是进展记录中最重要的部分，是作业治疗师在进展记录中的总结以及对相关资料及其所代表意义的评价，主要记录内容为儿童对每个干预的反应，具体内容与要求如下。

1. 明确作业治疗问题　作业治疗问题即作业治疗诊断，由损伤及功能限制组成，必须正确区分病变、损伤和功能限制。

2. 目标及治疗结果　应由年长儿 / 家长及作业治疗师共同制订所要达到的功能性治疗结果及预期目标，目标可分为长期目标和短期目标。撰写功能性治疗结果及预期目标时，必须包含动作或表现以及预期完成的时间，如在 2 周内完成由卧室走到客厅。

3. 功能障碍的变化情况　通过对儿童进展期评定结果与初始评定结果进行比较，可以明确治疗后儿童功能性能力的变化、完成功能性治疗结果及目标的进展情况。在分析中，应以一段陈述来说明治疗结果或目标是否已达到。也需将儿童的功能性能力缺乏改善、治疗无效或未达到预期目标的情况记载在进展记录中，并且分析可能的影响因素。

4. 主观资料与客观资料内容不一致的处理　应再次核实并认真分析其中的原因。由于资料的不一致，可能需要将儿童转至其他治疗部门或更改治疗计划。

（四）干预计划

干预计划（plan）又称为 P 区记录，是对儿童的治疗计划以及详细的治疗措施进行记录。主要包括：①针对儿童的功能障碍采取的作业治疗活动或干预；②达到目标及治疗结果所用的功能性治疗活动。

在进展记录中，须包含以下内容的简短叙述：①为了使儿童更接近治疗目标，下一步的治疗应做什么,既可用作自我提醒,也可以用来告知为儿童治疗的其他治疗师;②下次治疗何时开始;③在下次治疗前需准备好哪些设备;④在全部治疗结束前还需要多少次治疗。

应遵循作业治疗处方的要求选择作业治疗措施,尽量具体,包括作业治疗种类、持续时间、治疗频度(次/d或次/周)、治疗总次数或疗程、注意事项、签名和日期等。作业治疗师要撰写列在计划中的每个活动及干预依据。

第四节　我国儿童作业治疗的发展与挑战

一、我国儿童作业治疗的现状

我国内地儿童康复起始于20世纪80年代,经历了从无到有、从开创到发展的历史阶段。经过40多年的专业建设,儿童康复的生存和发展条件已有很大改观,近年来正以前所未有的速度快速发展。国际上广泛应用的儿童康复治疗理论和实践模式逐渐引入我国内地并得到推广,但儿童作业治疗发展相对滞后,仍处于区域发展不平衡、发展程度不均一的起步阶段。第二次全国残疾人抽样调查显示,我国3亿儿童中约有817万残疾儿童,他们是特殊儿童的最大群体,他们对于与作业治疗紧密相关的提高社会生活能力的需求、接受教育的需求以及就业需求等均呈快速增长的趋势。

近年来,儿童作业治疗在理念、理论、专业技术和辅助器具、设备等方面都取得了明显进步,但与国际先进水平相比,儿童作业治疗仍存在专业基础较为薄弱,专业技术水平不高、经验不足,专业人才匮乏,学历教育及继续教育亟待加强等诸多问题,尤其是对循证医学、对以家庭为中心的作业治疗的重视均有待提高。作业治疗师如何遵循循证医学原则,深刻理解并熟练运用先进的作业治疗理论与技术,科学规范地开展儿童作业治疗,仍是我国儿童作业治疗专业面临的严峻挑战。

二、我国儿童作业治疗的发展与展望

为适应上述需求、解决目前存在的问题,开展科学、规范的儿童作业治疗,并使之与相关学科/专业交叉融合、协同发展已成为必然趋势。为实现儿童作业治疗专业的健康发展,应从以下几方面入手。

1. 加强儿童作业治疗师队伍建设　通过不同渠道、采取多种形式,加速培养和形成我国儿童作业治疗师骨干队伍。

(1)加强作业治疗学历教育:目前,我国内地对儿童作业治疗师的需求大,但现有儿童作业治疗师人数少、学历层次偏低,必须有计划地发展学历教育,逐步形成一批能够培养儿童作业治疗师的院校(昆明医科大学、温州医科大学、佳木斯大学康复医学院等院校已有前期基础),突出儿童康复、儿童作业治疗特色,提高儿童作业治疗教学质量,以满足不断增长的儿童作业治疗需求,更好地为特殊需求儿童服务。

(2)丰富继续教育形式与内容,加大在职儿童作业治疗师的培养力度:可通过出国留学、研修,国内外参观考察,参加国际国内学术会议,赴国内技术相关单位进修学习,参加短期培训班、在线课程、小组学习和经验分享等多种继续教育形式学习先进作业理论与方法,不断提高儿童作业治疗师的专业水平。儿童作业治疗师也需要通过临床实践、文献阅读等方式批判性地思考临床问题,不断更新自己的知识体系。

(3)强化在职人员科研意识,提高儿童作业治疗的科研水平:在作业治疗实践中不断积累,有计划、有步骤,围绕明确的科研方向,扎扎实实地开展作业治疗临床科研工作,提高儿童作业治疗师的科研能力。

2. 广泛开展交流与合作,探索适合我国内地的儿童作业治疗模式

(1)交流与合作:欧美等发达国家儿童康复服务的途径主要为机构康复、社区康复/家庭康复和上门服务。可以采取国际交流与合作、国内相关机构的交流与合作等多种形式,学习先进的儿童作业治疗理念与方法,分享儿童作业治疗信息、技术、服务等。

(2)探索适合我国内地情况的儿童作业治疗模式:将ICF-CY引入儿童作业治疗实践,强调现代精尖技术与易于推广的适宜技术相结合,机构康复与社区康复相结合,儿童作业治疗与教育相结合,儿童作业治疗师与相关专业人员及家长紧密结合。根据我国传统的生活方式、风俗习惯等选编适合我国内地使用的儿童作业评定和作业治疗内容。与国际接轨需要一个循序渐进,逐步建设,逐步完善的过程,需要定目标、分阶段,按计划实施。

3. 规范儿童作业治疗师培养、考核及准入制度　我国内地儿童作业治疗应尽快与国际接轨并被国际认可,引入WFOT所制定的作业治疗师最低教育标准,对已经从事或即将从事作业治疗的人员,参照该标准调整自己的知识结构,找出不足并尽快提高,以适应今后国际化发展的需要。通过儿童作业治疗师专业资质培训和考核,逐步实现规范化并建立准入制度。

(姜志梅)

第二章

儿童作业评定

第一节 概　　述

一、概念

作业评定是一个系统地收集影响人们作业表现的信息的过程，是作业治疗的前提。通过作业评定，可以获取作业能力信息，并发现作业障碍及原因、形成想法、提出治疗目标和计划。根据作业治疗操作标准规定（standards of practice for occupational therapy），评定（evaluation）是一种"获取足以阐释决定介入方式必要资料的过程，包括计划及记录评定过程及结果"。

儿童作业评定是应用康复医学方法对特殊需求儿童的功能障碍情况及现有能力和存在的潜能进行评定，以此来科学、准确地制订治疗目标、设计治疗方案、对治疗结果及随访结果进行分析，并将评定贯穿于作业治疗全过程。作业治疗师如何选用适当的评定工具、评定方法、所选用的评定是否能反映儿童的真正问题及儿童真正的作业表现、评定结果如何解释，都会影响治疗介入计划和方式，因此，作业评定是作业治疗的必不可少的关键环节。

二、目的

1. **为制订作业治疗目标及治疗方案提供依据**　作业治疗师通过自上而下导向（top-down approach），以"人 - 活动 - 环境"的思考模式，参考国际功能、残疾和健康分类（ICF）的框架，围绕作业活动对儿童进行评定资料的收集。根据儿童在家庭、幼儿园、学校、社区等不同场景中的表现，配合观察、访谈与测验，了解儿童的发育水平，明确功能障碍及部位、性质和程度，为正确制订作业治疗目标及治疗方案提供客观依据。

2. **判断作业治疗效果及转归**　当儿童接受一段时间的治疗后，需要进行再评定以判定治疗效果，决定继续治疗、调整治疗方案或结束治疗；也可以用于对治疗方案进行比较，从而筛选出花费小而效果好的治疗方案。

3. **作业评定结果具有法律效力，也是医疗文件的重要组成部分**

三、原则

在评定之前，需要了解的重要原则如下。

1. **评定是持续且动态的过程**　儿童从最开始转介至作业治疗科，需要通过评定了解儿童的作业活动表现,明确儿童的发育水平和功能障碍,为制订作业治疗目标及计划提供依据;作业治疗持续一段时间后,需要通过评定判定治疗效果以调整计划,或结束治疗。

2. 评定要以儿童及家庭为中心 评定前,需了解儿童及其家庭中主要照顾者的作业需求,了解儿童在实际生活中的活动与参与受限,优先选择与作业需求相关的活动表现进行评定。

3. 评定由临床推理来引导实施 评定内容、评定工具的选择、评定过程应由临床推理来引导实施。

4. 评定应考虑文化与经济效益 在评定过程中,要尊重和考虑不同文化的差异性,同时应符合经济效益及具备可执行性。

四、种类

(一) 观察法

观察法是指评定者在自然情境或模拟情境中观察儿童的作业活动表现。技巧性的观察是作业治疗师的必备技能,通过观察可以获取儿童的有效信息。在评定过程中,可以通过治疗师的观察取得儿童的人际互动、游戏技巧、注意力状况、行为表现、情绪问题、运动能力等相关信息。

在观察过程中,需注意以下几点:①不干扰自然环境中儿童的表现;②注意物理或文化环境是否对儿童的表现造成限制;③需以中立的态度描述儿童的行为,记录不能发生偏差或带有主观性,记录过程必须系统化。

(二) 访谈法

在评定过程中,访谈是治疗师收集儿童作业活动概况及作业表现的重要方法。访谈对象可能是主要照顾者、老师、儿童/青少年。根据访谈目的可分为收集资料的访谈、诊断性访谈、治疗性访谈3种形式。访谈目的不同,访谈的范围和种类也各不相同,作业治疗师的访谈一般属于资料收集与协助诊断。访谈中需注意以下几点。

1. 通过不同访谈对象全面了解儿童的基本资料,了解儿童在不同作业情景下的表现。

2. 访谈过程中,以访谈对象为问题中心,评定人员需要有反馈与倾听的技巧,准确反馈被评定者的意图,接受和认可访谈对象的矛盾冲突心理,与其达成共识,对后续作业治疗介入的依从性非常有帮助。

3. 由于访谈法的主观性过强,对于从访谈中获取的关于儿童的相关信息,需联合观察法与测量法分析与证实其有效性。

4. 资料收集者需严格遵守职业道德,尊重访谈对象的个人隐私,保护其利益。

(三) 测量法

测量法包括标准化和非标准化评定方法。标准化评定方法包括常模参照测验与效标参照测验。选择有常模参照测验的标准化量表来评定儿童作业活动表现及作业技能的进步情况,主要优点为常模参照具有信效度报告,评分程序与评分标准非常清楚,其评定结果可以换算成标准分数,可以与常模做比较。常模参照测验有可供比对的标准常模,需要注意的是,在使用时须配合临床观察与访谈,取得质性的表现描述。在解释常模时需注意文化差异、测验工具的特点、常模样本取得的群体是正常发育的儿童还是有特殊需求的儿童等。

无论使用哪种标准化评定工具,在使用前都必须详细参阅手册上的说明。指导语的精准度、施测时间、评定环境的设置、评定工具的准备、计分方式均须与评定手册一致,以获得精准的评定结果。因儿童存在个体差异,治疗师须非常了解不同标准化评定工具的特性,选用最适合的评定工具进行测验。

五、评定过程

(一) 临床思维

临床思维是临床工作者在治疗患者时,用来引导评定与治疗的一种思维方式。治疗师要以全人、整体的观念来思考,有系统地收集及分析数据。作业评定是作业治疗临床思维过程中的重要环节,以下为作业治疗临床思维过程。

1. 获得线索(cuing acquisition) 通过观察和访谈获得有帮助的信息。

2. 模式识别(pattern recognition) 作业治疗师需掌握儿童的发育特点以及对其重要的作业活动,并能熟练运用活动分析及作业活动分析等基础技能。治疗师将获取的线索进行"识别",提取有用的信息,选择合适的评定方法。

3. 限制问题(limiting the problem space) 通过对作业表现及作业技能的评定,排除无意义的信息,掌握有效信息,了解儿童的优势及劣势。

4. 形成问题(problem formulation) 对评定结果进行分析,明确儿童功能障碍、活动与参与受限程度以及环境对其的影响。

5. 解决问题(problem solution) 根据评定结果设定作业治疗目标及作业治疗方案,并实施治疗。

(二) 评定策略

作业评定应以儿童个别化的社会角色是否受到限制为重点,关注儿童从事一项特定作业活动或有目的性活动的表现,参照作业治疗架构(图 2-1),采用"自上而下"的评定策略。具体流程如下。

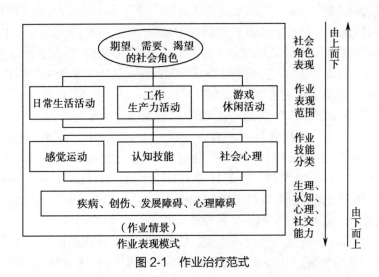

图 2-1 作业治疗范式

1. 作业治疗师首先了解儿童被期望或对其有意义的社会角色,明确儿童及其家庭的作业需求。

2. 在实际环境或模拟环境中观察儿童完成某项对其有意义的活动时的具体表现,通过作业活动分析的方法找到影响儿童作业表现的因素,即个人因素和环境因素。个人因素指儿童的作业能力,包括与运动感觉功能、认知功能、社会心理功能等。环境因素指阻碍或支持儿童作业活动的因素,包括物理环境、社会环境、家庭环境、学校环境等。

3. 选择合适的评定方法评定儿童的作业技能并对其所在的环境进行评定。

4. 分析所收集的评定数据,明确阻碍和促进作业表现的各项因素。

5. 确定儿童作业表现现状,推测儿童的作业潜能。

6. 确定治疗目标及治疗方案。

需要注意的是在评定、作业治疗目标及治疗方案的制订过程中需有儿童及其主要照顾者参与。

六、ICF-CY

(一)ICF-CY 的理论架构

世界卫生组织(World Health Organization,WHO)在 2007 年确定了"国际功能、残疾和健康分类 - 儿童及青少年版"(*International classification of functioning,disability and health-children and youth version*,ICF-CY)的最终版本及内容,中文版 ICF-CY 于 2013 年发布。ICF(图 2-1)的领域有 2 个概括性的术语定义,即"功能(functioning)"是一个包括所有身体功能、活动和参与在内的概括性术语,"残疾(disability)"是包括损伤、活动受限或参与局限在内的概括性术语。ICF-CY 中加入了发育(development)、预防(prevention)和早期干预(early intervention)的观点,定义了健康的成分。对于儿童和青少年而言,这些成分包括注意、记忆和知觉等精神功能,也包括诸如游戏、学习、家庭生活和不同领域的教育等活动。

(二)ICF-CY 在作业评定中的应用

ICF-CY 作为标准化评定工具对儿童的功能障碍进行系统评定,明确其在身体功能和结构、活动和参与以及环境因素方面存在的障碍。ICF-CY 适用年龄为出生到 17 岁。为婴幼儿、儿童和青少年健康和功能状况的描述提供统一、标准的架构,有利于测量并记录儿童青少年的功能。作为儿童康复评定、干预及指导干预的工具,ICF-CY 为儿童临床、研究和公共卫生工作的不断推进奠定理论基础。

在作业治疗的循证研究,特别是定量研究中,建议应用标准化功能评定工具。WHO 在颁布《国际疾病分类第十一次修订本》(*international classification of diseases 11th revision*,ICD-11)时,开发了 3 种评定工具:WHO 残疾评定量表方案(WHO disability assessment schedule 2.0,WHODAS 2.0)、WHO 示范残疾评定表简明版(brief model disability survey,MDS-B)和 VB40 通用功能领域(VB40 generic functioning domains,VB40)。这 3 种工具大都针对活动领域,与基于 ICF 的作业治疗所关注的活动和参与维度对应。WHODAS 2.0(36-item version)评定内容包括 6 个活动领域:认知、活动性、自我照护、与人相处、生活活动、参与及对健康问题的影响;MDS-B 评定内容包括 2 个领域:身体功能、活动和参与,可计算总的功能分数;VB40 评定内容包括 7 个活动领域:学习和应用知识,交流,主要生活领域,社区、社会和公民生活,精神功能,感觉功能和疼痛。

第二节 评定内容

一、一般情况评定

一般情况评定包括：发育史、过往的医疗情况(病历)、现病史、母亲孕期的情况、辅助检查结果等，日常生活活动情况，家庭、学校及社区疾病情况，主要看护人养育态度等。

二、作业技能评定

作业技能是作业活动的基本组成部分，包括躯体感觉运动、感知觉、认知功能、情绪、行为、社会功能等。

1. 运动功能评定 运动功能包括完成各项活动的姿势控制、移动能力、上肢及手的运动功能等。

2. 感知觉评定 感觉评定包括浅感觉、深感觉以及复合感觉评定。知觉评定主要包括空间关系、物体识别、主客体关系、深度知觉等。

3. 认知功能评定 认知功能包括注意力、记忆力以及执行能力。评定具体内容有因果关系、物品的识别和描画、数和量的概念、空间的概念、时间的概念、模仿能力、视觉记忆、听觉记忆、对人物关系的理解等。

4. 情绪情感评定 观察儿童在不同作业情景中的情绪情感表现，包括表情的管理、情感的表达方式、生气或高兴时的情绪变化、有无抑郁症状等。

5. 行为评定 了解儿童在日常生活中的行为表现，是否有交往不良、强迫、攻击行为、经常讲粗话等。

6. 社会功能评定 评定内容包括儿童对熟悉的人或陌生人的态度，是否能与同龄儿童建立良好的伙伴关系，与人的沟通方式等。

三、作业活动表现评定

作业表现是个案、活动以及环境三者互动的结果。通过作业活动评定来分析影响儿童在完成某项有意义或需求活动时的影响因素。包括日常生活活动能力评定、学业活动评定以及娱乐活动评定。

1. 日常生活活动能力评定 包括睡眠、进食、更衣、如厕、洗漱以及移动等基础性日常生活活动能力评定，购物、乘坐交通工具等工具性日常生活活动能力评定。

2. 学业活动评定 学业活动评定儿童在数学、语文、美术等学科的学习中的困难以及评定儿童的书写能力等。

3. 娱乐活动评定 重点评定儿童在游戏活动中的表现，包括对游戏规则的理解及执行能力、在游戏活动中的参与情况以及与他人的交流方式等。

四、辅助技术与环境评定

辅助技术评定包括对儿童所选用辅助器具进行评定、试用、再评定、改装改良等。环境评定包括对儿童家庭环境、学校环境、社区环境等评定，需要实地考察、分析以了解儿童在以上环境中的作业活动表现、适应性、舒适度及可能存在的安全隐患，找出影响其活动的因素，提出环境改造的建议。

第三节　常用评定方法

一、发育评定

儿童发育评定是根据儿童的发育规律，应用一定的方法对儿童群体或个体的发育状况进行程序化、标准化测量和评价的过程，是被用来获得儿童发育行为变化的一种方法。在进行儿童作业评定时，治疗师应首先了解儿童的发育状况。

1. 格塞尔发育诊断量表　格塞尔发育诊断量表（Gesell development diagnosis schedules，GDDS）具有临床诊断的价值，它不仅适用于测量幼儿的发展水平，而且比其他量表更适合于伤残儿，被认为是婴幼儿发育测试的经典方法。20 世纪 60 年代初，我国开始在临床上使用格塞尔量表。该量表适用于年龄为 0~3 岁和 4~6 岁的儿童。所用时间一般为 30 分钟。量表分为适应行为、大运动行为及精细动作行为、语言行为、个人 - 社交行为 4 个能区。1 岁内以每 4 周为 1 个阶段，以 4 周，16 周，28 周，40 周，52 周作为关键阶段，1~3 岁间则以 3~6 个月为 1 个阶段，以 18 个月，24 个月，36 个月为关键阶段。检查内容包括：①应人能力，即测试幼儿对周围人的应答能力和料理自己生活的能力；②应物能力，即测试幼儿看物、摘物和绘画等能力；③言语能力，即测试幼儿听、理解和言语能力；④动作能力，即测试幼儿坐，步行和跳跃的能力。结果以发育商评定婴幼儿的发展水平。格塞尔认为，所观察到的发展现象可反映儿童中枢神经系统的成熟程度。

2. 丹佛发育筛查测验　丹佛发育筛查测验（Denver developmental screening test，DDST）适用于从出生到 6 岁的婴幼儿，测试一般需要 15~20 分钟。量表包括个人 - 社会、精细动作 - 适应性、言语、大动作 4 个能区。个人 - 社会反映儿童对周围人回应、料理自己生活的能力；精细动作 - 适应性反映儿童眼手协调等能力，如看、用手取物和画图等；言语反映儿童言语接受、理解和表达的能力，如理解成人指示、用言语表达需求；大动作反映儿童坐、立、行走和跳跃等能力。

DDST 大部分项目由测试者通过现场观察儿童对测试项目的反应和完成情况进行评判，也有小部分项目由询问家长获得（筛查表中标有"R"）。测试时，首先根据受试儿童年龄在测试表上画出年龄切线，每个能区先测验年龄线左侧的 3 个项目，然后再测试年龄线上的所有项目。需要询问家长的项目要详细问明儿童完成时的具体情境和过程，尽可能还原实际情况。DDST 筛查表中每个横框条目表示 1 个测试项目，这些项目排列于出生至 6 岁年龄的范围内，分别安排在 4 个能区，横框上标有 25%、50%、75% 和 90%，该年龄组的正常儿童中有相应比例的儿童可通过该项目。测试结果记录在项目横框上，以"P"表示通过，即儿童能完成次测试项目;"F"表示失败,即儿童未能完成测试项目;"R"表示拒绝,即儿童不合作;"NO"表示儿童没有机会或条件做该项目。

3. 格里菲斯发育评定量表　格里菲斯发育评定量表(Griffiths developmental scales, GDS)可以使治疗师了解儿童发育的具体程度,并与正常发育水平相比较,进而判断是否需要干预,以及需要进行哪一方面的干预。适用于评价 0~8 岁儿童神经系统发展水平的诊断性测验,包括运动、个人社会、语言、手眼协调、表现和实际推理 6 大领域。运动领域测试儿童的运动技能,包括平衡性和协调控制动作的能力;个人社会领域评定儿童日常生活的熟练性、独立程度和与其他儿童的交往能力;语言领域测试儿童接受和表达语言的能力;手眼协调领域评定儿童精细运动的技巧、手部灵巧性和视觉追踪能力;表现领域测试儿童视觉空间能力,包括工作速度和准确性;实际推理领域评定儿童实际解决问题的能力、对数学基本概念的理解及有关道德及顺序问题的理解。

4. 贝利婴幼儿发展量表　贝利婴幼儿发展量表(Bayley scales of infant development, BSID)是目前国内外广泛应用于婴幼儿发育评定的诊断学量表之一。该量表主要用于 2~30 月龄婴幼儿发育的评定,包括智力量表和运动量表,结果用智力发展指数(mental development index, MDI)和心理运动发展指数(psychomotor development index, PDI)来表示,用于发育迟缓诊断、儿童发育检测、干预效果评定以及相应年龄的个体发展研究。贝利婴幼儿发展量表 - 第 3 版(Bayley scales of infant and toddler development-third edition, BSID- Ⅲ)是对从出生到 42 月龄婴幼儿各项能力发展进行全面评定的量表。该量表分为 5 大领域:认知、语言、运动、社会 - 情绪、适应行为。其中前 3 个领域由专业人员对婴幼儿评定,后 2 个领域由家长填写问卷。评定所需时间为 50~90 分钟。

二、作业技能评定

(一)上肢运动功能评定

在日常生活中,上肢几乎参与所有的活动,上肢运动功能障碍直接严重影响日常生活,对于儿童来说,上肢运动功能不足会导致儿童参与活动受限,影响儿童探索环境和发展。

1. Carroll 双上肢功能测试　共有 33 个项目,分为 Ⅰ~Ⅵ类,包括抓、握、侧捏、捏、放置、旋转、书写操作。Ⅰ~Ⅳ类主要检查上肢的抓握、对指功能,Ⅴ、Ⅵ类检查协调和整个上肢的功能,能较全面地评定手的整体功能。有研究指出,Carroll 双上肢功能测试在痉挛型偏瘫儿童中患手的评定者间与健手的评定者间信度均较高(0.921~10 001),在 95% 可信区间内,说明重复测试信度良好。

2. 墨尔本单侧上肢功能评定量表　是一个标准化量表,适用于评价 5~15 岁患有先天性或获得性神经系统疾病儿童的上肢运动功能,主要描述单侧上肢的运动活动能力,如伸手、抓握、释放和操作物品的能力。脑瘫儿童是其最主要的应用人群,具有良好的信度和效度。量表包括 14 个测试项、30 个评分项,共测试关节活动度、准确性、灵巧性、流畅性 4 个运动质量要素。工具箱包含以下工具:白纸、声音输出开关、3 个特定大小的容器(小、中、大),1 个小球、1 支 25cm 长的"魔术棒"、1 个彩色立方体和 1 块小点心(饼干)。整个评定过程应用标准化程序并录影,以便测试后能通过观看录像带做出精确的评分。要求被评定儿童具有一定的坐的能力,若不能独坐,允许使用惯用的支持方式(如轮椅),再在(轮椅)前面添加 1 个托盘或桌子。量表评分:其 16 个测试项目都是参考日常活动设置的,每个测试项目均有独立的评分系统,其中可能包括多个次级技能、每个次级技能有3、4或5级的评分点。评分时需要按照各个测试项目中3、4或5级的评分标准,且按照特定的标准来观察运动技巧。计分时先算出所有项目的得分总和(总分为122),再将得分转换为百分比。百分位数值越高,代表上肢的运动技巧性越好。完成该评定需时约30分钟。

3. 上肢技巧质量评定 上肢技巧质量评定(quality of upper extremity skills test,QUEST)适用于18个月~8岁痉挛型脑瘫儿童,主要对儿童上肢技巧质量进行评定。包括分离运动、抓握、负重、保护性伸展反射4个计分测试项,手功能分级、痉挛分级和合作性分级3个非计分项。量表具有良好的信度、效度,是一种可以有效评定痉挛型脑瘫儿童上肢技巧质量的工具。

（二）精细运动功能评定

1. Bruininks-Oseretsky动作量表第2版 Bruininks-Oseretsky动作量表第2版(Bruininks-Oseretsky test of motor proficiency-second edition,BOT-2)是一个常模参照测验,适用年龄4~21岁。用以评定儿童的粗大动作及精细动作能力。量表包括8个分测验:精细动作准确性、精细动作整合、手部灵巧、两侧协调、平衡、跑步速度及敏捷度、上肢协调、力量。

2. Peabody运动发展量表第2版 Peabody运动发展量表第2版(Peabody developmental motor scale-Ⅱ,PDSM-2)是目前国内外康复界和儿童早期干预领域中被广泛应用的一个全面的运动功能评定量表,适用于评定0~72个月的所有儿童(包括各种原因导致的运动发育障碍儿童)的运动发育水平。

PDMS-2由6个亚测验组成,包括反射、姿势、移动、实物操作、抓握、视觉-运动整合,共249项。结果以粗大运动、精细运动、总运动的发育商来表示。其中,精细运动评定儿童运用手指、手及上臂抓握、画图和操作物体的能力。总运动商由粗大运动商和精细运动商2部分组成。每个项目都用1、2或0进行评分,评分取决于儿童是否能正确、部分或不能完成测试项目来评定。如果被测试儿童能够全部完成特定的动作,得2分;如果有明确的意愿去做,但未能完成动作,得1分;如果根本没有完成动作的意识,也没有迹象表明这个动作正在发展出来,得0分。各项测试得分的总和称原始分,根据原始分查表可得标准分和发育商。因发育商是评价儿童运动能力的最好指标,所以测试结果最终以粗大运动商、精细动作商和总运动商来表示。商值>90为正常,商值<90为落后,当然正常和落后也分为各种等级。PDMS-2在45~60分钟内完成,单独的精细或粗大运动分测验需要20~30分钟完成。

3. 精细运动能力测试量表 精细运动能力测试量表(fine motor function measure scale,FMFM)适用于0~3岁,主要用于评定脑瘫儿童的精细运动功能,分为5个能区,A区5项(视觉追踪)、B区9项(上肢关节活动能力)、C区10项(抓握能力)、D区13项(操作能力)、E区24项(手眼协调能力)。

4. 儿童动作发展成套评定工具第2版 该评定被认为是应用于一般儿童及孤独症儿童的精细和粗大运动技能的有效和可靠的评定。适用年龄是3~16岁,通过精细和粗大运动技能项目来评定儿童的运动能力,具体来说,该评定可以测试儿童手部灵活性、投接球(豆袋)、静态和动态平衡的能力。

（三）感知觉评定

感知觉能力评定的内容主要集中于视觉能力、听觉能力、运动知觉能力、空间知觉能力、时间知觉等方面。

1. 视知觉发展测验第2版 视知觉发展测验第2版(developmental test of visual

perception second edition,DTVP-2),适用年龄为 4~10 岁。主要评定儿童的视知觉及主动动作能力。包括 8 个分测验：手眼协调、空间位置、仿画、主题背景、空间关系、视觉完形、视觉动作速度、形状恒常。

2. 视知觉发展测验 - 青少年及成人 适用年龄：11~74 岁。主要评定目的为评定青少年及成人的视知觉及视觉动作能力。包括 6 个分测验：仿画、主题背景、视觉动作搜寻、视觉完形、视觉动作速度、形状恒常。

3. 非动作视知觉测验第 3 版 适用于 4 岁以上儿童及成人。主要评定目的：常模参照测验，在不需要儿童动作反应的情况下，评定视知觉能力，包括空间关系、视觉完形、视觉区辨、视觉记忆、主题背景视知觉。

4. 感觉统合及运用能力评定（sensory integration and praxis test,SIPT） 是 Ayres 博士在 1989 年开发的。这套工具经过严谨的标准化过程，常模样本是居住于北美地区的约 2 000 名儿童，年龄在 4 岁 ~8 岁 11 个月，可以深度评定儿童感觉统合功能。SIPT 包含空间形象化、主题背景视知觉、站立与行走平衡、模仿、建构性运用能力、两侧动作协调、口语指令的运用、姿势运用、旋转后眼球震颤、动作精准度、顺序动作计划、口部动作计划、形状知觉、运动觉、手指区辨、图解知觉、触点辨别等共 17 项次测验，均不需要儿童口语表达，可以分别评定感觉统合功能的触觉及前庭 - 本体感觉处理能力、形状空间知觉与视觉动作协调能力、运用能力、双侧协调与顺序性能力四个方面。

5. 婴幼儿感觉处理能力剖析量表 该量表主要评定目的是了解婴幼儿感觉处理功能的优势和劣势，评定其感觉处理功能对日常生活的影响、对感觉刺激的反应模式及何种感觉系统可能造成日常生活功能表现的阻碍。适用年龄：分 2 个版本，0~6 个月及 7~36 个月。施测方式：主要照顾者填写问卷。

6. 感觉剖析量表 该量表于 1994 年由 Dunn 编制，它采用标准化测量方法测量儿童的感觉加工能力。并为实践工作者提供了检测感觉加工功能失调如何影响日常活动表现的一条途径。尽管该量表主要为 5~10 岁儿童设计，但其计分方法的适应性使其也可用于 3~4 岁的儿童。该量表由 125 个条目组成，包括听觉处理、视觉、前庭感觉、触觉、混合感觉、口腔感觉、与耐力相关感觉、位置觉、影响活动水平的运动的调节、影响情绪反应的感觉输入的调节、影响情绪反应和活动水平的视觉输入的调节、情绪 / 社会反应、感觉处理过程的行为后果、提示反应阈值的项目共 14 个部分。

7. 感觉处理能力量表 该量表的主要目的为评定儿童在家中、学校、小区 3 个环境下的感觉处理能力、动作计划能力及社交参与。量表包括 3 个版本：家庭版本、主要教室版本、学校环境版本。该量表评定 8 个方面：社交参与、视觉、听觉、触觉、身体知觉（本体觉）、平衡及动作（前庭觉）、计划及概念（动作计划能力）、整体感觉系统。适用年龄为 5~12 岁。施测方式：家长或老师填答。

（四）认知功能评定

认知包含了高级的心理过程，如问题解决、推理、创造、概念、回忆、分类、计划等。常用的评定方法包括智力测试、注意力评定以及记忆评定等。

1. 韦氏智力量表 韦氏智力量表（Wechsler intelligence scales）包括韦氏幼儿智力量表（WPPSI）和韦氏儿童智力量表（WISC）。

（1）韦氏幼儿智力量表第 4 版（WPPSI- Ⅳ）：适用年龄为 2 岁 6 个月 ~6 岁 11 个月。根据年龄分为测验 A(4 岁以下)和测验 B(4~6 岁)。测验 A 包括语言理解、视觉空间认知和工作记忆 3 个主要指数和 3 个辅助指数。测验 B 包括言语理解、视觉空间、流体推理、工作记忆和加工速度 5 个主要指数和 4 个辅助指数。

(2)韦氏儿童智力测验量表第 4 版(WISC- Ⅳ):适用于年龄 6~16 岁的中小学生。该量表由 14 个分测验组成。其测量结果提供一个全量表的总智商,用于说明儿童的总体认知能力,同时也导出 4 个合成分数,用于说明儿童不同领域中的认知能力。4 个指数分别为:①言语理解指数:言语理解指数的各个分测验主要是用于测量学习语言的能力、概念形成、抽象思维、分析概括能力等。该项指数有助于教师和家长更好地了解儿童语言方面的能力,对于有语言发展障碍的儿童能起到较好的筛查作用。②知觉推理指数:知觉推理指数的各个分测验主要测量儿童的推理能力,空间知觉,视觉组织等。和以往的量表相比,该项指数可以更精确地测查被试者的非言语推理能力。有助于家长和老师更好地了解儿童的推理能力、空间思维能力等。③工作记忆指数:工作记忆指数主要反映儿童的记忆能力,对外来信息的理解应用能力。工作记忆是人的学习能力的一个主要测量指标,该项指数可以帮助人们准确地了解儿童的注意力、记忆力、推理能力等。④加工速度指数:加工速度指数考察的是人对外界简单信息的理解速度、记录的速度和准确度、注意力、书写能力等。

2. Standford-Bine 智力量表第 5 版　该量表供 2 岁以上人群使用,被广泛认为是智力测验的标准。有 10 个子测验的集合,提供语言与非语言、全面的智商分数和其他诊断指标,可为几乎整个生命周期的人群提供高度可靠的智力和认知能力的评定。其完整量表分数由 5 个因素指标所建立:流体推理、知识、数量推理、视觉空间处理与工作记忆。分数的概况可以记录有学习困难、发育迟缓和残疾的儿童、青少年和成年人的认知优势和劣势。

3. 注意力评定　常用的注意力评定方法包括中小学生注意力测试、SNAP- Ⅳ 评定量表(Swanson,Nolan,and Pelham-Ⅳ rating scales,SNAP-Ⅳ)、持续性操作测验(continuous performance test,CPT)。详见第九章。

4. 多维记忆评定量表　多维记忆评定量表(multiple memory assessment scale,MMAS)适用于 6~90 岁人群的记忆功能评定,包含了 12 个基本分测验和 5 个备选分测验,可测量外显记忆、内隐记忆和日常生活记忆,具有较好的信度和效度。

(五) 行为评定

临床中常用的行为评定方法包括 Achenbach 儿童行为量表(child behavior checklist,CBCL)和 Conners 评定量表。详见第九章。

(六) 适应性行为评定

适应性行为的定义是指个体实现人们所期待的与其年龄和文化群相适应的独立于社会职责的程度和功效。婴幼儿时期,适应水平主要从感觉运动能力、沟通技能、生活自理技能和初步的社会化技能的发展上表现出来。在这些技能的习得方面如果出现迟缓或停滞,就会给儿童适应社会带来困难。

早期适应量表主要评定与儿童早期调适相关的行为。包括 3 大类,感觉动作组织、反应行为、自我启动行为。适用年龄为 4~36 个月。施测方式为观察法。

三、作业活动表现评定

作业表现是儿童、活动以及环境三者互动的结果。通过作业活动表现的评定来分析儿童作业活动表现。作业表现分析需整合作业概况的信息、观察个案作业或活动的表现、选择评定的方式或工具以了解表现技巧与表现形式。

1. 加拿大作业活动表现测量量表 加拿大作业活动表现测量量表(Canadian occupational performance measure,COPM)是由加拿大作业治疗师 Mary Law 于 1991 年原创,用于作业活动的评定,体现以患者为中心,而不是以治疗师为中心的作业治疗模式。运用该量表可以找出患者作业活动中存在的问题点,为确定治疗方向及制订治疗计划提供依据。

COPM 量表适用于任何疾病、任何年龄的人群。COPM 量表由自理活动、生产性活动及休闲活动 3 部分组成。评定实施时采用作业治疗师与被测试者面谈的方式,包括确认问题、评定重要性、评分及再评定 4 个步骤。要求被测试者评定作业活动方面存在的问题、所述问题的重要性并进行排序、对其作业活动状况的水平及满意度。被测试者对重要性先后顺序的排序是确定作业治疗的重点。

在具体应用时,对于较小的儿童来说,可以由家长代替儿童完成,通过对儿童的知觉、表现和自我照顾的满意度、休闲娱乐的评定,能够帮助治疗师了解要优先介入的作业活动,为制订介入目标提供参考依据。

2. 儿童功能独立性评定量表 儿童功能独立性评定量表(Wee function independent measurement,WeeFIM)适用于 6 个月 ~7 岁的正常儿童以及 6 个月 ~21 岁的功能障碍或发育落后儿童,包括 18 个项目,分别为 3 个区、6 个板块:自理区(自理能力、括约肌控制)、移动区(转移、行走)、认知区(交流、社会认知)。其中自理区和移动区又组成运动部分(共 13 项),其余为认知部分(共 5 项)。每个项目分为 1~7 级,按顺序从 1 级的完全依赖辅助到 7 级的完全独立,可以通过现场观察或询问看护者来进行评定。

3. 儿童作业活动自我评定量表 儿童作业活动自我评定量表(child occupational self-assessment,COSA)是以儿童为中心的评定工具,也可作为疗效评定工具,用了解儿童对于每天作业活动所认为的重要性及价值,及对于自我作业活动的胜任感。COSA 包括 2 个版本:卡片版本、问卷版本。适用年龄:8~13 岁。施测方式:儿童自我填答。

4. 儿童生活功能量表 儿童生活功能量表(pediatric evaluation of disability inventory,PEDI)是针对能力低下儿童功能评定的专业量表,能有效地评定特殊儿童每个领域或能区的损伤情况、判断作业治疗疗效、制订作业治疗计划和指导训练。本量表评定 6 个月 ~7.5 岁的儿童在日常生活中关键的功能性能力与表现。量表包含功能性技巧量表共 197 题、照顾者量表共 20 题、环境改造量表共 20 题,评价自我照顾、行动与社会功能等 3 个领域的功能性能力、完成功能性活动时所需要的协助及使用的环境改造或器材设备。

评定方式:主要通过家长报告和直接评定儿童的功能性能力,以提供足够的信息来确认儿童功能性技巧缺损的临床问题。若儿童功能有缺损或迟缓,能评定儿童功能区缺损或迟缓的程度及类型。

5. 文兰德适应能力量表 文兰德适应能力量表第 2 版(Vineland adaptive behavior scale-Ⅱ,VABS-Ⅱ)适用于 0~90 岁,用于个体适应性和社会适应性评定。包括 4 个分测验:沟通领域、日常生活技巧领域、社会化领域及动作技巧领域。其中,调查访谈版、扩充访谈版及家长 / 照顾者填写版皆适用 0~90 岁;教师填写版本适用于 3 岁 ~21 岁 11 个月。施测方式:调查访谈版及扩充访谈版为专业人员针对家长或主要照顾者进行半结构化访谈;家长 / 照顾者填写版本及教师填写版本则为问卷。

6. 儿童适应性行为评定量表　该量表适用于 3~12 岁,分为 3 个因子和 8 个分量表。3 个因子包括独立功能因子、认知功能因子和社会 / 自制因子。独立功能因子由感觉运动、生活自理、劳动技能及经济活动 4 个分量表组成;认知功能因子由语言发展和时空定向 2 个分量表组成;社会 / 自制因子由个人取向和社会责任 2 个分量表组成。量表的信度效度较好,适应性行为评定全面。

7. 婴儿 - 初中生社会生活能力评定　该量表适用于 6 个月 ~14 岁,用于评定儿童社会生活能力,包括独立生活、运动能力、作业能力、交往能力、参加集体活动、自我管理能力 6 个部分,由家长或照顾者填写。

8. 儿童睡眠习惯问卷　儿童睡眠习惯问卷中文版(the children's sleep health questionnaire, CSHQ)是回顾性家长问卷,由家长回忆过去 4 周中儿童的睡眠情况,选择表现比较典型的 1 周进行问卷填写。问卷共包括 45 个题目,从 8 个不同层面反映儿童常见睡眠问题,分别为:①就寝习惯;②入睡潜伏期;③睡眠持续;④睡眠焦虑;⑤夜醒层面;⑥异态睡眠;⑦睡眠呼吸障碍;⑧白天嗜睡。

除以上作业表现评定外,还应对儿童的学业活动与游戏活动进行评定。

四、辅助器具与环境评定

(一) 辅助器具评定

结合儿童和家庭的活动、参与等目标,考虑儿童身体结构与功能受限程度,对与之功能匹配的辅助器具进行评定,通过预先试用,可以更进一步了解辅助器具是否能够满足儿童及家庭的目标需要。评定包括辅助器具选配前评定、使用后评定、随访。

1. 选配评定　根据儿童的功能评定结果和治疗目标判断其是否需要辅助器具,需要辅助器具类别。评定内容包括儿童功能障碍程度和类型、生活环境、经济状况、了解儿童和家庭的需要。

2. 使用后评定　选配辅助器具并进行适当训练后一定要进行再次评定,以了解是否达到了预期目标,儿童能否正常使用,功能是否受到限制,有无安全隐患等。有功能限制的要进行调整改良,有环境受到限制的要进行环境改造。并对儿童家长进行指导,以确保在独立、安全的基础上交付使用。

3. 随访　辅助器具正式使用后要根据产品的性能定期进行随访,以上门服务或电话随访的形式进行。随访时要注意检查辅助器具是否能正常使用,了解使用的频率、性能和状态是否正常,以及是否需要调整、更换或维修。

(二) 环境评定

环境评定可以通过调查问卷进行,也可通过与儿童及家长交谈获得,必要时进行家访或到儿童所在学校进行实地评定。儿童家居环境评定的主要内容包括两大部分,即住宅的外部结构和内部结构,主要考察人口、楼梯、地面、家用电器的安全性、浴室的安全性、电源插座的位置、电话及紧急出口等。学校环境评定主要内容包括儿童所在班级的楼层、学校的物理环境、学校的教育理念、班级氛围、教师及同学对儿童的态度等。

(刘晓丹)

第三章

儿童作业治疗方法

第一节 早 期 干 预

一、概述

随着我国围产期医疗技术水平的快速发展,高危儿的存活率逐年提高,但随之而来的神经发育障碍的发生率也在提高。实施规范的早期干预可减少高危儿神经发育障碍的发生,改善预后,提高生活质量。

(一) 定义

早期干预是指对发育偏离正常或可能偏离正常的高危儿进行有组织、有目的的综合性康复治疗,预防高危儿残疾的发生或减轻其障碍,最大限度地减少可能影响儿童发育的因素,使其功能提高或达到正常水平。早期干预进行得越早,效果越好,脑功能可得到充分代偿。

(二) 早期干预的对象

从广义上讲,早期干预可以针对所有儿童,而从狭义上讲,是针对高危儿。高危儿(high risk infant)是指在胎儿期、分娩过程中、新生儿期以及婴儿期受到各种高危因素(如早产、颅内出血、窒息、黄疸、感染等)的影响,生长发育尤其是脑组织的发育可能发生或已经存在障碍(特别是神经心理发育障碍)潜在危险的儿童。

美国儿科学会将存在以下围产期情况的儿童列为高危儿:①极低出生体重(小于1 500g)及孕周小于34周;②小于胎龄儿;③围产窒息;④惊厥;⑤脑室内出血;⑥严重的高胆红素血症;⑦严重的围产期感染;⑧母亲吸毒、酗酒等;⑨特殊的遗传代谢疾病。

引起脑损伤的相关疾病较多,常见的包括:新生儿缺氧缺血性脑病、早产儿脑白质损伤、新生儿颅内出血、新生儿胆红素脑病、中枢系统感染性疾病以及低血糖脑损伤。

二、早期干预的原则

高危儿早期干预越早效果越好已成为共识,4个月前是早期干预的"黄金期",多种危险因素叠加或多次的危险因素累积损伤的高危儿应在临床症状出现之前尽早进行积极的干预。高危儿的早期健康管理需要儿科、保健、康复、教育、心理等人员组建的多学科团队,实施"评定 - 干预 - 再评定 - 转归"的系统科学管理。高危儿作业治疗早期干预的原则需遵循以下几点。

1. 个性化干预原则　对每名高危儿进行作业评定后制订个性化的治疗方案。对尚未出现临床表现的高危儿,可根据损伤的病因、影像学诊断等判断可能发生的障碍,尽早进行特异性的干预。对于运动功能发育异常的儿童,应尽早开展促进感觉运动发育的作业治疗,预防其发展为脑性瘫痪等。对于认知和交流互动发育异常的儿童,应尽早进行认知和交流方面的作业治疗,预防其发展为智力发育障碍、孤独症谱系障碍等。

2. 游戏干预原则　对于高危儿,在 PEO 模式中,环境因素占有最大空间,其中游戏活动是核心。早期作业治疗可以游戏的方式进行,给予婴幼儿丰富的感觉刺激和互动氛围,鼓励其积极参与。游戏干预需要与现实的日常活动相结合,让儿童在自然和快乐的环境中接受干预。

3. 以家庭为中心的干预原则　以家庭为中心的干预方法是儿童作业治疗实践的基石,国际上已经证实以家庭为中心的干预模式是有效的。通过培训,使家长掌握婴幼儿发育规律、亲子互动技巧、适用于家庭的早期干预方法、婴幼儿护理等基本技能。康复医师及作业治疗师需要定期为家庭提供专业支持。有研究证明,以家庭为中心的干预模式可将干预效果提高 4 倍。

三、早期干预方法

高危儿的早期干预应在新生儿重症监护室(NICU)时立即介入,以神经可塑性等理论为基础,改善儿童的整体功能,预防并发症。通过评定及再评定转介高危儿至康复中心、通过家长培训等形式建立家庭干预,共同促进儿童正常发育,提高活动及参与能力。

(一)在 NICU 中进行的早期作业治疗干预

1. 姿势管理　早期适宜的姿势管理可促进高危儿的运动发育。①在早产儿肢体下垫上卷起的毛巾或毯子使四肢屈曲,模仿宫内全身屈曲模式且不限制四肢的自由活动;②将在保温箱中的早产儿的周围垫上毯子使其四肢屈曲,帮助其获得安全感;③对于需要辅助供氧的早产儿,在持续心电监护的情况下采取俯卧位,改善其血氧饱和度;④对于有胃食管反流的低出生体重儿,建议在密切监护下采取俯卧位或左侧卧位。

2. 喂养干预　①建议母乳喂养,在 NICU 中通过奶瓶喂母乳可使新生儿吸吮-吞咽动作更加协调,能够有效降低误吸的发生率;②袋鼠式护理(Kangaroo mother care,KMC)又称"母子肌肤密切接触",这种方法模仿袋鼠将裸露的婴儿放在母亲胸口每天直立数小时,完全母乳喂养。相较于传统护理,新生儿平均每天体重多增加 3.6g,并且降低了医院内感染和某些合并症的发生率;③非营养性吸吮,其动作的特点是较慢而连续,在鼻饲或由鼻饲向自行吸吮过渡期间,早产儿通过安慰奶头进行非营养性吸吮可促进正常的营养性吸吮,减少喂养不耐受的发生,并可增加体重、提高氧饱和度、减少哭闹、减轻胃管喂养造成的不适,缩短住院时间。

3. 丰富的环境刺激　新生儿在 NICU 期间,在神经发育护理支持模式下,待病情稳定后可由作业治疗师给予丰富的环境刺激和干预训练:①视觉干预:用颜色鲜艳的红球引逗视觉注意;②听觉干预:有意识地与新生儿交流、播放母亲的声音或音乐;③前庭觉干预:多方位变换婴儿头的位置,进行前庭觉训练;④运动觉干预:适当进行竖颈、俯卧位抬头、被动翻身等运动干预;⑤进行全身抚触、穴位按摩、姿势管理、捏脊、被动操等。

4. 新生儿重症监护室音乐疗法　新生儿重症监护室音乐疗法(neonatal intensive care unit-music therapy,NICU-MT)是一种利用音乐促进早产儿发育和成熟的治疗方法。研究证明：①NICU-MT 可以强化新生儿非营养性吮吸，改善喂养困难，促进母婴依恋的建立；②可以缓解新生儿紧张、焦虑的情绪；③具有减少交感神经系统的活动，达到镇静催眠、延长睡眠时间和改善睡眠质量的效果。

在早产儿清醒状态下，给予其 55~65dB 节奏舒缓、和谐、悦耳的音乐，3 次 /d，15min/ 次。研究显示，2 周的音乐疗法可显著改善 NICU 早产儿生命体征，提高其睡眠质量，促进其生长发育。

（二）高危儿家长培训

由作业治疗师对高危儿家长进行培训，以促进高危儿发育。常用方法包括：①指导家长选择正确的与高危儿互动的方法、对家长进行心理教育，可以增强亲子关系，维持心理健康；②对家长进行认知行为疗法，可改善家长的抑郁、焦虑情绪；③指导家长将有针对性的作业治疗与实际环境和日常生活相结合，有助于促进高危儿发育、改善行为表现。

（三）基于发育里程碑的作业治疗早期干预方法

根据儿童的发育规律，按照儿童的实际发育水平，确定干预的起点，可在认知、运动和社会能力 3 个方面进行早期干预。

1. 认知训练　婴幼儿多采用多感官刺激训练，如通过视觉、听觉、触觉等不同的感官刺激来输送信息，促进婴幼儿对事物的理解，加强对外界的认识，丰富他们的信息量。以下为适用于 0~12 月龄的早期认知训练方法举例。

（1）0~3 月龄：①注视物体：根据儿童月龄选择黑白卡片或红色的小球，在儿童眼前30cm 处逗引其注视；②视觉追踪训练：在眼睛上方 30cm 处用红色球在水平方向 90°~180°移动，再在垂直面移动，移动幅度由小到大；③听觉追踪训练：分别在双耳旁晃动带声响的玩具，引导其寻找声源。

（2）4~6 月龄：①注意人和物：选择婴儿的照顾者或带声响的玩具，突然出现在婴儿的视线中，引起其注意，可逐渐增加注意的时间；②移除盖在婴儿脸上的手帕：仰卧位，将一块手帕盖在婴儿的脸上，观察婴儿的反应，如婴儿晃动头部意图摆脱手帕，家长可帮助其拿下，并注意观察婴儿的表情，逐渐增加难度，语言鼓励婴儿用手将盖在脸上的手帕移除；③移除手帕找玩具：婴儿取坐位 / 辅助坐位，在婴儿的注视下，将玩具藏在手帕下，鼓励婴儿找到玩具，如婴儿没有反应，家长可掀开手帕，暴露玩具，反复示范几次，再鼓励婴儿掀开手帕找到玩具；④定位声源：在距离婴儿 5 米左右的地方用各种声音吸引婴儿，引起其注意，并能寻找和定位声源。

（3）7~9 月龄：①训练婴儿区分陌生人及熟悉的人：家长将婴儿抱在怀中，陌生人（非家庭成员）示意抱婴儿，观察婴儿表情并引导婴儿看向家长；②表演婴儿游戏：点手指、拍手、拍头等。

（4）10~12 月龄：①指认自己或他人的五官：家长与婴儿面对面，家长手持婴儿的手触摸家长的眼睛、耳朵、鼻子、嘴巴，并告知名称，或选择一面镜子，让婴儿看见镜子中的自己，家长持婴儿的手触摸婴儿的五官，并告知名称（图 3-1）；②指认熟悉的玩具，例如，家长

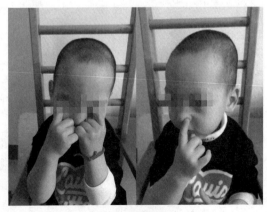

图 3-1　认识五官

问婴儿小鸭子在哪呢？引导婴儿用手指指认。

2. 运动训练　早期积极的运动干预可促进儿童的运动皮层活动,使大脑运动系统发育和细化、神经可塑性最大化,产生有效功能。婴儿与环境互相作用的运动可促进行为控制和肌肉、韧带、骨骼的生长发育,以及促进神经运动系统的持续发展。主要针对竖颈、坐、站和走等大运动以及精细动作进行运动训练。以下为0~12月龄早期精细运动训练方法举例。

(1)0~3月龄:①看手:婴儿侧卧位或仰卧位,将其手放在眼前,引导其看手;②吃手:婴儿侧卧位或仰卧位,初期,家长可帮助婴儿将手指放入其口中,训练其早期的手-口协调运动(图3-2)。

(2)4~6月龄:①主动抓物:婴儿仰卧,在婴儿眼睛垂直上方悬挂小玩具,引导其主动伸手抓物(图3-3);②双手同时持物:选择2个小玩具(适宜婴儿单手抓握),引导婴儿拿起1个小玩具后,另一只手拿第2个玩具;③用玩具敲击桌面或用手敲击玩具琴:辅助婴儿坐在小桌前,家长示范用玩具敲击桌面或用手弹琴,发出声响,引导婴儿模仿(图3-4);④双手握玩具对敲:准备4个小玩具,家长左右手各拿1个,婴儿左右手各拿1个,家长示范对敲,引导婴儿模仿。

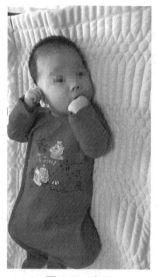
图3-2　吃手

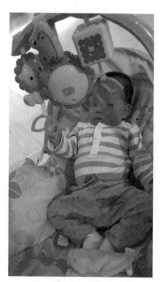
图3-3　主动抓物

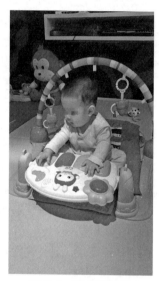
图3-4　敲击玩具琴

(3)7~9月龄:①两指捏:婴儿坐于餐桌前,选取小豆状婴儿辅食(如小泡芙、奶豆等)放在盘子中,示范用拇指与示指对捏放入口中,引导婴儿模仿;②将积木放入容器中:婴儿坐于小桌前,准备一个盒子或碗,准备若干块积木,家长先将一块积木放入容器中,引导婴儿模仿;③双手传递玩具:婴儿采取坐位或辅助坐位,家长示范将玩具在两手间传递,引导婴儿双手传递玩具。

(4)10~12月龄:①向储钱罐中放硬币:准备储钱罐和若干硬币,家长示范将硬币放入储钱罐的"一"字口,引导婴儿模仿,注意练习过程中,避免婴儿误食硬币(图3-5);②撕纸:婴儿取坐位,准备纸巾,家长示范两指尖捏纸,双手反方向用力,将纸撕开,引导婴儿模仿(图3-6)。

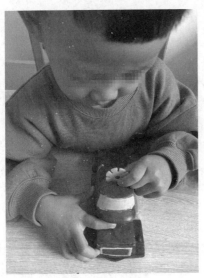

图 3-5　放硬币

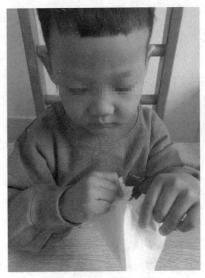

图 3-6　撕纸

3. 社会能力训练　对高危儿进行早期社会能力训练同样重要。以下为 0~12 月龄社会能力训练方法举例。

(1)0~3 月龄：①注视人脸：家长与婴儿面对面，互相注视，训练婴儿对人脸的关注；②注意并注视走动的人：在婴儿视线内，来回走动，逗引婴儿的注视；③逗引时能微笑：家长用各类声音、动作或表情逗引婴儿，使其微笑。

(2)4~6 月龄：①躲猫猫游戏：用手帕遮住婴儿脸部，家长快速将手帕拿开并说"喵"，逗引婴儿开心、大笑。反之，家长用手帕盖住自己的脸，引导幼儿将手帕拿开，家长说"喵"，逗引其开心大笑；②理解执行简单指令：家长摊开双手对婴儿说"抱抱"，引导婴儿做出伸手的反应；家长拿玩具跟婴儿说"给你"，婴儿可以伸手接住玩具。

(3)7~9 月龄：①模仿：模仿用摆手表示再见，用拍手表示欢迎等；与婴儿面对面，做出微笑及生气的表情，引导婴儿模仿；②家长指着稍远处有趣的玩具，说"看"，引导婴儿转头去看。

(4)10~12 月龄：①共同注意(joint attention)：婴儿玩玩具表现出开心，或完成一些指令时，家长给予鼓励，引导婴儿看向家长，分享喜悦；②表示需要：当婴儿想要某种食物或玩具时，引导其用声音或动作表示，否则不满足婴儿的需求；③独立用奶瓶喝奶 / 水：引导婴儿独立用奶瓶喝奶 / 水，婴儿做到时给予表扬(可选择夸张的喜悦表情或将婴儿抱起等方式)。

(四) 特异性的高危儿早期干预方法

特异性高危儿是指一些高危儿已向某一神经发育障碍性疾病发展，但尚未达到该病的诊断标准，暂时诊断某一疾病的高危儿，给予特异性的干预，以阻止向该类疾病发展或减轻其严重程度。

1. 脑性瘫痪高危儿的早期干预　脑性瘫痪高危儿(infant at high risk of cerebral palsy，IHRCP)指出现脑性瘫痪(cerebral palsy，CP，简称脑瘫)早期的一些临床表现，尚不能确诊为脑瘫，但具有发展为脑瘫潜在风险的婴幼儿，暂时诊断为 IHRCP。IHRCP 的早期干预方法可以参照脑瘫儿童的干预方法，在神经可塑性调节的基础上优化神经发育的结构与功能，可阻止其向脑瘫发展或减轻其程度。对 IHRCP 进行早期干预也可为家长提供足够的心理支持。以下列举适用于 IHRCP 的早期干预方法。

（1）目标 - 活动 - 运动环境疗法：目标 - 活动 - 运动环境疗法（goals activity and motor enrichment programme，GAME）是以目标为导向的基于活动的治疗，是以家庭为中心的康复治疗方法，由康复医师及治疗师提供给家庭，根据家长的需求以及儿童的功能障碍特点制订，将运动训练、家长教育和丰富儿童学习环境相结合。

1）目标导向的强化运动训练：①作业治疗师与家长共同决定训练任务目标、制订家庭干预计划；②目标达到时再建立新的训练目标，动态、简化和保证任务完成；③发挥儿童的自主活动能力和潜力；④不断改变家长的策略，增加复杂性和全面性；⑤定期要求家长提供照片和视频，对家庭干预的质和量进行监测；⑥通过家庭环境改造适应儿童的活动，家长要起到重要作用。

2）家长培训：通过小组教学和个别辅导的方法使家长掌握 GAME 的理念、家庭训练方法以及家庭环境改造方法。要求家长了解儿童移动和自我调节能力，掌握简单的运动、认知、语言、社会行为的发育规律；观察特定反馈、尝试合适的方法和策略，利用儿童的"清醒"时段及自然出现的机会来促进学习。每次培训家长掌握 3~5 个可执行目标训练的方法。

3）创建丰富的游戏环境激发儿童自发运动的潜能：①建立有利于儿童达到运动目标的环境（包括玩具的选择、摆放位置等）；②作业治疗师要帮助家长设计干预环境。

（2）在日常活动中与家长一起学习（learning through everyday activities with parents，LEAP）的方法：是一种以社区和家庭干预为中心的多领域、最佳实践干预的新型早期干预方法，强调以活动为基础的技能训练，基于家长确定的目标进行作业技能训练，例如促进运动、认知、感知觉等训练。医生与治疗师可为家长提供照片或视频支持。LEAP 引进了 GAME疗法的许多关键成分，核心内容包括：①培训家长和社区残疾工作者，使其掌握 IHRCP 干预的基本方法；②以目标为导向的主动运动实践学习、认知练习策略和游戏；③丰富家庭环境策略；④健康咨询。

（3）早期家长接受和承诺治疗：通过课程培训的方式改变 CP 儿童家长的认知行为，加强亲子关系和家长的情绪反应。课程内容将探讨家长的价值观、思想和感受、正念技巧，以及满足婴儿需求的方法。家长们可通过观看视频演示，并进行练习，以反思他们所学到的东西，以及与自己的孩子实践课程内容。

（4）强制性诱导运动疗法与双手治疗：对于疑似痉挛型偏瘫的 IHRCP，推荐立即采用强制性诱导运动疗法（constraint induced movement therapy，CIMT）或双手治疗，其中双手治疗又称为手 - 臂双侧强化训练（hand-arm bimanual intensive training，HABIT）。早期干预受益远大于错过神经可塑期及假阳性诊断所致的伤害。建议在小年龄时采用低强度的 CIMT（每日 30~60 分钟的家庭训练，6 周为 1 个治疗周期），治疗强度随年龄增长而增加。

2. 孤独症谱系障碍高危儿的早期干预　孤独症谱系障碍高危儿（infant at high risk of autism spectrum disorder，IHRASD）指具有罹患孤独症谱系障碍（autism spectrum disorder，ASD）高风险的婴幼儿。IHRASD 的早期作业治疗应参考 ASD 的干预原则和方法。详见第六章。特别强调家庭为中心的干预模式。

（1）家庭训练环境设置：在家庭训练开始实施及训练过程中，家长需要对环境进行以下个体化的安排以保证目标的完成。①首先要保证训练场地的安全性，以免儿童活动时意外受伤;②参照儿童的喜好选择训练场地,例如地板上、桌子边、沙发角等地方;③创造整洁的训练环境,去除干扰物,移开多余的家庭用品或易于沉迷的物品,如手机、电视等;④训练场地的选择及环境设置的目的是保障训练活动的顺利完成,并不强调固定场地,在儿童能力逐渐提升后需要考虑选择在多场地、更丰富的自然环境中安排活动。

(2)家庭训练活动的选择:家长可根据 IHRASD 儿童的能力和兴趣选择适合的家庭活动,以促进并提高儿童的参与度,增加成功的机会。可供选择的有儿童游戏或日常活动,包括吃饭、穿衣服、洗手、洗澡、超市购物,与其他儿童见面、玩耍、唱歌、阅读等。

(3)社交能力训练:①社交技能示范与拓展:在儿童不知如何表达或交流不恰当时,家长需示范恰当的交流技能,使用符合他们能力水平的语言、手势、动作、表情或者图片来帮助他们;②增加主动社会交往的频率:为了调动儿童社会交往的动机,家长可以在活动或游戏中采用"停顿"或"中断"策略,家长还可以提前设置好环境或情境,创造用以表达需求或表达分享沟通的机会,等待并鼓励儿童在此情境中做出交流行为;③选择适合 IHRASD 能力水平的社交游戏,例如物品操作游戏(积木、拼图等)、感官社交游戏(挠痒痒、举高高等)、轮流性游戏(抛接球等)、分享性游戏(分水果、零食)等。

(4)预防和处理问题行为:由于 IHRASD 儿童的社交沟通能力不足、刻板行为模式以及感知觉异常等原因容易引起问题行为,如哭闹、发脾气、打人、咬人、自残、攻击、破坏、滋扰等行为。家长可以在专业人员的指导下设定目标行为,运用行为分析疗法,了解引起问题行为的原因,并作出相应处理。详见第六章内容。

(孙瑞雪)

第二节　手与上肢作业治疗

一、概述

(一) 手与上肢功能的重要性

手与人的作业活动息息相关,儿童通过手与他人和环境互动,进行生活、学习和娱乐活动。婴儿经常把手放入口中,这是儿童对手的最初认识,随着年龄不断地增长,儿童逐步学会用手操作物品去完成日常生活活动,如用勺进食、洗漱、穿脱衣、上厕所等。因此,手与上肢是儿童最重要的器官之一,上肢功能是良好手功能的基础。

(二) 手与上肢的发育特点

儿童抓握动作遵循一定的规律,由无意识抓握向随意抓握发育,由尺侧抓握向桡侧抓握发育,由不成熟的抓握模式向成熟的抓握模式发育,由抓握物体向放开物体发育。儿童手与上肢具体发育如下。

新生儿:拇指内收,四指屈曲;握持反射(palmar grasp reflex)阳性(检查者将手指从儿童手的尺侧插入手中,压迫儿童手掌,儿童的手指屈曲握住检查者的手为阳性)(图3-7)。

2个月:双手逐渐张开。

3个月:握持反射消失,手完全打开(图3-8)。

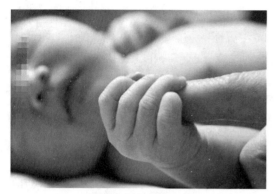

图 3-7　握持反射阳性

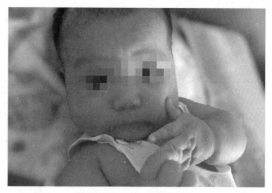

图 3-8　手完全打开

4 个月：看手、吃手，双手在正中线活动（图 3-9），俯卧位时前臂支撑体重。

5 个月：不论拿什么物体都放入口中（图 3-10），俯卧位时可以双手支撑体重。

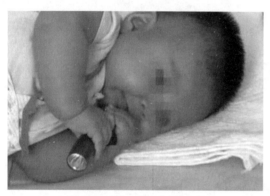

图 3-9　双手在正中线活动

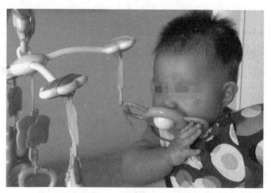

图 3-10　拿物体放入口中

6 个月：可以全手抓握玩具等物体，可在双手间传递（图 3-11）。

7 个月：可用拇指、示指、中指抓握玩具（图 3-12）。

8 个月：可用拇指、示指指腹抓握。

9 个月：可用拇指、示指末节指腹抓握（图 3-13）。

10 个月：双手各握一个物体相互敲击（图 3-14）。

11~12 个月：可用拇指、示指指尖抓物（图 3-15）。

二、姿势管理

（一）姿势管理的重要性

姿势管理是维持身体在日常生活中静态或动态动作的能力，不但是动作产生的基本元素，而且与动作发展息息相关。尤其在婴幼儿时期，姿势管理的发展更是起着重要的作用。良好的姿势管理，可为将来很多高级动作打下基础。正常发育的儿童能轻松地变换各种姿势、探

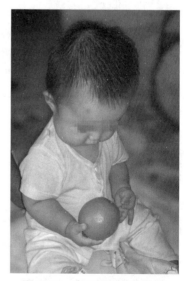

图 3-11　在双手间传递物体

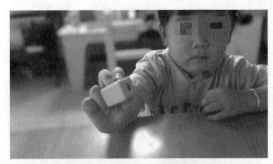

图 3-12 拇、示、中指抓握玩具

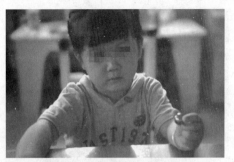

图 3-13 拇指、示指指腹抓握

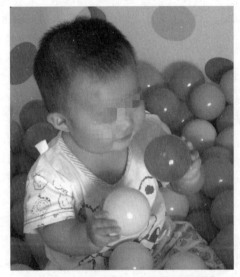

图 3-14 双手各握一个物体相互敲击

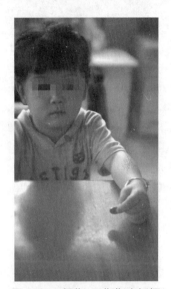

图 3-15 拇指、示指指尖抓握

索新环境、学习认识身体的各个部位、提高认知和社交技巧。正常发育的儿童可在多样化的姿势下进行游戏,并且可以不断变换姿势。而特殊需求儿童在进行游戏活动时存在动作控制障碍,并且可能没有同样的机会去探索周围的环境,因此需要花费较大的精力和较长的时间从事这些活动。姿势管理是动作的基础,因此,作业治疗师应高度重视儿童的姿势管理,使其能够更好地参与日常活动。

(二)姿势管理的影响因素

儿童的姿势管理受很多因素影响,如肌肉骨骼系统、神经运动系统、感觉系统、动作系统、大脑发育成熟度与外界环境因素等,这些因素共同作用影响儿童的姿势管理。

1. 肌肉骨骼系统 包括肌力、关节活动度和身体力学等,肌肉骨骼系统是儿童姿势管理的基础性因素。2 个月左右的婴儿就具有头部抗重力的能力,以支持头部控制的发育(图 3-16);6~7 个月的婴儿在坐位时,躯干肌群可以支撑起身体,为将来在坐位、站位姿势下完成功能活动做准备(图 3-17);四肢远端的小肌肉也随着儿童的发育逐渐发展。

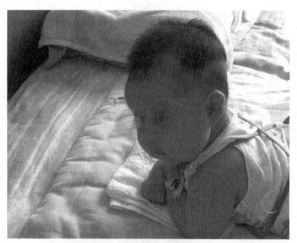

图 3-16 头部抗重力

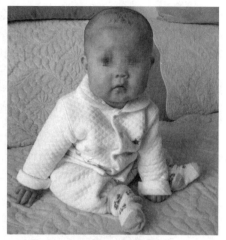

图 3-17 支撑身体

2. **神经运动系统** 包含与运动功能相关的神经肌肉反应与活化,以维持儿童姿势管理的稳定性。通常情况下,年龄较小的儿童需要较大幅度的肌肉活动来维持身体姿势,并且肌肉收缩程度也较高;随着年龄的增长,维持姿势所需的肌肉活动也更精准,如7~8周的婴儿已有主动转头的肌肉活化能力;在2个月左右可以发展成良好的头部姿势控制;6个月左右的婴儿发展出特定方向的肌肉协调活化模式,开始发展并维持独立的坐姿;儿童在学习独立行走期间,可发展良好的骨盆控制能力,并且随着经验增多,开始出现踏步平衡反应;7~10岁的儿童已有与成人相近的动作协调模式。

3. **感觉系统** 与姿势管理相关的感觉系统包括视觉、本体觉、前庭觉和中枢系统,感觉系统不仅能使儿童感知外在环境的变化,获得相应的感觉信息,也能提供及时的回馈,促使儿童根据所处的外在环境做出正确的反应。当相关姿势管理的感觉系统提供不同甚至相反的感觉信息时,个体就会表现出相关姿势障碍。儿童初期的姿势控制与平衡能力很大部分依赖于视觉系统,随着儿童能力(如本体觉)的不断提升,儿童逐渐减少对视觉系统的依赖,但不论何时,儿童在新的环境中学习新的动作时,视觉系统仍然起着重要作用。儿童大约在6个月以后运用本体感觉器官使头部做出相应的反应并维持儿童的坐位平衡,7~10岁左右时,本体觉能力与成人相似。

4. **环境因素** 包括天气、地形和其他儿童等因素会对儿童的姿势管理产生作用,丰富的经验与反复练习在姿势管理中起着重要作用,丰富的环境刺激有助于建立良好的姿势管理。如中国儿童被照顾的体位多为仰卧位,儿童仰卧位到俯卧位发育较早出现,而欧美国家的儿童,被照顾的体位多为俯卧位,儿童俯卧位到仰卧位发育较早出现。

三、手与上肢功能障碍

部分特殊需求儿童存在手与上肢功能障碍,这些障碍主要见于儿童中枢神经系统疾病、周围神经系统疾病、神经发育障碍性疾病、遗传代谢性疾病、儿童肌肉骨骼疾病以及各类损伤等。

1. **肌张力障碍** 最常见于中枢神经系统疾病的儿童,如脑性瘫痪等,肌张力增高常见于痉挛型脑瘫儿童,表现为肩关节内收、内旋,肘关节屈曲,前臂旋前,腕关节掌屈,拇指内收,四指屈曲等等。很多肌张力高的儿童完成动作的质量差,如儿童一侧腕关节掌屈或前臂旋前,影响完成质量(图 3-18)。

2. 肌力障碍 存在手与上肢功能障碍的儿童,活动比正常儿童少,一般而言,肌力低下常见。手与上肢肌力低下,导致儿童不能完成许多活动,如不能支撑体重,导致儿童发育落后,不能感受同龄儿童接触的环境;再如用笔时手指肌力差,导致用笔一段时间后,握笔位置靠近笔尖(图 3-19)。

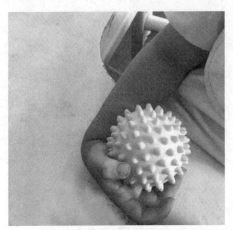

图 3-18 腕关节掌屈

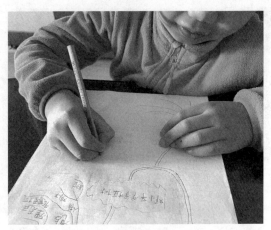

图 3-19 握笔位置靠近笔尖

3. 原始反射残存 很多手与上肢功能障碍的儿童由于中枢神经系统损伤,存在原始反射残存,如非对称性紧张性颈反射(asymmetric tonic neck reflex, ATNR)残存,导致肢体不对称,儿童双手不能在正中位操作物品(图 3-20);手握持反射残存,导致儿童手掌接触物品时出现全手掌抓握,不能进行相对精细的抓握。

4. 代偿机制 为了完成某些动作,儿童会寻找其他模式来代替有问题的动作,例如,当上肢屈曲肌肉无力或关节不稳定时,儿童会学习使用躯干侧弯来增加对侧手臂的高度(图 3-21),虽然代偿机制对于某些任务是有功能性的,但持续使用代偿机制会阻碍更高层次功能的发展。

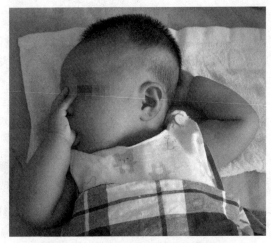

图 3-20 非对称性紧张性颈反射残存

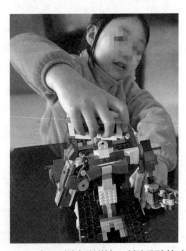

图 3-21 躯干侧弯以增加对侧手臂的高度

5. **联合反应**　当儿童用一只手操作物品时,另一只手同时也在用力,有时口也同时张开,导致双手协调运动障碍(图 3-22)。

6. **动作分离障碍**　即倾向使用上肢整体的屈曲或伸展模式,儿童在腕关节屈曲时手指也保持屈曲,无法在腕关节伸展时保持手指屈曲或在腕关节屈曲的同时保持手指伸展(图 3-23),同样,儿童也无法做出各种上肢与手部分离的动作。

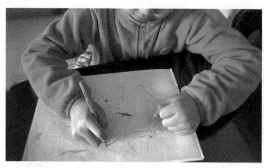

图 3-22　联合反应

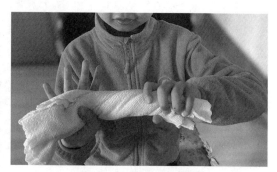

图 3-23　动作分离障碍

7. **感知觉障碍**　部分特殊需求儿童存在感知觉障碍,难以像正常发育儿童那样到处走走、看看、摸摸,对周围事物和外界的体验少、了解少,常伴有视觉、听觉、触觉障碍,距离、形状等空间知觉(特别是以儿童自身为准辨认左右、上下等空间位置)、时间知觉等感知觉障碍,感觉统合障碍以及注意、记忆、思维、想象等认知功能障碍。

四、常用的作业治疗方法

(一)姿势管理方法

月龄较小的儿童可采取卧位:①仰卧位,可增强儿童注视双手,伸手拿玩具等。②侧卧位,有利于双手触碰,上方手伸手够物,增加下方身体感觉输入,但不利于注视双手;对于过伸展模式的儿童,侧卧位可加重儿童的头过伸,不宜采用。③俯卧位,如肘支撑可以增加肩关节的稳定性,随着儿童的发育,可以逐渐过渡到手支撑位;较大儿童可以采取坐位,坐位时要求儿童双足平放在支撑面上,踝关节、膝关节、髋关节均保持 90°,身体直立,前方放置桌子。桌面高度以儿童肩关节自然下垂,肘关节屈曲 90°,前臂前伸在桌面下方距离桌面垂直距离 5cm 左右为宜(图 3-24)。

(二)治疗性运动

1. **肌力训练**　部分特殊需求儿童上肢肌力低下,早期可以采用俯卧位肘支撑,增加上肢力量,注意双侧肘关节和双肩同宽(图 3-25),逐渐可以过渡到双手支撑,支撑时可以辅助重心左右转移,提高一侧的负重能力(图 3-26)。待儿童稍大些,可以让其做趣味性活动。如儿童坐位,双手横握一木棍,让其向上击打气球,保持气球不落地;还可以让儿童捏起小蘑菇头插到插板中,增强其手指的肌力。

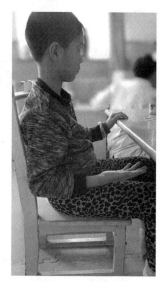

图 3-24　桌面高度

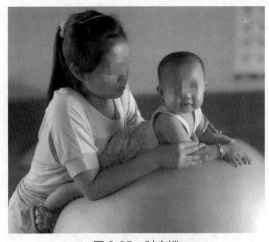

图 3-25 肘支撑

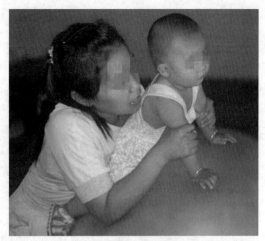

图 3-26 双手支撑

2. 增加关节活动范围的训练 当儿童能玩游戏时,可以坐在儿童的对面,相互扔球,嘱儿童尽量抬高双上肢,增加肩关节活动范围,注意要在后方保护,避免儿童跌倒(图 3-27)。

3. 抑制原始反射的训练 如有 ATNR 残存的儿童,可以采用抱球的方法,抑制原始反射,治疗师握住儿童的双手和双足,让儿童的头处于正中位,下颌抵胸(图 3-28)。也可让儿童双手握木棍,头向左右转动,要求儿童双上肢保持伸直(图 3-29)。对于对称性紧张性颈反射(symmetric tonic neck reflex,STNR)残存的儿童,坐位时让儿童双手握住木棍,抬头时屈曲上肢(图 3-30),低头时伸展上肢。

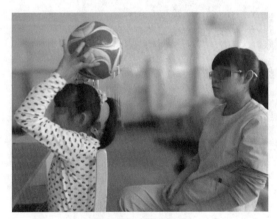

图 3-27 双手扔球

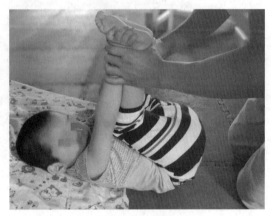

图 3-28 抱球

4. 促进动作分离的训练 可以让儿童连续、快速做一只手手心向上,同时,另一只手心向下,交替反复进行(图 3-31a);也可以一侧腕关节背伸,同时,另一只手放在桌面上,反复交替进行(图 3-31b)。

5. 抓握训练 按手的运动发育规律可分为以下训练方法。

(1)尺侧抓握训练:此期是一个过渡期,治疗师用一棍状玩具或伸出一手指,放在儿童手的尺侧训练其用尺侧抓握。

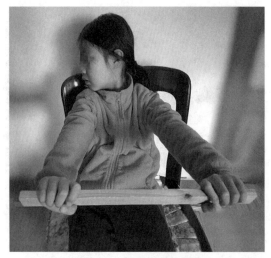

图 3-29 双手握木棍转头

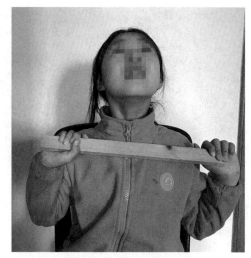

图 3-30 抬头时屈曲上肢

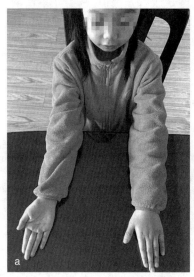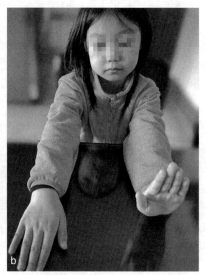

图 3-31 动作分离训练
a. 动作分离 1；b. 动作分离 2。

（2）全手掌抓握训练：当能完成尺侧抓握后，取一花铃棒，训练儿童全手掌抓握（图 3-32）。

（3）桡侧抓握训练：日常生活中很多动作都需要桡侧抓握，如写字、翻书、按遥控器等。给儿童一个笔尖带有黏性的笔，让儿童拇、示指指腹对捏握笔粘纸（图 3-33）。

（三）强制性诱导运动疗法

强制性诱导运动疗法（CIMT）适用于痉挛型偏瘫、脑外伤等儿童，主要通过限制儿童的健手活动，诱导患手进行重复、密集的结构化训练，从而促进患手的功能恢复，目前在国际上被强烈推荐。CIMT 可以促进大脑中神经元细胞、神经纤维及髓鞘的再生重塑。

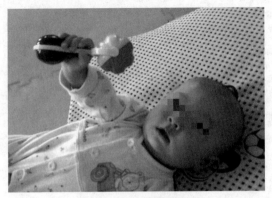

图 3-32　全手掌抓握训练

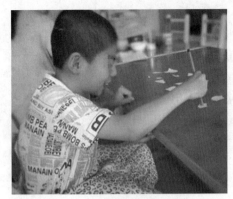

图 3-33　拇、示指指腹捏训练

(四) 任务导向性训练

任务导向性训练(task-oriented training,TOT)是针对任务安排特异性的练习,基于新的运动控制理论,是临床训练治疗方法中较新的方法之一。适用于运动发育落后但智力尚可的儿童,该方法着重帮助儿童获得解决功能性任务的能力,而并非仅从动作目的出发的动作模式。

(五) 感知觉训练

肌肉骨骼损伤儿童在某一阶段可能存在感觉过敏。可对其进行脱敏治疗,如儿童把双手放入决明子中,治疗师将玩具放在指定区域的决明子中,让儿童从中找出玩具(图 3-34)。

认知障碍儿童手的感觉刺激训练,可在盒子上开一个洞,洞的大小可以让儿童的手伸进盒中(如没有盒子可以用积木桶替代)。将质地不同的玩具和物体放进盒中(如小汽车、玩具娃娃等),让儿童伸手进盒子中触摸玩具,当儿童将玩具从盒子中取出时,治疗师告诉儿童这个玩具的质地是什么,如粗、细、软、硬等(图 3-35)。

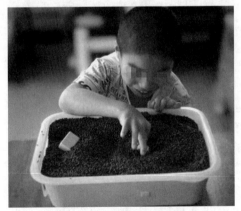

图 3-34　决明子中找玩具

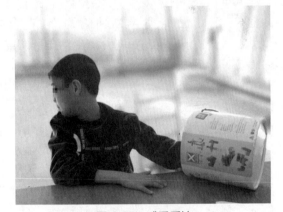

图 3-35　感受质地

(六) 镜像疗法

镜像疗法(mirror therapy)适用于偏瘫儿童,是借助视错觉,让儿童从视觉上感觉健侧肢体的运动或触觉,就像瘫痪或疼痛侧的肢体一样,从而影响患侧,促进患侧功能恢复的一种治疗方法。

（七）手部矫形器等辅助器具

在 ICF 中辅助器具属于环境因素的一部分，虽然身体结构与功能，活动与参与都会影响儿童的健康状态，但通过辅具的帮助，可以降低特殊儿童的生活障碍，也可以提高特殊儿童的社会参与度，进而增强特殊儿童的健康状态。随着儿童康复医学的普及，矫形器技术的发展，各种矫形器被不断地开发应用。根据功能分为固定性和功能性两大类。前者没有运动装置，用于固定、支持、制动，可以在休息或睡眠中佩戴；后者有运动装置，允许肢体活动或用于控制、帮助肢体运动，可在训练或运动中使用。

（徐　磊）

第三节　认知作业治疗

一、概述

人类的认知过程建立在感知觉基础上，通过记忆、思维、概括、推理、想象而完成对外界事物本质的把握及对其规律性的了解。基于 ICF-CY 的理论架构以及作业治疗理论与实践模式，对存在认知功能发育障碍的儿童进行以功能为导向的作业治疗，可有效改善儿童的认知功能，促进儿童的全面发展。

（一）基本概念

认知（cognition）是个体对感觉输入信息的获取、编码、操作、提取和使用的过程，是输入和输出之间发生的心理过程。认知包括内容和形式两部分，既包括事物的数量、颜色、形态、重量等具体属性的内容，也包括时间、空间、因果关系、言语等抽象性概念等发育心理学的内容。

儿童认知功能涉及学习能力、智力、记忆及注意等多方面。儿童认知功能障碍表现为感知觉、注意、记忆、推理、判断、抽象思维、排列顺序的障碍等，临床上以注意障碍和记忆障碍多见。认知功能障碍是影响儿童生活质量的重要因素之一。

（二）认知发育规律

认知发育是儿童从出生后通过动作对环境的适应过程，不断失衡后再次寻求平衡的连续阶段。儿童的一切行为动作都建立在认知发展的基础上，认知发育随着年龄增长而不断改变，婴幼儿到青少年期的变化最大。研究认为认知发育是阶段进行和循序渐进的，伴随着感知觉、注意、记忆、想象和思维等各方面行为的不断发展。详见第一章内容。

（三）异常发育

各种原因导致儿童的生长发育违背正常发育规律时，会造成发育迟缓、身体功能受限等异常情况，影响儿童的日常生活活动、游戏以及学习，进而导致儿童融入社会困难。认知异常发育主要见于智力发育障碍、孤独症谱系障碍、学习障碍、注意缺陷多动障碍、脑性瘫痪等。

1. 智力发育障碍（intellectual developmental disorder，ID）　根据智力落后的程度和社会适应能力的水平，分为轻度、中度、重度和极重度。不同程度 ID 儿童的认知异常发育不同：①轻度智力发育障碍：注意力较难集中和保持，对形状、颜色和大小分辨不清，语言表达缺乏逻辑性,易受外界刺激干扰;②中度智力发育障碍:词汇量贫乏,可计算简单的加减法,经常无法集中注意力,无意注意占优势;③重度智力发育障碍:不能进行有效的交流,记忆速度缓慢而遗忘很快,缺乏概括能力,思维不灵活;④极重度智力发育障碍:不会辨认形状、颜色和大小,没有明显的疼痛感觉,不能交流,不会识别语音,只能发出个别单音节的词,分不清时间。

2. 孤独症谱系障碍(ASD)　其损害涉及的领域广泛,对儿童认知发育造成的影响后果严重,对家庭、社会以及医学、心理学、教育学都是一个重大的挑战。ASD 儿童大多伴有智力、认知、感知觉和动作障碍。ASD 儿童对事物的理解和形成概念等方面有较严重的障碍,理解与运用知识的能力较弱,在分辨颜色、学习点数、角色游戏、人民币的运算、填词造句等方面存在一定难度。

3. 学习障碍(learning disability,LD)　学习障碍儿童的认知加工能力受限是导致学习障碍的重要因素,主要表现为语言理解和分析推理能力偏低,记忆力较差,注意力涣散,阅读、认字、书写、计算能力低下。

4. 注意缺陷多动障碍(attention deficit and hyperactive disorder,ADHD)　发生于儿童学前时期,多动是明显症状,注意缺陷是 ADHD 的三大核心症状之一,表现为容易受外界干扰,注意力易分散,很难集中精力去完成活动,注意力保持时间短,参与能力差,学习困难,多数儿童的智力基本正常。

5. 脑性瘫痪(CP)　脑性瘫痪最常见的视觉认知障碍与脑侧室后角扩大、脑侧室周围白质软化症有关。早产低出生体重儿童容易出现视觉系统障碍,视觉信息传导通路视辐射在脑室后角白质内,白质内通路阻断的部位不同,视觉认知障碍的症状也不同。可能出现学习障碍,动作分析及构成等问题,往往表现为不会自己穿衣服、不会画画、拼写,语言表达和理解能力低,阅读和计算能力差。

二、认知功能障碍及评定

(一) 认知功能障碍特点

认知功能障碍(cognitive impairment)是指各种原因引起脑部组织损伤时,导致其记忆、语言、视空间、执行、计算和理解判断等功能中的一项或多项受损,影响个体的日常或社会活动能力,又称高级脑功能障碍,是特殊需求儿童常见的神经心理学临床表现。包括感知觉障碍、注意障碍和记忆障碍等。

1. 感知觉障碍

(1)视觉障碍:儿童无法通过视觉分辨出物体的颜色(色盲)、形状(长方形、三角形、圆形)和大小;看东西模糊,容易出现高度近视或高度远视。

(2)听觉障碍:儿童听力较差,对呼唤没有反应或反应缓慢;与人交流时出现要求交流者重复语言内容;儿童由于无法准确模仿正常成人发音,会出现发音不清或发音错误情况,致使儿童语言发展滞后于正常儿童。

(3)嗅觉和味觉障碍

1)嗅觉功能减退或缺失:儿童无法分辨气味香臭、对刺激性气味敏感度降低或无反应。

2)味觉功能紊乱或减退:儿童常感觉嘴内有各种异味,但实际生活中并没有食用该味道食物;进食过程中无法及时分辨食物味道或无法分辨食物味道。

（4）皮肤感觉障碍

1）触觉功能减退或缺失：儿童出现对触碰、刺痛反应迟缓或没有反应的情况。

2）温度感觉功能减退或缺失：儿童皮肤对外部温度的变化反应不敏感，无法准确分辨冷热。

（5）空间知觉障碍：儿童不能理解和判断物与物之间的位置关系，如上下、左右、前后等。如果空间关系出现问题，也会不能判断两物体之间及物体与自身之间的空间位置关系。如儿童不能按治疗师的指令将手举过头顶，不能按指令将笔放在本的右边；日常生活活动也会受到影响，穿衣服分不清正反、里外，反穿衣裤、鞋，或衣裤上下颠倒等。

（6）时间知觉障碍

1）无法理解时间"长短"：儿童无法掌握时间量化标准，如每天有24小时，1小时有60分钟，1分钟有60秒。

2）不清楚时间"顺序"：儿童无法理解时间的往复规律，如一年四季、每日24小时后重复循环。

（7）颜色知觉障碍：儿童可能同时出现颜色信息提取障碍和颜色命名障碍，导致适龄儿童不能按指令完成颜色的分类，不能进行颜色的匹配和颜色命名等。

1）单一颜色障碍：儿童对单一颜色无法做到准确认知，如无法分辨红、蓝、黄等单一颜色。

2）多种颜色障碍：儿童对多颜色图案无法做到准确辨识，如红绿色盲。

2. 注意障碍　是指注意过程中发生的心理障碍。主要表现如下。

（1）注意力减弱：儿童的注意力难以较长时间地集中在某件事或某物上，注意力的稳定性也很低。

（2）注意力增强：儿童特别易于注意其所关注的某物或某事的变化，甚至对某些微小的细节都表现出高度的注意力。

（3）注意力缓慢：儿童集中注意力较为缓慢，对单独问题的回答较为正常，但对连续提出的问题，反应周期较长且缓慢。

（4）注意力涣散：儿童的注意力很容易分散，无法集中到某件事上。无法记住学习过的内容，像没学过一样。

（5）注意力转移：儿童的注意力兴奋性较强，但无法固定在一事或一物上，注意力一直处于转换状态，不断去发现新的事物。

（6）注意力狭窄：儿童在专注某件事物时，对周围的发生的事情较少关注或完全忽略。

3. 记忆障碍　指个人处于一种不能回忆、不能记住信息或者技能的状态。有可能是由于病理、生理性的原因引起的永久性或暂时性的记忆障碍。主要表现如下。

（1）识记是信息输入过程，信息输入不到大脑中，会出现输入障碍。表现为记不住新发生的事情、反复问同样的事情、忘记走过的道路等。

（2）保持是信息储存功能，信息得不到储存或储存时间过短，就会出现储存障碍。表现为记忆力下降，经常忘事，见过多次的人也不记得，做过的事不记得顺序等。

（3）再现是信息输出过程，储存在大脑里的信息输出不出去，会出现输出障碍。忘记想要说的话、虚构故事、歪曲记忆等。

（4）再认是大脑对不能再现的事情经过刺激重新出现并认识的过程，再认障碍可以表现在不能再认或错认（把没感知过的事物错认成感知过的事物）两方面。

（二）常用认知作业评定方法

对认知功能进行科学及客观的评定，需对资料和数据进行收集。可以根据儿童的实际需要，将多种类型的认知评定方法综合起来，以便多维度、多层次地收集第一手资料。收集资料常用的具体方法包括观察法、谈话法、问卷法、测验法、实验法等。

1. 新生儿行为评定量表 新生儿行为评定量表（neonatal behavioral assessment scale，NBAS）是目前年龄最小婴儿使用的行为量表之一，适用于出生 0~30 天的新生儿。新生儿期是比较特殊的时期，是儿童认知产生和发育的最初时期，是儿童认知发育史的第 1 页。该量表可以诊断和预测新生儿的发育水平和状况。

2. 格塞尔发育诊断量表 格塞尔发育诊断量表（GDDS）以正常行为模式为标准来评定观察到的行为模式，以年龄来表示，然后与实际年龄相比，计算出发育商（developmental quotient，DQ）。DQ 在 85 以下，表明可能有某些器质性损伤，DQ 在 75 以下，表明存在发育落后。每次测验约需 60 分钟。

3. 丹佛预筛发育问卷 丹佛预筛发育问卷（Denver pre-screening developmental questionnaire，DPDQ）由从易到难、从低级到高级顺序排列的 96 个问题构成，主要包括大动作、语言、精细动作、适应性行为、个人 - 社会行为等方面。适用于 3 个月 ~6 岁的儿童，共分 38 个年龄组，针对每个年龄组儿童的情况，要求家长回答 10 或 11 个问题。

4. 贝利婴幼儿发育量表 贝利婴幼儿发育量表（BSID）包括精神发育量表（mental scale）、运动量表（motor scale）和婴儿行为记录（infant behavior record）3 个分量表。其中精神发育量表包括知觉、学习、发育、记忆、初步的语言交流、问题解决等与认知相关的评定内容。BSID 适用于 2~30 个月的儿童。

5. 儿童作业疗法认知功能动态评定量表 儿童作业疗法认知功能动态评定量表（dynamic occupational therapy cognitive assessment for children，DOTCA-Ch）是用于评定 6~12 岁儿童认知功能的一种有效测量工具。共 5 个分测验、22 个项目、56 个题目，总分共 142 分。其中定向包括地点定向、时间定向；空间知觉包括本体位置辨认、实际空间位置辨认、图片空间位置辨认；运用包括动作模仿、物品运用、象征性动作；视运动组织包括几何图形复绘、二维图形复绘、插板拼图、彩色积木设计、单色积木设计、碎图复原、钟图绘画；思维操作包括物品分类、Risk 无组织分类、Risk 有组织分类、图片排序 A、图片排序 B、几何排序 -A、几何排序 -B。

三、认知功能障碍的作业治疗

作业治疗师应对存在认知功能障碍的儿童进行综合分析判断，采取个性化的综合干预方法，提高儿童的感知觉及认知功能，有效促进这类儿童融入学校和社会。

（一）治疗目的

1. 强化认知能力 通过多层次的认知作业治疗，强化儿童的分类能力、注意力、观察力、记忆力、推理能力及概念形成能力。

2. 加强外部因素干预 通过指导家长对认知功能障碍儿童的理解，改变直系亲属对儿童认知作业治疗的态度，加强辅助器具的干预使用，配合认知训练。

3. 实现参与需求 根据作业评定结果，围绕儿童及家庭的需求，制订具体的认知作业治疗目标以及明确的作业治疗方案,促进并提高认知功能恢复,实现儿童活动与参与等方面的需求。

（二）常用的治疗方法

1. 感知觉治疗 感知觉障碍会影响发育过程中的早期运动、手功能发育、物品操作等能力的获得,适当的感知觉治疗可以改善儿童的认知功能,为儿童的活动与参与提供支持,有助于儿童日常生活活动能力、学习能力、游戏能力的提高。

（1）视觉认知训练

1）诱导儿童进行视觉追踪:可以使用色彩鲜艳的玩具,吸引儿童的注意力,并移动玩具,观察儿童双眼是否注视并追踪。

2）利用颜色区分身体部位:可以使用不同颜色标记衣服左右袖口,便于儿童区分左右上肢,进行穿衣活动训练。

3）七彩瓶子:将不同颜色的液体倒入透明塑料瓶中,来回晃动,训练儿童用双眼跟踪塑料瓶子,改善操作物品的能力。

（2）听觉认知训练

1）听声寻找发声的方向:多次变换声音的音量、距离、方向和强度,提高儿童对声音的敏感性以及寻找声源的反应速度。

2）听声音模仿:治疗师可以用手拍打出不同节奏的声音,唱出简单的音符,引导儿童模仿。

3）听声音做动作:治疗师可以发出指令,儿童按照听到的指令做对应的动作。儿童模拟开车的游戏活动:保持安全的坐姿,手握类似方向盘的圆圈,按照治疗师说出的一系列指令做出相应的动作,如手握方向盘准备开车、直行、前方路口红灯准备刹车;绿灯亮起,嘀嘀嘀继续前行;前方路口右转,注意行人;前方到达目的地,找到停车位准备停车。

4）听声音找物品:治疗师播放音频,儿童根据音频里听到的声音,找到对应的图片。如治疗师播放不同动物的叫声,准备好动物的图片,让儿童仔细听并能找出发声动物的图片,同时引导儿童做出相应动物的代表动作。这种将听、看、感受三种方式结合起来的训练,可以更好地提高儿童的听觉感知能力。

（3）触觉训练

1）制作简单的手指或手套玩偶:选择比较容易引起儿童注视、触摸和主动伸手抓取的想法和兴趣。

2）触碰不同质地的物品:如软毛巾、带摩擦刺的球、较硬的积木块等让儿童触摸,来分辨物品的软硬、轻重、大小等。

（4）空间知觉训练

1）上下:对儿童身体部位的上下关系进行训练,如眉毛在眼睛的"上面",鼻子在眼睛的"下面"等。让儿童在桌子的"上面"或"下面"放东西,从柜子的"上面"或"下面"取东西等。

2）前后:让儿童将物品放在某处的"前面"或"后面"。如将一个小球放在前面,一个小玩偶放在小球的后面,让其说出小球的位置,如果儿童答对了,用小手拍拍球。如果说对了小玩偶的位置,可以与玩偶拥抱作为鼓励。

3）左右:以儿童身体为中心训练左右,先训练左手、右手,然后训练左脚、右脚。应结合穿、脱衣服的日常生活活动进行训练。

4）距离：让儿童触摸各种位于不同距离的玩具或物品，提高儿童估计空间距离的能力，通过训练使儿童理解近物大、远物小、近物清晰、远物模糊，在实际生活中学习物体之间的距离并且逐步精准化。

（5）时间知觉训练：训练时间概念的形成往往需要和儿童具体的生活活动相联系，通过有规律的生活帮助训练时间知觉。

1）理解早晨、中午、傍晚、白天与黑夜：理解时间的概念可以与儿童每日的日常生活活动相关联。儿童起床后需要完成穿衣、洗漱和吃早饭的日常生活活动，这个时间概念就是"早晨"；早饭结束之后，可以进行一些作业活动，比如学习、游戏或训练，这段时间就是"上午"；再次进行进食活动的时间就是"中午"；儿童吃完午饭后可以稍作休息，完成其他作业活动或者进行体育运动，这个时间段就是"下午"；最后进行进食活动的时间就是"傍晚"，完成洗漱和脱衣活动后，就可以休息了。让儿童理解"白天"和"黑夜"的概念，可以与太阳和月亮相结合，太阳出来了，天亮了就是"白天"；月亮出来了，天黑了就是"黑夜"。

2）理解昨天、今天和明天：这些时间观念对于儿童很难理解，治疗师应先让儿童掌握今天的概念，从早上起床到晚上睡觉都是"今天"，可以简单总结今天发生的事情和完成的作业活动，间接帮助儿童更好地掌握早晨、中午、傍晚、白天与黑夜的概念；然后，治疗师可以引导儿童回忆"昨天"进行的作业活动，并且告知昨天的活动都是已经完成和发生的事情；最后可以和儿童一起制订"明天"的活动计划和内容，让儿童明白这些都是计划明天要进行的，还未开展的活动。可以逐渐推导星期几的概念，再逐渐掌握"去年""今年"和"明年"的概念。

3）理解春、夏、秋、冬：让儿童理解 4 个季节的概念，治疗师可以从天气、穿衣和人们的生活起居来进行推导学习与掌握，让儿童知道一年四季气候变化的正常规律为春温、夏热、秋燥、冬寒。自然界一切生物在四季气候变化的影响下，产生相应的变化，即春生、夏长、秋收、冬藏的自然规律。"春天"万物复苏，鸟语花香，小树发出了新芽，气候温和，儿童户外活动随之增多；"夏天"气候炎热，儿童可以在大树下乘凉，亦可在水里畅快游泳；"秋天"是丰收的季节，天气凉了，树叶黄了并纷纷凋落，治疗师可以带领儿童捡落叶制作一幅幅画作；"冬天"万物凋零，天寒地冷，治疗师可以与儿童一起观察冰的形状。

4）理解节日：节日是生活中值得纪念的重要日子。治疗师可以按照顺序排列的方式让儿童掌握一年之中的重要节日、纪念日以及自己和照顾者的生日。开始可结合自然顺序让儿童回答"×× 之后是什么节日？"，如"元旦→春节→国际劳动妇女节→世界孤独症日→国际劳动节"或"妈妈的生日→姥姥的生日→爸爸的生日→宝宝的生日"，然后将这些节日的图片给儿童看，让儿童按先后顺序排列，开始可只给儿童图片中的头尾 2 张，再给中间的几张；待儿童会排列生活中的节日事件顺序后，可出示自然的顺序性图片，要求儿童进行排列。

（6）形状知觉训练：治疗师可以结合实物，训练认识圆形，三角形，方形（正方形、长方形），椭圆形，五角形，菱形，圆柱形等（图 3-36）。

1）认识形状：训练儿童认识不同形状，通过观察各种形状，提高儿童的辨别能力和空间感；通过摆放不同形状，提高儿童的精细运动能力和手眼协调能力。可以从 2 种简单形状开始，治疗师可以采用看、触摸和对比的方法，可以先进行圆形和三角形的训练。应选择质地简单、颜色相同的实物，如套圈、积木块、卡片等，把 2 种形状的物体混在一起，要求儿童按形状进行分类。儿童能分辨圆形和三角形后，再进行其他图形的辨别。治疗师选用实物图片配合实物进行训练。虽然有些障碍儿童在抓住或拿起物体时会感到困难，但他们仍然具备学习形状的能力。

　　常用方法举例：①观察形状：治疗师准备一套不同几何形状的图形镶嵌板，先把各个形状的子板取下，让儿童观察并在母板上找相同；②摆放形状：让儿童把不同形状的子板对应放到母板中；治疗师说出形状，儿童按照治疗师的指令，找到对应形状子板把它放回母板中（图3-37）。

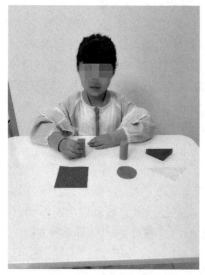

图 3-36　形状识别

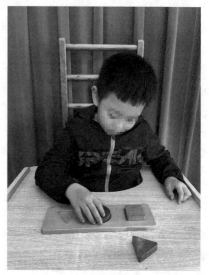

图 3-37　形状子板放入母板

　　2）命名形状：在辨别形状的基础上，治疗师可以训练儿童对某种形状命名。当儿童对4种图形的匹配成功，即可进行对形状的命名训练，先进行简单形状的命名训练。如对圆形进行命名训练，可以引导儿童先画圆，并让儿童边涂色边说出"圆形"。训练应由易到难，形状的数量逐渐增加。当儿童能够识别形状后，再结合常见食物、动物、日常生活用品、交通工具等图形的匹配和命名训练。

　　(7) 颜色知觉训练

　　1）认识颜色：治疗师教儿童认识颜色时，可以使用一些玩教具，举例这个颜色对应的物品，反复进行，帮助儿童快速学会并认识。如教"黑色"时用黑色纸板作为教具，反复教"这是黑色的"，黑袜子、黑积木、黑芝麻、黑头发、黑衣服也可作为教具，让儿童体会黑色。

　　2）辨认颜色：从2种颜色开始，治疗师拿出2种颜色的卡片让儿童辨认，治疗师说出一种颜色，儿童需正确指出对应的颜色（见书末彩图3-38）。最先训练的颜色可为黑与白或红与白，只要儿童能按指令指出对应颜色即可，不必说出名称。反复进行，直到儿童能够正确地挑出这种颜色为止。能够辨认以后再训练蓝色，然后是黄色，逐渐增加训练颜色的种类。

　　3）命名颜色：能分辨出4种颜色后即可训练儿童对颜色进行命名。说出颜色名称，治疗师选用2种对比强烈的颜色，如"黑色"和"白色"，先告诉儿童其中一种颜色的命名，然后让儿童按指令从2种颜色中指出并说出颜色的名称，即"黑色"或"白色"等。儿童能说出颜色的名称后，对于理解颜色有很大帮助。

　　4）联系实物：最常联系食物、衣服、玩具等进行训练。例如，儿童已从颜色板上认识了黑色、白色，就可以把"黑色"的帽子、积木块、鞋子、芝麻、头发等，和"白色"的雪花、裙子、米饭、窗帘等的图片给儿童看,并摆出黑色和白色的圆板,让儿童说到"黑芝麻"时拿黑色圆板,说到"白裙子"时拿白色圆板。

5)颜色涂色:进行涂色训练,将需要涂的颜色与日常生活联系在一起,如选用水果的图片,让儿童根据水果的颜色涂色,香蕉是黄色的,草莓是红色的,芝麻是黑色的,葡萄是紫色的等。

2. 注意力训练　注意是其他认知功能的基础,也是最重要且最基本的认知功能之一。治疗师可以先从无意注意开始训练,如视觉跟踪、视觉注视、分辨各种声音和听觉捕捉,逐渐扩大注意的训练范围和时间。

(1)重复数字:治疗师以每秒一个字的速度说出几个随机排列的数字,让儿童立即重复。从 1 位数开始,逐渐增加数字距。如"3""8""1~5""1~5~7""9~5~6""2~6~1""7~4~2~9""1~9~4~3""2~6~9~4~7~1""8~3~4~9~6~1"。通过这种方式可以训练儿童的注意力,适用于注意障碍的脑瘫儿童。

(2)听认数字:治疗师念无规则排列的数字,其中有 1 个为指定的数字,让儿童每听到此数字时举一下手。适用于语言障碍的脑瘫儿童。

(3)视追踪:让儿童看着一个光源,将光源向儿童上、下、左、右 4 个方向移动,训练儿童视觉追踪的能力。

(4)听跟踪:让儿童闭目听铃声,将铃在儿童前、后、左、右和头上方摇动,让其指出铃声的方向。

(5)声辨认:向儿童播放不同声音的录音,让其分辨声音。如播放有雨声、风声、鸟叫声、流水声的录音,当儿童听到治疗师指定的声音时,举手告知。

(6)找出缺失部分:指着拼图并提问:"这张拼图还缺哪部分? 你仔细观察看看,请你用手指出缺失的拼图。"让儿童去寻找缺失的部分(图 3-39)。

(7)舒尔特方格:治疗师与儿童对坐在桌前,画一张有 25 个小方格的表格,将 1~25 的数字顺序打乱,填在表格里面,然后以最快的速度从 1 数到 25,要边读边指出,儿童指读,治疗师帮忙计时(图 3-40)。

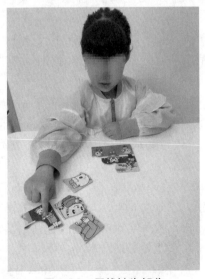

图 3-39　寻找缺失部分

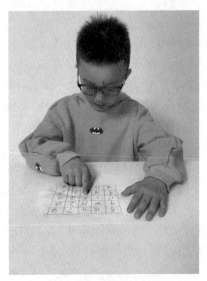

图 3-40　舒尔特方格

对于存在注意力狭窄的儿童,正在做的事情容易被周围的声音或刺激打断,治疗师在训练过程中应选择环境布置简单、较为安静的训练室,尽量减少周围的干扰刺激,减少儿童的视线范围内与治疗无关的训练教具,也要避免训练过程中使用的教具过多。

3. 记忆力训练 治疗师可以通过视觉、听觉反复练习,形成暂时联系,从而提高儿童的记忆速度。要求儿童根据治疗师的口头指令立即执行,采用反复再认和回忆的方式,增加儿童的记忆力。

(1)视觉记忆训练

1)图像法:也称之为视觉意象,即把将要学习的字词或概念幻想成图像。如教儿童学习"篮球"这个词语,可以给儿童提供实物或篮球的图片,让儿童通过观察进行记忆;也可以让儿童模仿画出篮球的图像,加强记忆。

2)层叠法:将要学习的内容转化成图像,然后层叠起来,变成一幅画,让儿童记住这幅图画。如想要让儿童记住太阳、蓝天、白云、大树、小草、小花、蝴蝶这组词语,治疗师可以让儿童观察实物或者照片,通过观察将图像组合成的画,然后帮助记住这组词语。

3)看图说物:治疗师给儿童准备一组物品的卡片,将这组卡片依次给儿童看,每隔1秒换1张卡片,看完后,让儿童马上说出都看到了什么物品。

(2)听觉记忆训练

1)分辨物品训练:给儿童一组同类物品的卡片,这些物品要在他认知的范围内,如水果、玩具、衣物等。一组约5~7张图片,治疗师说出卡片对应物品的名称,儿童按照听的顺序摆出卡片的顺序。遮住儿童视线后混进1张不同种类的卡片,看儿童能否分辨出哪张不同。

2)广度训练:治疗师依次给儿童念一些字词,每隔1秒念1个字,念完让儿童立即复述出来,观察儿童是否能复述完整。如第1组:花、鸟;第2组:火、天、车;第3组:红、水、床、书;第4组:蓝天、大树、蝴蝶、椅子。

(三)注意事项

1. 坚持以儿童为中心 认知作业治疗训练是为了使儿童能够更好地参与正常的社会生活,训练过程要突出以儿童为中心原则。根据儿童的认知功能水平进行治疗难度的调整,循序渐进。

2. 精准评定,制订有针对性的治疗方案 认知功能障碍的儿童,可能不仅存在单一方面的问题,而是多种障碍同时存在。因此,需要在精准评定的基础上,对儿童的认知功能障碍进行分析和分类,制订符合儿童实际需要的治疗方案,达到治疗目的。

3. 从儿童的兴趣入手,逐步提高训练难度 治疗活动应选择儿童感兴趣的活动内容,且内容的难易程度应与儿童的发育水平相当,从基础性训练逐步提高到高级认知能力训练。在训练中,要多给予儿童鼓励,尽量让儿童可以独立完成,以提高及维持儿童治疗的积极性。

4. 训练应联系实际,活动要面向生活 制订的治疗方案应重点选择与儿童日常生活活动作和学习密切相关、急需解决的现实性问题。为了使儿童能够回归家庭和学校,治疗师要及时对环境做出调整,训练环境和场景应尽量与家庭、幼儿园及学校的环境相似,强化环境结构的模式化,通过成功的体验,建立儿童的自信心,使儿童能更好地融入社会环境中。

(单小航)

第四节 感觉统合治疗

感觉统合(sensory integration, SI)是由 A. Jean Ayres 博士在 20 世纪 70 年代提出的理论及治疗框架,是以儿童运动学习、有目的的活动和适应性反应等为基础的治疗方法,属于作业治疗范畴。

一、概述

(一) 感觉统合

1. 基本概念 感觉统合是指个体从自身和环境中获得不同的感觉刺激后,经过相应的感觉通路传入大脑,并进行过滤、解释、联系和统一的神经心理过程,是个体完成日常生活活动、获得学习技能和社会交往能力的基础。

2. 神经学基础 在感觉统合过程中,大脑需要接受丰富多样的感觉经验,进行多次反应、修正和整合。其中,感觉系统的感受器、接受的感觉信息以及功能各不相同,持续发展变化,并且在与周围环境的互相作用中,不断提升和改善各方面的功能,出现更加复杂环境下的适应性反应(表 3-1)。

表 3-1 感觉系统介绍

感觉系统	感受器	接收信息	相关功能
触觉	皮肤、毛囊 (神经末梢等)	轻触、疼痛、振动、温度	区辨物体质地、纹理 体温调节 皮肤压力 保持警觉 感受疼痛
本体觉	肌肉、关节、韧带 (肌梭、高尔基体等)	肌肉收缩方向和力量、肌张力	肌力控制 运动的速度 与前庭觉共同影响姿势
前庭觉	半规管、耳石器 (即球囊、椭圆囊) (毛细胞)	头部在空间的移动	平衡反应 伸肌张力 姿势和原始反射 双侧统合 与视觉、本体感觉共同影响眼外肌肉的控制
视觉	视网膜 (视杆、视锥体)	光线、物体形状等	视觉感知 (空间位置、深度及光线等) 补偿前庭觉稳定姿势
听觉	耳蜗 (毛细胞)	不同频率和强度声音	与语言有关 声音定位
味觉	味蕾	味道(如酸、甜等)	与进食相关
嗅觉	嗅觉球	气味	保护功能 与情绪密切相关

（二）感觉统合失调

1. 基本概念　感觉统合失调（sensory integration dysfunction/disorder，SID），也称感觉处理障碍（sensory processing disorder，SPD），是指大脑不能有效组织处理个体所接收到的感觉信息，导致机体无法产生适应性行为，最终影响身心健康，出现一系列行为和功能障碍。

2. 感觉统合失调分类　感觉统合失调可分为 3 个类型，即感觉调节障碍（sensory modulation dysfunction，SMD）、感觉辨别障碍（sensory discrimination disorder，SDD）以及以感觉为基础的运动功能障碍（sensory based motor disorders，SBMD）。

（1）感觉调节障碍：是指对感觉信息进行调节和做出适当反应的能力受损，可出现反应过高、反应过低、或在不应该作出反应时出现反应。SMD 分为 3 个亚类：感觉反应过度（sensory over-responsivity，SOR）、感觉反应不足（sensory under-responsivity，SUR）和感觉寻求 / 渴求（sensory seeking/craving，SS/SC）。SMD 儿童往往难以调节注意力和情绪。

1）感觉反应过度：也称感觉防御。SOR 儿童对感觉信息过于敏感，交感神经系统更容易被激活，随之会出现夸张的"战斗 - 逃避 - 呆住"反应（fight-flight-freeze）。在日常生活中，通常表现为易怒、与同龄人的社交减少和缺少灵活性。常见的 SOR 包括：①触觉防御（tactile defensiveness，TD），指儿童对轻触和疼痛非常敏感且发生一系列不适宜的行为反应，如他们的皮肤对衣服的材质和摩擦更敏感，并且表现出异常行为反应（如注意力不集中、紧张、易怒等）。②重力不安全感（gravitational insecurity，GI），指在受到没有危险的头部移动（如头部位置的改变，在上升或不稳定的表面上运动，翻滚或缺乏视觉参照等重力发生变化，前庭信息输入）时，表现出以恐惧或焦虑情绪为特征的过度行为反应。重力不安全感会影响儿童的运动技能（如双侧统合）、姿势维持以及平衡能力的发展。③听觉防御（auditory defensiveness），指对环境中并不能引起烦躁且多数人容易过滤掉、感觉不到的声音（如风扇、荧光灯、吸尘器等发出的声音）极度敏感。

2）感觉反应不足：也称感觉迟钝。指儿童在接收一个或多个感觉信息时，不能做出反应或出现反应困难，导致儿童对感觉输入的反应减少，以至于大多数情况下，需要更强烈和持续的感觉刺激才能引起儿童的反应。所有感觉和系统都有可能出现 SUR。

3）感觉寻求 / 渴求：指儿童以一种高度活跃的方法来获得渴望的感觉信息输入，常出现冲动、多动，甚至攻击性行为。如前庭寻求行为（vestibular seeking behavior），即个体表现出高水平的前庭觉信息寻求，不断重复某一特定行为，对移动的物体感兴趣、过分寻求各种类型的运动、旋转等。

（2）感觉辨别障碍：指儿童能够感受到刺激，但没有辨别感受刺激类型或刺激位置的能力。听觉、视觉和触觉更容易发生辨别障碍。SDD 可能发生在一个或多个感觉类型中，如有的儿童仅出现听觉辨别障碍，而有的儿童可能同时出现视觉和听觉辨别障碍，进而可能会导致学习或语言困难，而触觉辨别障碍可能导致平衡障碍和运动不协调。

（3）以感觉为基础的运动功能障碍：包括姿势障碍（postural disorders）和运用障碍（dyspraxia），运用障碍可分为双侧统合及顺序障碍、动作计划障碍以及构想障碍。

1）姿势障碍：指无法稳定或控制自己的身体。表现为运动控制不良，避免身体倾斜和平衡反应减少，重心转移和躯干旋转能力受限，身体屈曲和伸展不协调以及双侧整合困难，导致运动任务执行无效。姿势障碍包括维持稳定姿势的能力不足，以及在运动过程中进行适应性姿势调整的能力不足,往往表现为在站立或坐位时喜欢倚靠物体、手眼协调差等。

2)运用障碍:是指构思、计划、顺序或执行新任务的能力受损。运用能力包括以下三个方面,每一种能力出现问题,都对应该类型障碍。①双侧统合及顺序(bilateral integration and sequencing,BIS)是指身体双侧协调以及执行动作顺序的能力,与前庭觉和本体觉功能密切相关,通常表现在涉及个体两侧肢体,连续、同时或交替完成的活动。主要为儿童的左右分化、优势侧发展、身体跨越中线等提供基础。②动作计划(motor planning)是指儿童能够正确整合传入的感觉信息,形成适当、协调的运动反应。包括能够思考(想法)、计划做什么(排序)、执行动作任务、完成想法(执行),并在需要时根据活动本身的反馈或他人指令进行调整。动作计划能力是一种学习能力,被广泛应用在所有不熟悉的任务里。动作计划障碍儿童在执行语言指令时反应较慢,在完成新任务时常显得笨拙。③构想能力(ideation)是更高级的感觉统合能力表现,将动作活动抽象化,需要具备良好的认知功能,能够对环境中的物体、采取的行动以及行动的结果进行有效地思考和实施。

二、感觉统合治疗技术

(一)基本概念

感觉统合治疗(sensory integration therapy,SI)是一种改善大脑感觉加工能力的治疗方法。治疗人员基于感觉统合理论,为感觉统合失调儿童组织有意义的游戏活动,使其获得所需要的感觉信息后作出适当的反应。

(二)治疗原则

1. 确保儿童安全　保证儿童在一个安全的环境中进行干预。

2. 提供多种感觉体验　在干预过程中,治疗师要为儿童创造多种感觉信息输入的机会。通过调整治疗室环境、互动方式、感觉信息等,鼓励儿童主动参与,保持恰当的觉醒状态(兴奋度),实现儿童的自我调节。

3. 尊重儿童对活动的选择　治疗师需根据儿童的兴趣和能力水平选择活动类型,同时,根据儿童接受和完成程度调整活动顺序、改变活动难度或暂停活动,使儿童需付出一定的努力才能获得成功。必要的成功体验可保持儿童的参与兴趣,享受成功的快乐,促进儿童发育。

(三)治疗流程

1. 儿童的基本情况　掌握儿童日常生活、学习、社会交往以及游戏等存在的困难,收集儿童自身优势和爱好等信息,便于治疗师从儿童的喜好和特长介入治疗。

2. 感觉统合评定　通过感觉统合相关评定了解儿童感觉与行为反应之间的关系,明确儿童感觉处理障碍的类型和程度,还可以排除其他原因(如智力、心理问题等)导致的异常行为反应。详见第二章内容。

3. 制订治疗目标　在为儿童治疗前,需根据评定结果,结合儿童及其家长的期望,制订与儿童日常生活、社会参与、游戏或学习相关的治疗目标。

4. 制订并实施治疗方案　以感觉统合理论框架为基础,按照治疗目标,制订并实施个性化的感觉统合治疗方案,包括个别化感觉统合治疗、集体/小组式感觉运动游戏以及家庭指导。可选择方案中的一种或几种,其中,最常用的是个别化感觉统合治疗。一般治疗频率为每周不少于 2 次,每次 30~45 分钟,治疗周期一般为 12 周,12 周后进行再次评定,并对治疗方案进行有效调整。

（四）治疗环境及器具

在确保儿童安全的前提下,感觉统合治疗环境需能够满足儿童一连串的粗大动作要求,同时要有整合不同感觉信息的机会。常用的治疗设备包括:触觉类(如触觉球、海洋球池、不同纹理的插板或质地多样的玩具等)、本体觉类(如沙袋、攀爬架、滑道或软体积木等)、前庭觉类(如不同方向摆荡和可以旋转的悬吊类器材、弹跳床或滑板滑梯等)以及视听觉类(如镜子、色彩丰富且可发光的器材、拼图、敲击类玩具或发出声音乐律的玩具等)。不仅如此,室内设备可根据儿童的个体需求进行适当移动,如儿童需要从蹦床上跳入球池时,蹦床或者球池可以移动到彼此接近的位置等。

（五）常用治疗活动

参照儿童感觉统合评定结果,即儿童的失调类型,结合儿童的兴趣爱好选择合适的治疗活动。

1. 改善感觉调节障碍的治疗活动

（1）感觉反应过度:治疗师在治疗过程中需要引导儿童主动整合过度反应的感觉信息,常用治疗活动如下。

1）触觉防御

A. 治疗策略一:可以通过本体觉输入策略,稳定儿童情绪,降低轻触给儿童带来的烦躁感。例如,触摸儿童时使用更深的压力(在安全的力量范围内),避免可能引起瘙痒的轻触;通过推、拉、负重等重体力类活动方式,降低触碰带来的兴奋度;利用咀嚼、吮吸等口部活动进行调节。

B. 治疗策略二:让儿童提前对触觉刺激做好准备,在触摸儿童之前就告诉他们,如"小波,下一个游戏需要用到软软的毛条。"

C. 治疗策略三:以儿童喜爱的感觉输入形式为主,利用儿童对前庭觉、视觉或听觉等感觉处理的优势,进行触觉输入,达到主动接受和整合触觉刺激的目的。如儿童乘坐秋千扮演的"飞船",需要按压橡皮泥做成的"按钮",才能让"飞船"摆荡飞行,这时,儿童为了获得摆荡秋千带来的前庭觉刺激,便主动接受并整合橡皮泥等触觉输入(图 3-41)。

2）重力不安全感 / 对移动的厌恶反应:由儿童自主选择活动(此类型儿童一般会选择平面稳定的器械,动作幅度小的运动形式),治疗师予以支持,首先建立起安全感。同时,为儿童提供有姿势变换机会的治疗活动,如翻滚、体操等活动。也可以为儿童提供对抗阻力或地心引力作用下的活动机会,如高爬、拉拽重物、吊单杠等。

常用治疗活动举例:在上下斜坡时运送玩具;在靠近地面的平台秋千上爬或走,秋千下面放置厚的豆袋(增加安全感),并且尽量减少秋千的大幅度摆动;坐在治疗球上,配合上下弹跳(儿童的脚放在地面上确保其能够接受该类型活动);在迷你蹦床上弹跳(配合拍手或数节拍);坐位或俯卧位于滑板车上,并引导其沿着斜坡滑行;俯卧或坐在悬挂于两点的方形围边秋千上来回摆动;引导儿童爬上攀爬架或一人高的软体积木,并鼓励儿童主动跳到厚豆袋上(或很多软抱枕内)(图 3-42)。

3）听觉防御:存在听觉防御的儿童,需要以家庭为中心,展开治疗策略,可从以下 3 方面进行治疗。

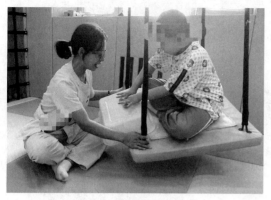

图 3-41 启动飞船

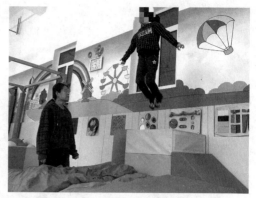

图 3-42 跳入豆袋

首先,在环境策略方面,对于任何可以预测的引起听觉防御的声音,需提前提醒儿童。尽可能在声音发生前给儿童一个口头或视觉警示(如坐便器冲水、火警演习等)。把儿童从该区域移到其他区域,直到声音消失,或者找到一个远离此声音、更安静的环境。解释和讨论声音的来源,以帮助儿童理解,并说明此声音很安全。

其次,在辅助策略方面,儿童佩戴隔音的耳机、耳罩或耳塞以降低声音水平。如果一些年纪偏小的儿童很愿意去参加一场"吵闹"的活动,可以帮助儿童捂住耳朵。向周围人解释儿童对听觉的敏感性问题,让其对儿童的异常反应给予理解。

最后,在感觉策略方面,通过本体觉输入策略,稳定儿童的情绪,提高安全感和自我把控感。也可以采用听音乐的方式,引导儿童享受声音的音调、旋律等。

(2)感觉反应不足:通过感知觉活动策略调节儿童的觉醒度(即兴奋度),常用治疗活动包括:①本体觉类活动(如动作模仿、拉拽重物、进行悬吊类活动等);②前庭类活动(如不规律、大幅度摆荡秋千等);③触觉类活动(如轻触类游戏活动、抓痒痒等)。

(3)感觉寻求:治疗过程中,满足儿童感觉需求和引导儿童将单纯感觉刺激变为主动感觉整合。

1)本体觉寻求:如儿童出现过大力度推揉或拥抱他人、踮起脚尖行走等行为,常用治疗活动包括:①引导儿童进行攀爬(三行绳梯、攀岩墙或软体积木做成的斜面等),并配合够取喜欢的玩具作为奖励;②引导儿童将海洋球池中的"笨重"的豆袋或软体积木快速投掷出来。

2)前庭觉寻求:如经常出现转圈,跑出跑进,不能安坐等行为时,可以引导儿童快速跑、跳一段距离后,扑倒在松软安全的豆袋上。治疗师也可以与儿童赛跑、跳羊角球前进或竞争翻越障碍,实现儿童进行有计划的前庭觉活动。

3)触觉寻求:在治疗过程中,可鼓励儿童多接触不同质地和纹理的玩具,如引导儿童坐在装满毛绒等触觉类玩具的箱子中,配合完成"洗澡"的游戏;也可以在钻爬的阳光隧道中布满触觉球(假设为"海胆"),引导儿童通过隧道,并捡拾指定形状或颜色的"海胆"。

2. 提高感觉辨别能力的治疗活动 感觉辨别能力是儿童情绪稳定、运动技巧以及执行功能等的基础。

(1)触觉辨别活动:①屏蔽儿童视觉后,引导儿童触摸面前的桌面,用手"寻找"气泡粘贴(图 3-43);②治疗师在儿童后背画出某个图形,并鼓励儿童从已有的图形中找出感受到的那个(图 3-44);③引导儿童从不透明的盒子内,用手摸出圆形积木,并以游戏形式展示,例如,治疗师可以对儿童说:"盒子里的圆形积木都是母鸡妈妈的鸡蛋宝宝,我们帮鸡妈妈找到她的宝宝吧。"

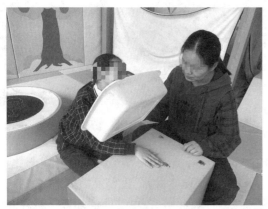
图 3-43　"寻找"气泡粘贴

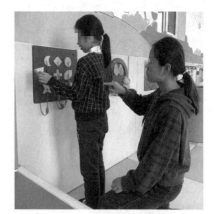
图 3-44　"感受"形状

(2)本体觉辨别活动:①引导儿童与治疗师做相同的动作,并将儿童的动作用相机拍摄出来,给儿童看,以视觉反馈的方式,提高儿童模仿动作的准确度;②治疗师与儿童面对面,治疗师采用一定力度推儿童至其刚好能保持平衡的状态,然后引导儿童用一样的力度推治疗师;③儿童站在固定地点,然后让其将不同大小和质地的球依次投入彩虹桶内(图 3-45)。

(3)视觉辨别:①玩"找出不同"游戏,可以先将治疗室进行特殊布置,引导儿童找出前后两次的不同;也可以鼓励儿童对两张相似的图片进行辨别;②完成"走迷宫"的书写活动;③搭建相同的积木"模型":引导儿童搭建出与图纸上或已经拼搭完成的"模型";④越过各种障碍,儿童需要通过各种障碍物才能达到指定地点;⑤"庞大的建筑游戏",儿童和治疗师利用软体积木,共同搭建出洞穴或房子,然后引导儿童钻入钻出(图 3-46)。

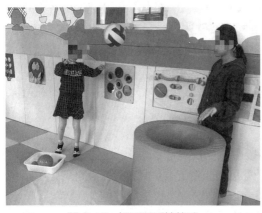
图 3-45　投不同质地的球

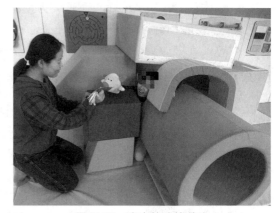
图 3-46　庞大的建筑游戏

(4)听觉辨别:①将儿童的视觉屏蔽,如用眼罩蒙住儿童的双眼,治疗师拍打非洲鼓,然后让儿童睁眼后拍出同样节奏和次数的响声;②在儿童面前放几组不同方位的积木或固体玩具,治疗师引导儿童闭眼,然后随机敲击其中 1 个玩具(3~5 次),鼓励儿童找到治疗师敲击的位置(图 3-47)。

3. 促进儿童运用能力发展的活动 在促进儿童运用能力发展的治疗活动中,需要引导儿童思考新想法,制订想做的事情计划,并练习完成计划。鼓励儿童尽量多地整合感觉信息,儿童体验到的感觉越多,反馈的解释和理解就越多。此外,这些感觉刺激将帮助他们建立身体意识,同时促进理解和计划能力发展。

(1)穿越"熔岩":假想地板是熔岩,让儿童尝试找出如何从治疗室的一个区域到对面的另一个区域(如从一把椅子到另一个软体积木)。使用房间周围的物品来搭建一条穿过的路(如抱枕、平衡木或椅子等)。

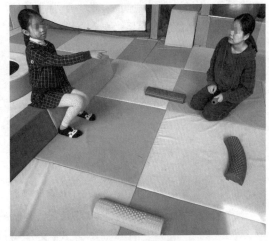

图 3-47 敲击辨声

(2)你做我学:治疗师与儿童轮流创造一个有趣的动作或舞蹈,让对方模仿。可以选择播放他们最喜欢的音乐,激励儿童主动参与,积极模仿相应动作。

(3)猜猜我是谁:在纸片上画(写下)各种角色(如动物或儿童熟悉的人等),轮流挑选一张纸,演绎出抽到的人或动物。

(4)轮流思考如何创造性地使用一个物品(如日常用品),并发挥出每一个不同的想法,以增加趣味性(如:治疗师可以把玩具置于头顶,假装是一顶帽子,并引导儿童给出不同的想法)。

(5)锁定目标:练习向目标投掷,有助于增强儿童行动开启、时机和节奏。随着儿童的技能越来越好,可以增加难度,即配合儿童身体移动(如在秋千上或当走动时)完成投掷活动。

三、感觉统合辅助治疗

作业治疗师也可使用其他与感觉统合理论相关的形式,但不同于艾尔斯感觉统合治疗。这些方法使用感觉系统的功能来理解和解释儿童的行为,很多方法可以融入儿童的日常生活,也可直接结合在艾尔斯感觉统合治疗过程中。

1. 感觉餐单(sensory diet) 感觉餐单是指提供个体一天所需的感觉刺激量。包括重力背心、刷身刷、坐在治疗球上写作业、震动牙刷等被动感觉刺激。属于以感觉为基础的策略(sensory-based interventions,SBIs),即基于课堂或家庭环境使用的单一感觉刺激策略,以调节儿童的觉醒度。

2. 感知运动(perceptual motor)**训练** 是指一系列的运动技能训练,包括按标准完成某些运动、双侧整合、平衡技能、精细运动协调、视觉技能和口腔运动技能的一系列指定任务。

3. 按摩(massage) 过去称为触摸疗法(touch therapy),主要方式是使用中等压力,系统地按摩的头部 / 颈部,手臂 / 手,躯干和下肢 / 足。

4. 多感官刺激疗法(snoezelen therapy)　该疗法为儿童提供了可控刺激的室内环境,包括有趣的环境、轻松的声音、迷人的香气、触觉体验、按摩和振动等刺激,而且这些感官体验可以通过儿童自主选择来调节强度和模式效果。让儿童接触到多种感觉刺激,为儿童提供积极的情绪,如满足、喜悦、放松以及自主探索的欲望。

(刘晓佩)

第五节　游　戏

一、概述

游戏是儿童最喜爱的活动方式之一,被称为"儿童的工作",对儿童的成长具有重要意义。游戏既是儿童生活的基本方式,又是特殊需求儿童的基本治疗方法,内容丰富且有意义的游戏活动可促进儿童功能的综合发展,同时培养儿童勤于思考、努力创造、团结互助等能力。

(一) 定义

游戏是儿童在某一固定时空中,遵从一定规则,伴有愉悦情绪,自发、自愿进行的有序活动。ICF 将"参与游戏"定义为独自或同他人一起,有目的、持续地使用物品、玩具、材料或游戏秩序参与的活动。

由于游戏的表现形式复杂,不同学派的研究角度不同,游戏的定义也各不相同。较为公认的定义为,"游戏"是指自愿、自主,具有愉悦性、规则性的活动,包含丰富的快乐体验和提升儿童能力的有趣体验,具有较强的影响力,可以增强儿童的信心和继续挑战的意愿。

(二) 分类

1. 认知功能游戏　心理学家史密兰斯基在皮亚杰游戏分类的基础上,将认知功能游戏分为练习性游戏、象征性游戏、规则游戏和建构性游戏 4 类。

(1)练习性游戏:又称功能性游戏,是简单、基本的游戏形式,以儿童简单、重复性抓、摸、拿等动作为主,是儿童感知觉、动作的体验。练习性游戏可使儿童从动作中获得乐趣。

(2)象征性游戏:用一物代替另一物,用某个动作代表真实的动作、扮演他人或虚构的角色等。主要特征是"假装",有明显的代替性和假设性,通过以物代物,以人代人,以假想的情景和行动方式进行游戏活动,如过家家、超市采购、演唱会等。

(3)规则游戏:按照预先设定的规则,2 名或 2 名以上儿童进行的游戏活动。规则可以由儿童制订,也可由具体的游戏情境决定,有利于培养儿童遵守规则的意识。如打球、拔河、下棋等。

(4)建构性游戏:儿童按照一定的计划或目的来组织物品或游戏材料,组成一定的形式或结构,如拼图、搭积木、堆沙子等。儿童通过在构建中的丰富想象与完成模拟,发展设计和创新才能,同时培养相应的技能。

2. 社交性游戏　心理学家帕顿根据儿童在自由游戏中的社会交往关系和协同程度提出的理论。他认为儿童之间的社交性互动会随着年龄的增长而增加,通过观察儿童的游戏,了解儿童在游戏中不同水平的社会交往性互动,总结出 6 种反映不同社交水平的社交性游戏模式。

(1)空闲游戏:又称无所事事游戏,若周围没有能够吸引儿童注意的事物,就闲坐、闲逛或四处张望等。实际上,这种行为不属于游戏,是儿童一种无目的的活动,儿童会偶尔注视一下所感兴趣的事情。

(2)旁观游戏:儿童大部分时间在观看他人游戏,偶尔与他人交谈,有时会提出问题或建议,发表口头意见,但不加入游戏中,在观看他人的游戏活动时会表现出兴奋或焦虑。

(3)单独游戏:在交谈距离之内的儿童各自玩耍不同的玩具,彼此无交谈。在游戏中,儿童常常专注于独自玩耍且伴有自言自语,没有表现出任何意愿参加到周围儿童的游戏中。

(4)平行游戏:儿童彼此间的距离很近,各自玩着相同或相近的游戏但彼此没有交流,也没有共同的目的和合作的意图,各自的游戏内容也没有联系。

(5)联合游戏:指 2 名或 2 名以上儿童一起玩相似但不一定相同的游戏。常常因为材料借用而有交流,游戏的过程中没有共同的目的,相互间没有明确的分工与合作,可能自发配合某些动作,但是儿童主要是根据个人兴趣做游戏。

(6)合作游戏:数名儿童一起围绕同一个游戏主题,采取分工、合作,共同计划和组织,达到同一目标。合作游戏是一种有组织、有规则的活动,有明确的目的和合作,社会化程度也最高。

(三) 作用

1. 促进运动功能的发育 通过游戏改善儿童身体的柔韧性、提高肌力、心肺功能等,发展儿童的运动能力、平衡能力、协调能力等。

2. 促进感知觉的发育 通过玩具或其他丰富的环境给儿童各种感官刺激,促进感知觉的发展。

3. 促进认知功能的发育 儿童在游戏中模仿、互动,发展观察力、注意力、记忆力、执行能力、想象力及创造思维能力。

4. 促进社会性交往的发育 多人游戏可增强儿童沟通的动机,在游戏中儿童练习和掌握社交沟通的技巧,通过相互模仿、相互竞争等方式提升与其他人相处的能力。

5. 促进儿童学业活动的发展 在游戏中,儿童学习合作与遵守规则,培养儿童坚强的意志力、关心爱护、谦和对待他人等良好品质,促进儿童的语言交流与处理问题的能力,促进儿童情感的表达等,令儿童适应学校的日常活动及遵守学校的各项规章制度。

二、游戏评定

儿童游戏评定可以帮助我们了解儿童功能和兴趣。作业治疗师提供不同类型的玩具和 / 或游戏材料,采取观察、介入和参与他们游戏等不同方式,获得儿童游戏的评定结果,为儿童游戏治疗提供依据。

(一) 游戏表现评定

设计符合儿童年龄水平的游戏,观察儿童在游戏中的表现,例如儿童在游戏中注意力的保持时间,对游戏规则的掌握程度,是否享受游戏过程,游戏中与其他人的互动方式等,找到游戏中参与受限的原因(包括儿童自身原因,环境原因,游戏本身原因),可选择以下评定量表评定儿童的游戏表现能力。

1. 儿童生活功能量表　儿童生活功能量表中文版（Chinese version of pediatric evaluation of disability inventory，PEDI）中的项目评定儿童与成人、儿童与相近年龄的同伴的游戏及实物游戏评定。

2. 象征性游戏测试　施测简单、易执行，儿童容易接受并配合评定，测试包括 4 个独立场景和代表日常物品的微型玩具。在结构化的游戏场景中，评定儿童进行有意义地操作玩具，同时将玩具联系起来的数量。该测试有良好的信效度，可以评定儿童的智力和语言发育潜能，能快速评定儿童象征性游戏能力。

3. 学前游戏行为量表（preschool play behavior scale，PPBS）　该量表评定学前儿童的社会性游戏和非社会性游戏行为，分为 5 个分测试量表共 20 个项目，包括缄默行为、安静退缩行为、活跃退缩行为、社会性游戏和粗野游戏行为。评定学前儿童参与游戏的行为及儿童参与游戏的能力。修订后的 PPBS 具有良好的信效度，可以作为中国学前儿童游戏行为的测评工具。

（二）游戏技能评定

包括儿童的认知、感知觉、运动、行为、社会交往等功能评定。具体方法详见第二章的相关内容。

（三）游戏环境评定

1. 室内游戏环境评定　室内环境评定包括活动区域的面积、安全性及卫生等，活动区的设备（玩具等）是否具备多样性、摆放是否合理等。

2. 户外游戏环境评定　主要评定游戏场地的安全性和适宜性，对游戏场地设备进行安全评定。侧重评定游戏场地上有些什么设备，物品；游戏场地的保养及安全性；游戏场地能做些什么游戏。

三、游戏在作业治疗中的应用

游戏治疗是指治疗师与接受治疗的儿童在自然、自在和自由的游戏环境中，以游戏为手段，促使儿童体验乐趣、表现真实的自己。

（一）游戏治疗的特点

1. 游戏治疗具有明确的目的性　游戏本身没有目的，是儿童自发的情感。但是对于特殊需求儿童的游戏治疗，治疗师需根据评定结果，结合儿童的功能障碍特点和参与受限的活动，设计游戏目标与计划，通过游戏治疗促进儿童运动、认知、情感和社会交往能力等的发育。

2. 游戏治疗师的角色　治疗师是游戏的参与者，游戏活动的观察者、引导者以及安全员。

3. 游戏治疗形式　游戏治疗的形式包括一对一治疗、亲子游戏、小组游戏、集体游戏等。

4. 游戏治疗的时间　根据儿童的能力及参与情况，选择和儿童发育水平相近的游戏活动来调整治疗时间。游戏治疗一般每周 1~2 次，每次 0.5~1.5 小时。

（二）游戏治疗的内容

1. 角色扮演游戏治疗　角色扮演游戏需要主题明确，综合性强，内容充实。作业治疗师设计的游戏要符合儿童的兴趣，能发展儿童想象力、模仿力和创造力，培养儿童的社会交往能力,遵守游戏规则。例如"公交车司机"游戏中,目标儿童的角色是"小司机",其他儿童扮演乘客。游戏要求"公交车司机"将凳子摆成一列,模拟喇叭的声音,控制"公交车"行驶方向,报站名、到站停车(用海洋球代表乘车目的地,如绿色海洋球代表公园,黄色代表超市,黑色代表理发店)。在"数学小老师"游戏中,儿童扮演数学老师教大家认识数字(图3-48)。

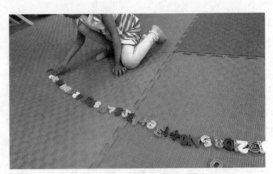

图3-48　数学小老师

2. 建构性游戏治疗　选择相应的材料,儿童动手操作完成游戏。例如引导儿童用泡沫积木分别搭桥、房子、花园、喷泉(图3-49),用积木拼成手风琴,用手指推动积木演奏手风琴(图3-50),用彩色珠片造型做杯子蛋糕(图3-51),模拟用"水果"等装饰蛋糕。

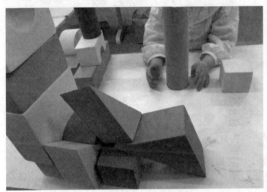

图3-49　公主的城堡

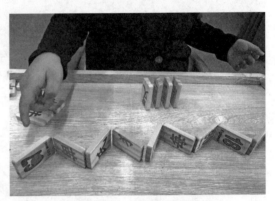

图3-50　快乐的手风琴

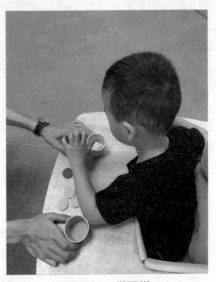

图3-51　做蛋糕

3. **表演游戏治疗** 表演游戏治疗中,侧重儿童的兴趣和关注角色的塑造及故事情节的发展,故事"演得更好"的同时,也在不断发现新的问题,进一步地丰富和扩展儿童的知识经验。儿童给小动物穿上各种衣裙,小动物们参加森林的舞会(图3-52)。儿童学习表演歌舞,参加演唱会庆祝"六一"国际儿童节(图3-53)。

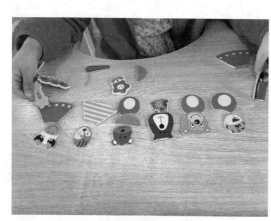

图 3-52 森林舞会

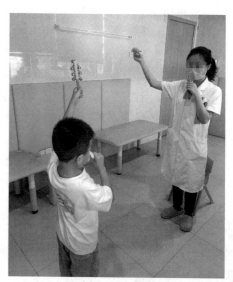

图 3-53 表演唱歌

4. **合作游戏治疗** 智力游戏形式新颖,以生动、有趣的游戏形式,促使儿童在轻松愉快的活动中增进见识,认识事物,巩固知识,发展智力。儿童根据雪花片的颜色来排列迷宫中的珠子(见书末彩图3-54)训练儿童的注意力,颜色匹配,空间位置的能力。儿童用整理箱把书本、铅笔按照大小整理(图3-55)训练儿童懂得物品的特点,学习大小、位置、顺序等。

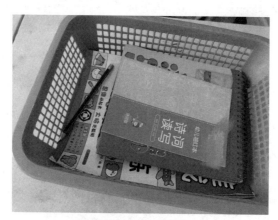

图 3-55 整理书本

5. **规则游戏治疗** 规则游戏治疗目的是令儿童理解并遵守游戏规则,治疗要由易到难。包括1-2-3木头人、石头剪刀布、捉迷藏、拔河(图3-56)、听故事找相同颜色、用西瓜皮上的数字对应西瓜籽的数量(图3-57)等。例如,石头剪刀布游戏,首先治疗师讲解游戏规则,儿童和治疗师的双手藏在身后,当治疗师说"石头剪刀布,开始",儿童和治疗师同时伸出右手,比较输赢(石头赢剪刀,剪刀赢布,布赢石头)三次两胜。儿童熟悉游戏后,治疗师增加游戏难度,治疗师说"石头剪刀布,开始"儿童和治疗师同时伸出双手,并且保证双手给出相同的游戏手势(不同则为输),比较输赢后三次两胜。随着游戏的难度和趣味性增加,双手同时参与游戏,但是自己的左右手必须不能相同手势(相同则为输),儿童和治疗师抵消相同姿势的手,比较输赢后三次两胜。

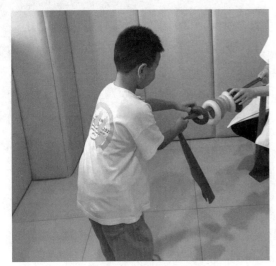

图 3-56　拔河比赛

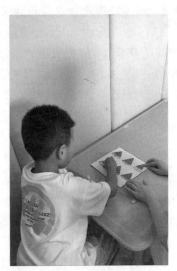

图 3-57　找西瓜籽

　　6. 音乐游戏治疗　　音乐游戏形式灵活,体验感强烈。儿童在倾听、歌唱、玩耍中掌握了一定的音乐知识和技能,培养了对音乐活动的兴趣和积极性,缓和儿童情绪,发展高级情感。儿童回忆经历的开心、悲伤、愤怒等,比赛选用不同的工具,使用八音琴进行创作节奏感强的音乐(图 3-58);儿童跟随音乐跳手指舞(图 3-59);随意排列数字卡片,儿童听音乐按照数字顺序走模特 T 台(图 3-60);接唱儿歌,治疗师唱一句歌词,儿童接着唱下一句歌词。

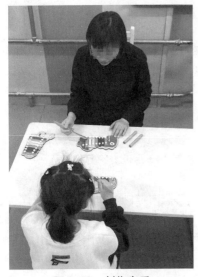

图 3-58　创作音乐

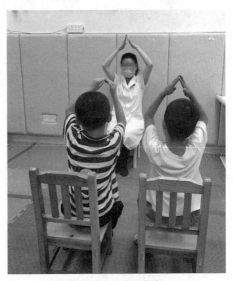

图 3-59　跳手指舞

（三）游戏在不同障碍儿童作业治疗中的应用

不同障碍的特殊需求儿童功能障碍等方面有不同的特点,游戏治疗活动的侧重点也不相同,根据儿童的发育水平、参与能力等设计不同的游戏内容,并根据实际情况进行调整。以下是几类常见障碍儿童的游戏治疗举例。

1. 肢体障碍儿童的游戏治疗

（1）游戏治疗内容:增加儿童运动的机会,激发儿童参与游戏的兴趣,增加关节活动范围,提高肌力、平衡协调等功能,促进儿童的运动能力及提高游戏的参与度。包括3米折返爬行比赛、踢足球、打篮球、跳房子、溜滑梯、击鼓传球、串珠子比赛、拔插棍拼图形、手指舞等。

（2）游戏治疗方法

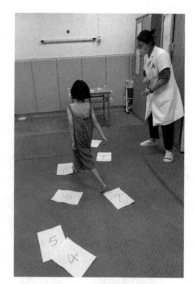

图3-60 数字T台秀

1）儿童选择小木棍、卡片、双面胶,在治疗师的引导下制作2个"苍蝇拍"。治疗师在若干个体操棒的上端粘住"苍蝇""蚊子"等,治疗师根据儿童的功能,让它们交替飞起来,儿童挥动上肢用"苍蝇拍"消灭"苍蝇""蚊子"。

2）在桌面上放一盒积木,治疗师播放音乐,与儿童一起听音乐传递积木,音乐停止时,积木传到谁的手里谁就将积木放到自己身边,音乐结束后比较谁的积木多。

3）儿童分别用盆、杯子、勺子给花浇水,体会劳动的乐趣。

2. 认知障碍儿童的游戏治疗

（1）游戏治疗内容:增加感觉信息的输入,学习运用感觉信息了解生活的常识,学习时间、物我空间、物与物之间的空间、平面空间、身体空间等概念,学习颜色、形状、数学的概念,学习保持注意力、分配注意力、在不同事物之间进行注意力转移,学习运用思维、记忆处理生活中的事情等。包括辨别食物,分辨动物身影,认识身体器官,安全过马路,涂颜色,卫生保健宣讲活动等。

（2）游戏治疗方法

1）治疗师把各种颜色的杯子放到儿童身体的周围,治疗师用记号笔写上不同的数字,治疗师和儿童根据颜色和数字选择杯子进行匹配;选择随意数量的玩具放到杯子里,扣住杯子,引导儿童猜测玩具数量,与杯子上的数字进行比较大小游戏;儿童在不同杯子上做标记,治疗师和儿童找不同游戏。

2）治疗师在一箱玩具中,随机拿出1个小动物,几名儿童分别说出动物的名称、叫声、生活习性等。治疗师和儿童们模拟小动物,玩捉迷藏。

3）儿童用自编的歌舞扮演农民秋收摘苹果,学习珍惜粮食、爱护环境,表达丰收的喜悦等。

4）儿童把磁力片贴到白板上,当作画框,用马克笔在画框内作画,其他儿童接力作画,合作完成游乐场的安全围墙(图3-61)。

5）治疗师分给儿童一定数量的积木,在纸上写下"大和小",教儿童用这个字组词。儿童用积木拼成"大、小"。儿童一边拍手一边重复学习的词语(图3-62)。

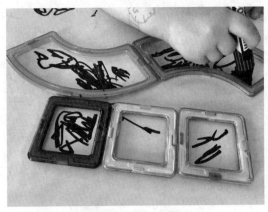

图 3-61　框内作画

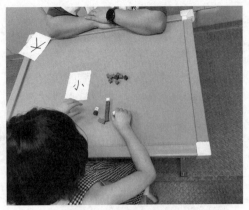

图 3-62　拼字组词

3. 社交障碍儿童的游戏治疗

（1）游戏治疗内容：增加儿童与他人交流互动的动机，学会表达沟通的方法和技巧，学会表达自己的情感，学习规则等，为融入幼儿园、小学等集体环境奠定基础。包括开办小超市，去医院看病，到邻居家串门等。

（2）游戏治疗方法

1）治疗师模拟超市的导购员，儿童按照购物清单询问各种物品的特点、数量、价钱等。儿童选择物品后，治疗师会引导其走到称重处进行称重量，在结算处排队等待付款。

2）儿童观看动画片，讨论喜欢的情节，由 1 名儿童给其他儿童分配任务，用树叶和双面胶粘贴卡通人物的画像。1 名儿童背对其他儿童，等待信息猜测形状，3 名儿童配合用磁力片拼出图形，3 名儿童依次描述拼出图形的特点，等待信息的儿童有 5 次机会猜测是什么图形，猜测正确后拿走形状（图 3-63）。

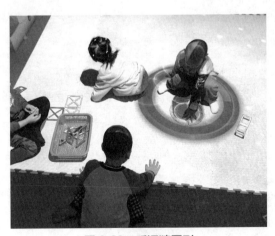

图 3-63　听词猜图形

3）儿童模仿医生、护士给生病的小动物看病，喂药（图 3-64）。治疗师的"宠物"生病了，带"宠物"到医院去看病，对儿童扮演的医生说出"宠物"与平时不同的表现，儿童医生诊断小鸭是感冒，小猫和猴子是因为吃错东西导致肚子疼。带领"宠物"们去护士站，儿童模仿护士给"宠物"喂药或打针。

4)集体游戏,治疗师组织不同年龄的儿童和家长参与游戏,讲解规则,儿童扮作小鱼,听音乐开始播放就排队依次通过治疗师支起的渔网,当音乐停止,渔网落下来抓鱼,被抓的"小鱼"们站到角落,第3个被抓的"小鱼"要拥抱其他同伴。儿童依次跳数字格子,要根据治疗师的指令,分别双脚或单脚跳格子(图3-65)。

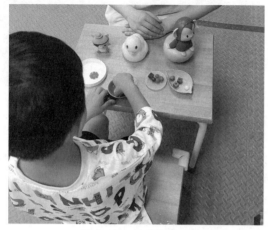

图 3-64　给动物医病

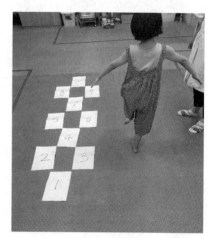

图 3-65　跳格子

(朱　琳)

第六节　书写技巧干预

一、概述

(一)书写技巧干预的重要性

书写是个体学习的重要途径,50%的学习任务通过书写完成,所以良好的书写能力是儿童完成学业的基础,也是未来进入工作岗位,适应社会的必备技能。一个儿童如果存在书写障碍,那么他/她的学业、生活就会受到影响,从而出现自尊受损、沮丧、自我效能降低等情绪问题,这种挫折感给儿童带来了很大的压力,并可能导致与压力相关的疾病,如果不及时干预,其症状将会伴随儿童的一生。因此,对于儿童书写障碍早发现,早干预,至关重要。

(二)书写技能发育

1. 握笔姿势与动作发育　2~6岁是儿童握笔动作技能迅速发育的阶段。从最起初的手掌向上握笔,逐渐转变为手掌向下握笔,2~3岁儿童出现手指握笔动作,3~4岁儿童会使用静态三指抓握,通过手整体运动书写,有频繁换手的现象,4~5岁儿童出现动态三指抓握,此阶段形成惯用手。

(1)手掌向上的握笔动作:抓笔时手掌心向上,手掌与手指一起活动来抓握笔。运用这种笨拙的握笔动作形式,儿童很难进行有目的的绘画和书写(图3-66)。

（2）手掌向下的握笔动作：拇指与示指靠近笔尖处，其余三指环绕笔的上端（图3-67）。

（3）手指握笔动作：主要以拇指、示指及中指握笔（图3-68）。

2. 书写的关键年龄 15个月全手握笔，自发乱画；24个月模仿画垂直线；30个月模仿画水平线和交叉线；36个月临摹"○"和"十"字；6岁以后开始学习书写汉字。

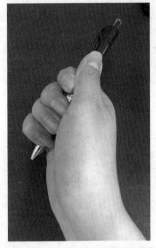

图3-66 手掌向上的握笔动作

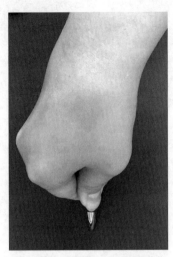

图3-67 手掌向下的握笔动作

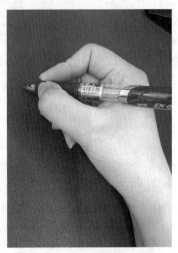

图3-68 手指握笔动作

二、儿童书写障碍

（一）导致儿童书写障碍的原因

1. 发育性协调障碍 即动作技能加工存在缺陷。书写障碍儿童缺乏良好的运动技能，其灵巧性、肌肉张力及协调性较差，使其用笔姿势不正确，书写歪斜。

2. 语言加工存在缺陷 该类儿童在语言产生和理解、词汇使用、拼写和语法等多方面存在困难，因此，其书写时的字形结构虽然正确，但并非任务所要求的字形，他们会使用同音替代、近音替代、近义替代、反义替代等替代方式。

3. 视空间加工存在缺陷 由于儿童的视觉感知、视觉记忆、空间位置感知等存在缺陷，在书写汉字时会出现笔画大小不一、增加或减少笔画等问题。

（二）书写障碍分类

不同原因引起的书写障碍，其障碍表现也不尽相同。汉语的书写障碍可分为3种类型：动作型书写障碍、视空间型书写障碍、语言型书写障碍。

1. 动作型书写障碍 动作型书写障碍又可分为不协调型和失用型，具有不协调和失用2个主要特征。

（1）不协调型书写障碍：主要表现为抄写、听写和自发书写时动作笨拙、僵硬，书写速度慢。此类型书写障碍在发育性协调障碍儿童中常见。

（2）失用型书写障碍：是在学习与年龄水平相对应的动作技能上有困难，表现为：语言处理能力正常，知道字该如何写，可口述所书写的内容，但在书写汉字时，因为上肢及手运动功能障碍、书写姿势异常等原因导致汉字结构、位置和方向发生改变，同时伴有书写笔迹极端潦草,无法辨认正确的字形等问题(图3-69)。此类型书写障碍在脑瘫儿童中常见。

2. 视空间型书写障碍　这种类型书写障碍的主要特点是视觉空间障碍,儿童书写困难具体表现为:①书写部位的定向障碍,写出的字笔画正确,但位置错误,如笔画移位,偏旁分离,字距、行距过大,字或行倾斜,在纸张的一角或一侧集中书写等;②有的儿童还表现为写出的文字左右逆转,有部分镜像和完全镜像2种(图3-70)。汉字书写障碍与个体的视觉空间加工缺陷存在更紧密的关系。

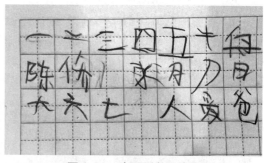

图 3-69　失用型书写障碍

3. 语言型书写障碍　这种类型的书写障碍表现出语言产生和理解困难,词汇使用困难,拼写困难和语法困难等,主要包括:①构字障碍:表现为字形结构的各种缺陷,如笔画、偏旁的遗漏、添加或部分替代,甚至创造新字(图3-71);②字词错写:表现为书写字形结构正确,但非任务所要求的字,分为形近替代、同音替代、近音替代、近义替代、反义替和无关替代等;③语法错误:表现为选词不当、组句不能和语序混乱。

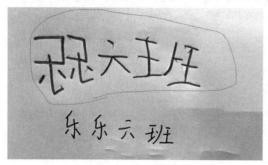

图 3-70　视空间型书写障碍(镜像字)

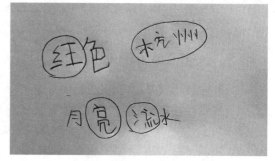

图 3-71　构字障碍

三、常用干预方法

书写障碍经常被家长和教师误认为是因为懒惰、马虎、缺乏动力等因素造成的。对于儿童学业成绩的影响会随着年级的升高而逐渐增大,也可能对学生的心理造成诸多消极影响,早期对其进行书写技巧干预尤为重要,作业治疗是改善书写障碍的重要干预方法,可通过在医院和康复机构进行个体化作业治疗,以及深入学校,与教育工作者合作共同解决书写障碍儿童的实际问题。

(一) 运动及感知技能干预方法

1. 姿势控制　保持正确的书写姿势对提高儿童书写质量及书写速度至关重要,包括保持正确的写字姿势和执笔姿势。

(1)正确的写字姿势:头部端正,自然前倾,眼睛离桌面约1尺的距离,双臂自然下垂,左右撑开,保持一定的距离;左手按纸,右手握笔;坐稳,双肩放平,躯干保持正直,略向前倾,胸离桌子一拳,全身放松、自然;两脚放平,左右分开,自然踏稳(图3-72)。

（2）正确的执笔姿势：选择三指执笔法。利手执笔，拇指、示指、中指分别从 3 个方向捏住距离笔尖 3cm 左右的笔杆下端；示指稍靠前，拇指稍靠后，中指在内侧抵住笔杆，环指和小指依次自然地放在中指的下方并向手心弯曲；笔杆上端斜靠在示指的远端指间关节处，笔杆和纸面呈 50° 左右。执笔要做到"指实掌虚"，即手指握笔要实，掌心要空，执笔写字时，腕关节轻微背伸，拇指、示指与中指协调灵活运动，这样书写起来才能既省力又能保证质量（图 3-73）。错误的执笔姿势则相反，儿童在书写时经常会感到疲劳，也会影响书写速度及质量（图 3-74）。

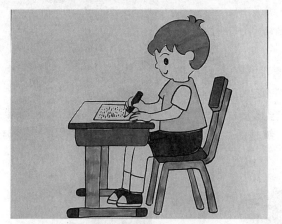

图 3-72　正确的写字姿势

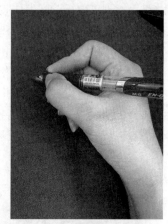

图 3-73　正确的执笔姿势

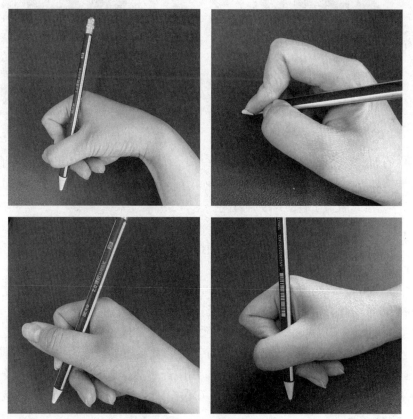

图 3-74　错误的执笔姿势

2. 手功能训练

(1) 提高腕关节的稳定性及改善腕关节的灵活性：很多动作型书写障碍的儿童在书写时表现为腕关节掌屈，僵硬，可通过改善腕关节灵活性及提高稳定性提高书写技能，具体方法如下。

1) 用擀面杖擀橡皮泥或面团（图 3-75）。

2) 做双手撑地"爬行"游戏（图 3-76）。

3) 在垂直面上进行书写、作画和游戏（图 3-77）。

(2) 精细运动训练

1) 两指捏、三指捏训练：促进儿童手指分离运动能力，增加手指的控制能力，从而令儿童保持正确的执笔姿势。可选择的训练方法：①三指搓捏橡皮泥；②两指捏大小不同的物品，例如小木块、黄豆、绿豆等。

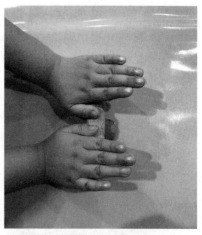

图 3-75 用擀面杖擀橡皮泥或面团

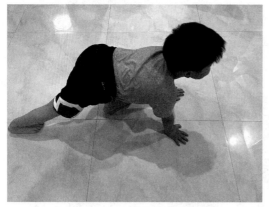

图 3-76 双手撑地"爬行"游戏

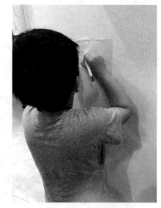

图 3-77 垂直书写

2) 手灵活性训练：促进手内小肌群发育，提高手运动的灵活性。可选择的训练方法包括：①指尖翻转扑克牌、双手洗扑克牌（图 3-78）；②将硬币在单手的指间和手掌间往返移动；③单手旋转拧螺栓或瓶盖子（图 3-79）等方法。

3) 促进掌弓发育的运动：通过治疗性的小游戏令手适应抓握不同形状的物体，控制手指的技能性运动，调整抓握的力量。可选择手内摇骰子（图 3-80）、手捧小物品，如米粒、决明子或者水等方法。

(3) 手部肌肉力量训练：包括手的握力和手指的捏力，具体方法包括：玩绳花（图 3-81）；拧干浸水的毛巾或海绵；用橡皮泥搓成圆柱形，捏出不同形状，例如：包饺子、捏三角形。

3. 感觉训练

很多儿童书写表现的问题为用力过重或过轻，用力过重时会划破书本，书写速度慢，用力过轻则会看不清楚；或因为手内感觉敏感导致笔经常从手中掉落等。针对以上问题，具体的训练方法包括：脱敏治疗；用眼药水瓶作画（图 3-82）；用镊子、钳子或手指拣起易碎的东西（麦片、爆米花、小蘑菇等）；在餐巾纸上书写（图 3-83）；用叠叠乐积木搭建建筑。

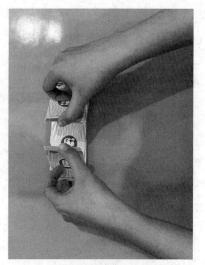

图 3-78　洗扑克牌

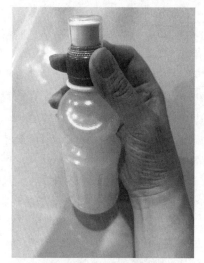

图 3-79　单手拧瓶盖

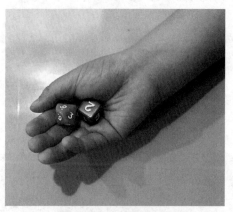

图 3-80　手内摇骰子

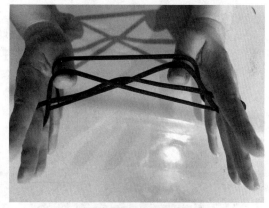

图 3-81　翻绳花

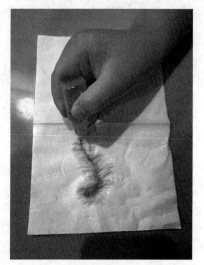

图 3-82　眼药水瓶作画

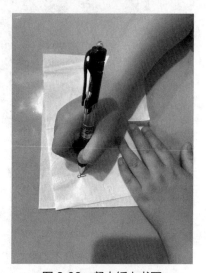

图 3-83　餐巾纸上书写

4. 视知觉训练

(1) 拼字游戏：选择儿童已经学过的汉字 3~10 个，将其偏旁部首拆开，写在小卡片上，让儿童自由拼字。

(2) 视扫描训练：找不同游戏；在一幅图画中找出动物、数字等；划消训练等。

(3) 视空间能力训练：认识并掌握前、后、左、右、上、下位置关系；参照特定图片模仿摆积木等。

(4) 视觉 - 运动整合训练：向小口瓶中倒水；用"蘑菇钉"拼数字、图形；拼乐高游戏；虚拟现实游戏的应用等。

5. 轻松书写 适用于中文书写练习，可使儿童快乐轻松地学习书写汉字。

(1) 开始时允许儿童先用电子产品短期代替手写。

(2) 写字前，先让儿童了解和熟悉汉字的基本笔画，比如点、横、竖、撇、捺等，也可先教儿童认识一些简单的汉字，如"一、二、三、四、上、下、大、火"等，并让儿童说出每个汉字的基本笔画。

(3) 用面团或橡皮泥等制作简单的字，或用木条拼字，练习书写笔画和字。

(4) 指出错别字，将正确的字写在便利贴上，贴在桌面上，让儿童反复练习易写错的字。

(二) 辅助器具的应用

1. 加粗笔 适用于抓握能力差的儿童，可以选择市场上销售的加粗笔，也可选择将普通笔加粗，可选择自粘弹力绷带、橡皮泥、低温热塑板材等可用材料。

2. 握笔器 可根据儿童抓握能力及执笔姿势选择适合的握笔器。

3. 腕关节背伸调节器 适用于书写时经常垂腕的儿童，治疗师可用万能袖带和硬板自制或购买腕关节背伸调节器(图 3-84)。

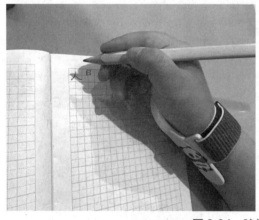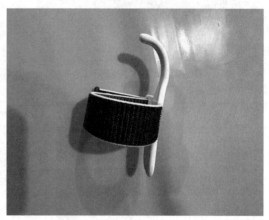

图 3-84 腕关节背伸调节器

4. 电子产品输入辅具 上肢功能严重障碍者可用头棒或口棒；手功能障碍者可用改装键盘，使用加大键盘、单手输入键盘等，也可用改装鼠标，有摇柄式鼠标、追踪球式鼠标等。

5. 免握笔 用于手指不能对掌或腕关节灵活性欠佳的儿童。

(三) 学校内的干预方法

1. 协助解决课堂问题

(1) 将触觉防御儿童安排在教室的角落，减少与其他儿童肌肤碰撞，但教师要时刻关注儿童。

（2）将听觉辨别障碍的儿童安排在靠近讲台的位置。

（3）为执笔困难的儿童选配合适的握笔辅助器具。

（4）为躯干控制能力不足的儿童提供矫正姿势的桌椅。

2. 帮助获得和运用代偿学习策略　可选择记号笔和直尺辅助抄写和阅读；用电子产品代替书写；计算障碍的儿童可选择计算器帮助做数学题；用录音笔或录像机记录课堂内容等。

3. 将感觉统合治疗融入体育课　体育课中可为注意缺陷多动障碍儿童增加蹦床活动，令其在书写时能够安静，集中注意力；发育性协调障碍儿童多增加球类运动等，提高其运动协调能力从而促进书写动作的发育，提高书写技能。

（孙瑞雪）

第七节　社会功能与行为干预

一、概述

儿童社会功能发展的本质是个体的社会化过程，受多种因素影响。社会化指儿童通过一定的社会学习和社会生活实践，获得适应社会生活的技能，并逐步适应社会生活的过程。在这一过程中，儿童逐步理解社会规范的要求，有正常的社会情感，有被社会认可的行为方式。社会功能的发展使儿童能够正确地体验他人的情感；能够正确地区分自己和他人的观点；能够从他人的角度思考问题；能够以合乎社会规范的方式与人交往合作，积极地获取同伴和社会团体的认可和接纳。

（一）儿童社会功能发育

1. 探索行为的发育　与母亲等照顾者的亲密关系对儿童最初的探索行为发育具有促进作用。照顾者的应答好，儿童感到高兴并安心；反之，则容易引起愤怒、恐慌、悲哀。探索行为的成功感使儿童产生对未知事物的挑战欲望，如母亲肯定的目光会使儿童继续其探索行为，儿童将母亲的视线作为自己是否行动的依据，这使得儿童的行为产生了社会化发育。

2. 依恋关系的发展　依恋是儿童与主要照顾者（通常是母亲）间最初的社会性联结，也是情感社会化的重要标志。依恋对婴儿的整个心理发展具有极其重要的作用，婴儿是否同母亲形成依恋及其依恋性质如何，直接影响着婴儿的情绪、情感、社会性行为、人格特征和对人交往基本态度的形成。

3. 同伴关系的建立　同伴关系是指年龄相同或相近的儿童之间的一种共同活动并相互协作的关系，或指同龄人之间或心理发展水平相当的个体间在交往过程中建立起来的一种人际关系。在婴儿期，儿童的同伴交往极其有限。进入幼儿园，儿童与同伴的交往次数增加，他们开始主动寻找同伴。喜欢和同伴共同参与活动，与同伴关系逐渐密切、频繁和深入。而学龄期儿童很喜欢与兴趣相同的同学一起活动玩耍和学习，与同伴在一起的时间远比学龄前期儿童多，且更有组织性。

4. 自我意识的发展 自我意识(self-consciousness)是个性的组成部分,也是推动儿童个性发展的重要因素,是使个性各部分整合起来的核心力量。儿童的自我意识包括自我认识、自我评价、自我体验和自我控制4个因素。

(1)自我认识:对自己的描述是儿童自我认识能力发展的具体表现,如7岁之前的儿童对自己的描述仅限于身体特征、性别、年龄和喜欢的活动等,还不会描述内部的心理特征。

(2)自我评价:3.5~4岁的儿童偶尔可出现对自己的评价;5岁的儿童可对自己的外貌及行为进行较完整的自我评价,但评价的能力还很有限,不够细致。

(3)自我体验:是伴随自我认识的发展产生的内心体验,是自我意识在情感上的表现,即对自我认识持有的一种主观态度。自我体验在儿童的发育过程中,个体差异明显。

(4)自我控制:是指儿童可以自主引发或制止特定的行为,如制订和完成行为计划、采取适应社会情境的行为方式、抑制冲动行为及抵制诱惑等。2岁以前的儿童几乎完全依靠外界的各种因素调控自己的行为;5~6岁的儿童则已懂得用将诱惑物盖起来的方法控制自己不去碰触诱惑物。

5. 道德认知的发展 儿童的道德认知是指儿童对是非、善恶行为准则和社会道德规范的认识。皮亚杰将儿童道德认知发展分为3个阶段:前道德判断阶段(2~5岁)、他律道德阶段(6~7岁)和自律道德阶段(8~12岁)。在前道德阶段,儿童对事情的原因并不了解,他们的行为直接受行为结果的支配;在他律道德阶段,儿童认为规则是绝对的、固定不变的,不理解规则可以经过集体协商来制订或改变,判断行为完全看结果而不看动机;在入学以后,儿童的道德认知水平才真正进入自律道德阶段,该阶段的儿童已经不把规则看成是一成不变的,公正观念或正义感得到发展,儿童的道德观念倾向于主持公正、平等。

6. 对社会规则的理解 伴随着与他人的情绪交流,儿童对社会规则的理解与遵守逐步发育形成。1岁左右的儿童能通过母亲的面部情判断自己的行为;1~2岁的儿童逐渐理解照顾者以外的其他人的心情,理解他人表情所代表的情绪、情感;3岁的儿童对事物、别人的想法可以正确地判断,能够了解他人的内心活动,出现了说谎行为;4~6岁的儿童能够意识到善与恶,做任何事前,会先看一下双亲或老师的脸色是否赞成等;进入小学阶段,儿童会出现以某人为榜样的想法。

儿童社会认知的发展以上述社会功能发展为基础,包括对社会性常识、交往规则、社交技巧等社会交往层面技能的理解与综合运用。社会性常识是指儿童适应社会生活所应具备的最基础的知识。社会性常识包罗万象,没有明确的范畴,如安全常识、社交礼仪以及与生活密切相关的地理、历史、科学、习俗等相关知识都属于社会性常识。交往规则是指儿童在人际交往过程中,应当理解并遵守的社会性规则。如儿童在超市里购物,应具备的社会性常识,包括零食在食品区域售卖,购物的流程等;交往规则包括买东西要付钱才能拿走,可以用手机扫码付钱,如果找不到物品或有物品需要称重,可以请超市的服务员帮忙等;社交技巧包括与人说话前要先称呼,表达需求要明确,得到帮助要感谢等。此外,社会认知与儿童前期的认知能力、感知觉、沟通与交往能力的发展同样密不可分,是儿童社会功能发展水平的整体体现。

(二)社会功能发育的影响因素

1. 生物遗传因素 社会功能发育以情绪、情感发育为基础。在很大程度上,遗传气质会对情绪行为产生影响。婴儿期的不良气质类型更有可能发展成不良的个性,从而构成情绪障碍的发病基础。

2. **家庭** 亲子关系、家长的教养方式都可对儿童的语言、情感、角色、经验、知识、技能与规范的习得起到潜移默化的作用,儿童的社会心理与家庭密切关联。

3. **校园** 幼儿园与学校是学龄前与学龄期儿童社会心理形成的最重要的场所,可为学生提供更多社会互动的机会。

4. **大众传播媒介** 在现代社会中,影视、音像、广播、报纸、杂志,特别是国际互联网等大众传播媒介对儿童社会心理的形成有很大的影响。对于大众传播媒介的过度关注,会引起不良社会心理倾向,如网络成瘾,盲目追"星"等。

5. **参照群体** 参照群体是能够为个体的态度、行为与自我评价提供参照标准的群体。参照群体的作用是规范和比较,规范作用为个体提供指导行为的参照框架,比较作用则向个体提供自我判断的标准,如评选"三好学生""优秀班集体"等校园活动的目的即为学生们提供可模仿学习的良好的参照群体。要使社会心理向良性方向发展,选择良好的参照群体十分重要。

二、儿童社会功能障碍

1. **婴幼儿依恋障碍** 婴幼儿依恋障碍(infant attachment disorder)包括反应性依恋障碍和童年脱抑制型依恋障碍,二者均是由于婴幼儿与照顾者间的依恋关系发生变化所导致的儿童早期情绪和行为障碍,但表现形式截然相反。

(1)反应性依恋障碍(reactive attachment disorder): 是指已形成特殊依恋关系的婴幼儿,由于照顾者及抚育方式的突然变动,产生强烈而持久的情绪反应和依恋行为改变,并可伴有生长发育的停滞。常见于 6~7 个月以后已建立依恋关系的婴幼儿,其原有的依恋对象少而固定,且依恋关系较强烈。该障碍主要是对与照顾者恶劣关系的反应,其发生原因明确,持续存在时间的长短取决于婴幼儿与照顾者适应不良关系的时间。这类儿童在日后的社会人际交往方面会出现对他人的疏远、冷漠和不信任。

(2)童年脱抑制型依恋障碍(disinhibited attachment disorder): 又称为福利院儿童综合征。这类问题常常发生在儿童福利院这一类集体性养育的环境。由于照顾者的经常变更,不能形成固定的依恋关系,从而导致泛化、无选择性的依恋行为。具体表现为不论生疏与否,对任何人一概不加选择地主动寻求亲近。此类障碍的儿童对人的感情依恋需要达到近乎乞求的程度,在以后的社会交往中,不能与他人保持必要、恰当的距离,交往方式显得幼稚,常常遭到拒绝和疏远,因而会感到困惑和焦虑不安。

2. **分离性焦虑障碍** 分离性焦虑障碍(separation anxiety disorder,SAD)指与家长分离或离开家时出现与年龄不适当的、过度的、损害行为能力的焦虑。具体表现为:①儿童存在不现实地强烈担心主要依赖对象可能消失或受到伤害,不现实地强烈担心会发生某种不幸事件,使他们与主要依恋对象分离;②反复出现与分离有关的噩梦,持久而不恰当地害怕独处,与主要依恋者分手,反复出现躯体症状,如恶心、腹痛、头痛与呕吐等;③在与主要依赖对象分离前、分离时或分离后,表现为焦虑、哭闹、发脾气、痛苦、淡漠或社交退缩。

3. **儿童恐怖症** 儿童恐怖症(phobia)是指对某些物体或某些特殊环境明知不存在对其自身具有真实存在的危险,却产生异常强烈的恐怖,伴有焦虑情绪及自主神经系统紊乱症状,并有回避行为以期达到解除恐怖所致的痛苦,且上述症状持续至少 6 个月。

4. 选择性缄默症　儿童选择性缄默症(elective mutism)是指起病于童年早期,在发病前,儿童智力正常,已有正常的言语理解及表达能力,由于精神因素的影响而出现的一种在某些特定社交场合保持沉默不语的现象。由于其言语的表达在场景上和对象上有鲜明的选择性,仅在某些选择性环境下拒绝讲话,故称为选择性缄默症。该障碍的实质是一种情绪和社交功能障碍,而不是言语障碍。选择性缄默症只要治疗及时,可以恢复正常言语及社交功能,预后较好。极少数可持续到成年,有人格缺陷家族史的儿童预后较差。

5. 屏气发作　屏气发作(breath holding spell)是指儿童因某些原因发脾气(如需求未得到满足)而剧烈哭闹时突然出现呼吸暂停的现象。一般认为该行为是缺乏语言表达能力的儿童发泄愤怒的一种方式。屏气发作一般多见于 6 个月~2 岁的婴幼儿,一般持续时间 30~60 秒,严重者可持续 2~3 分钟。

6. 孤独症谱系障碍(ASD)　该疾病严重阻碍发育期儿童综合能力发展,影响儿童的日常生活能力和社会适应能力,给家庭和社会造成沉重负担。

三、儿童行为异常

儿童行为异常主要是指在儿童发育的各个阶段,表现出的不符合社会期望或规范,且妨碍适应正常社会生活的行为。这类行为的产生往往是个体因素与背景因素综合作用的结果。如果未能及时对其正确引导或进行恰当的行为干预,则会对儿童身心健康的发展和生活质量造成严重危害。

1. 自我刺激行为　自我刺激行为的本质是一种自动正强化行为,即儿童做出某些行为后,行为结果会令其产生内在的舒适的体验,这种体验会促使儿童不断重复这一行为。这种行为异常往往多见于 IDD、ASD 等儿童,以感官刺激最为常见,如儿童做出旋转物品、摇晃自己的椅子、在自己的脸前拨弄手指、不停地转圈等行为。这些行为产生的感官刺激结果会使儿童自动地重复上述行为,很难被打断。

2. 破坏性行为　是指破坏了一定环境下正在进行的正常秩序行为,是一种异常的适应性行为。破坏性行为最初产生的原因可能是由于负性情绪的积累而引发的一种如上所述的下意识行为,但当这个行为的结果被数次强化后,可能就会转变成一个较为持久的破坏性行为,即在某些环境下,行为塑造可能会不经意地培养出破坏性行为。例如母亲忙于手头的工作,没有及时地回应与执行儿童要求共同玩耍的提议,儿童由于等待过久感到愤怒,为了宣泄这种负性情绪,儿童可能会将手里的玩具车用力砸向地面。这时,母亲停下手头工作,对儿童进行安抚和陪伴。母亲的关注无意中强化了儿童的破坏性行为。当下次出现类似情境时,为了获取母亲的关注,儿童可能会反复出现上述破坏性行为。

此外,具有品行障碍的儿童,其破坏性行为的程度、范围、频次则更加严重。破坏性行为是其反社会行为中的一种具体表现。这类障碍是一组由遗传生理和环境因素共同作用导致的难以逆转和矫正的行为偏离障碍,可能是成人反社会人格障碍的先兆。

3. 攻击性行为　是一种导致人或动物身体或感情受伤害,或者导致财物损坏或毁坏的行为。攻击性行为常表现为推、抓、拍、捏、踢、吐、咬、毁坏、破坏、威胁、羞辱、闲话、辱骂和欺负。儿童的攻击性行为不仅对他人造成伤害与不良的影响,对自身的身心健康、人格发展与学业进步等也具有极其消极的影响。根据攻击性行为的行为目的,可将其分为以下 3 种类型。

(1)无意性攻击:通常发生在儿童的游戏过程中,对他人造成的伤害是无意性的,对于儿童来说是一种快乐的体验,即儿童在无意伤害中获得快乐。

(2)工具性攻击:儿童为了争夺物品、权利而发生的身体上的冲突,使他人在此过程中受伤。

(3)敌意性攻击:儿童往往因为看到他人身体或心理受到伤害而体验到满足。

4. 习惯性障碍　习惯性行为是指在日常生活中,某种特定情境下反复出现的习惯性动作,可分为3种类型:神经性习惯、肌肉抽动及口吃。习惯性行为通常不会在很大程度上影响儿童的社会功能,只是给本人及生活增添麻烦;也有一些儿童的习惯性行为出现得过频或过强,给儿童带来负面影响,或者降低了社会接纳性。此时,习惯性行为可以看作是习惯性障碍,需要得到干预。

(1)神经性习惯:神经性习惯主要是用双手,也有一些嘴部动作,如咬嘴唇或磨牙。咬指甲是神经性习惯的一种常见类型。捻弄头发、敲铅笔、叼钢笔或铅笔、弹响指、吸吮拇指、重复性地摆弄一张纸片或类似的小东西、弄响口袋里的钱币、折叠或撕纸、挖指甲,以及其他重复性地摆弄一些物品或身体的某些部分等行为也属于神经性习惯。这些行为大多出现在儿童体验到高度精神紧张时。当这种习惯行为过频或过强,最终导致身体的损坏或者消极的社会评价时,就是一种习惯性障碍的表现。例如咬指甲或挖指甲直到把指甲弄流血或受伤;拉头发把头发成缕地揪下来;过强的磨牙行为引致口腔肌肉的损伤或疼痛。

(2)肌肉和发音抽动:肌肉抽动是身体上特殊肌群重复性的抽动动作。通常包括颈部或脸部的肌肉,也可以包括双肩、双臂、双腿或躯干部位的肌肉。脸部抽搐可以包括斜眼、眨眼、扬眉、咧嘴或一些复合动作、扮鬼脸。其他类型的肌肉抽动包括耸肩、手臂外旋、躯干扭曲或其他重复性身体运动。除了肌肉抽动,有些儿童表现为发音痉挛,这是一种非功能性的重复性的发音,例如没有原因也没有得病时,儿童会不停地清嗓和咳嗽。

(3)口吃:口吃是一种功能性的语言障碍,儿童常重复几个单字或音节,并延长它们的发音或者在一个词中间中断(在说一个词时有一小段不发音的时间间隔)。口吃与肌肉的紧张度增强有关,特别是负责发音功能的喉部肌肉。人们在说话时呼出气体,当精神紧张导致喉部肌肉痉挛时,气体呼出受限,导致口吃。儿童在开始学说话时,可能会出现一过性的口吃,随着口语表达技能的提升,这种现象会逐渐消失,因而无需过度关注。但口吃时间持续过久,影响日常交流或造成消极的社会评价时,则被认为是一种言语障碍,需进行及时矫治。

5. 多动与冲动行为

(1)多动行为:指儿童不分场合,特别好动。在需要安静的场合下不能保持安静,经常扭动身体,坐立不安。有多动行为的儿童,其活动缺乏组织性和目标性,也很难根据场合或其他人的要求做出调节。因此,他们的多动常常令人觉得唐突和无所适从。

(2)冲动行为:指行为冒失,往往行动之前缺乏思考,且同样无法对自己的过失行为进行反思,不能很好地从经验中学习。有这类行为的儿童并不存在认知问题,可以很清楚学校的规章、老师的要求,但是仍然不能对自己的行为做出控制。他们常常表现得非常急切,说话时爱抢话,玩游戏时不能等待。这样的行为并非故意,也无攻击性,而是儿童无法控制的行为。

四、社会功能干预

社会功能干预可以预防和改善儿童的社会功能障碍,为儿童融入社会生活奠定基础。可以从以下几方面对儿童的社会功能进行培养与干预。

（一）发展自我意识

儿童自我意识的发展与培养应遵循自我意识发展的客观规律，即认识、评价、体验、控制与发育的规律，逐步进行。其中认识是基础，在此基础上，以评价的方式将自我意识进一步发展，尤其要注重积极的评价，将评价转化为体验，体验是内在、高级的感觉。只有完成上述发展过程，儿童才能最终实现行为与精神上的自我控制。此外，还应同时充分关注到儿童的个体化因素，包括儿童的气质类型、个性喜好、学习能力以及具体的优劣势等。

1. 自我认识

（1）认识身体部位：可以帮助儿童从认识自己的身体开始感知"自我"。例如与儿童玩击打物品与击打身体的游戏：先让儿童用软质的鼓槌分别击打物体与自己的身体部位，体会不同。然后再尝试击打他人与自己的身体部位，再次体会不同。还可以学习身体部位的律动操，练习按指令指认身体部位。当儿童可以很好地完成时，再以游戏的方式要求儿童闭眼，按照指令指出或操控自己的身体部位，增加儿童对自我身体的感知。

（2）描述感觉与需求：学习对饥饿、口渴、冷热、疼痛等感觉的描述，既可以帮助儿童表达需求与感受，也可以提升儿童的自我认识。

（3）管理个人物品：教会儿童辨识自己的物品，将自己与其他家庭成员的物品进行分类，并练习在公共场所照管自己的物品等，也是很好的提升自我认识的干预方法。

2. 自我评价与自我体验

（1）外貌描述：引导儿童观察他人的服装、相貌、身材等，学会简单的描述与最基础的评价，可以为儿童进行自我评价做准备；当儿童能较好完成时，就可以继续引导其照镜子评价自己的服装、身材、相貌，在此过程中注重帮助儿童建立愉快与自豪的体验。

（2）自画像：还可以定期、分阶段帮助儿童给自己"画像"，以此帮助儿童寻找自己的特点，给自己做综合性的评价。

（3）优缺点清单：能力较好的儿童还可以为自己列优缺点清单，制订下一步自我改善的目标，引导儿童树立理想的自我。在日常生活中，帮助儿童观察和描述他人的优缺点，并帮助其总结和分析。如今天老师在课堂上表扬了谁？批评了谁？为什么？说说你的看法吧？这些日常生活中积累与泛化活动，都可以帮助儿童进一步提升其自我评价能力与自我体验。

（4）游戏与情景教学：鼓励儿童参与竞争与合作性的游戏，并在游戏过程中引导儿童体验输赢与合作的概念，既可以丰富儿童的情感体验，也可以帮助儿童进一步感知自己与他人的异同。利用恰当的情境，给儿童展示自己的机会，从而获得来自他人的评价，也可以很好地提升儿童的自我评价与体验。如参加一些集体活动，获得老师的表扬；与家长共同接待客人，得到客人的表扬等。

3. 自我控制 当儿童的自我认识、自我评价与自我体验得到较好发展时，才能开始理解自己的社会角色，理解自己与他人的关系，理解与他人相处的规则，从而在各种各样的社交情境中，控制和约束个人的行为，适应环境，被环境所接纳与包容。

（1）理解自己与他人的关系：自己与他人的关系可以简单分为模仿、从众、比较、竞争和合作。自我控制的实质即处理好其中任何一种关系。例如在幼儿园或小学阶段，儿童首先要建立的是模仿和从众，模仿老师和小朋友的动作，模仿别人的行为。模仿和从众行为都是理解、把握、调整自己和别人的关系。竞争与合作的本质更是对自我与他人关系的调控。

（2）增强自我控制能力：①根据儿童自身特点发展其优势，建立自信；②对于在集体环境中缺乏自信的儿童进行家庭心理补偿；③帮助儿童建立模拟情境，在情境中反复练习行为控制与相应的社交技巧；④注意赏识教育与成功教育，让儿童学会接受自己，对自己有合理的期待。

(二) 提高交流能力

有效交流是发展良好的人际关系与社会交往的基础。沟通动机是产生有效交流的前提，口语则是人类社会中最常用、最有效的交流工具。

(1) 沟通动机的产生：沟通动机可以来自功能性需要和情感需要 2 个层面。功能性需要，是对食物、舒适环境、生理不适等表达需求。随着情绪、情感的发展，婴幼儿出现了更为高级的情感需求，如被照顾者安抚、与他人互动时所获得的愉悦体验的需求等。

(2) 培养沟通动机：了解儿童的需求和基础能力，了解儿童最感兴趣的事物，在此基础上设计一些儿童喜欢的互动游戏，如音乐律动(大部分儿童都很喜欢有节奏、欢快的音乐，这可以稳定情绪、提高儿童主动参与的积极性)、吹泡泡、球类游戏等。功能较好的儿童可能还会喜欢像翻找东西这样的探索性活动。互动项目的选择及使活动顺利开展的重点是：①要获得儿童的注意；②能够追随和分享儿童的兴趣与情感体验；③抓住时机，引导出儿童主动交流沟通的目标行为。

(3) 提高口语交流技能：上述沟通动机产生了有意义的交流行为，交流行为发生后所获得的正性结果，反过来又促进沟通动机及沟通行为的再次发生。在这一过程中，逐步引导儿童以口语作为有效的交流工具，以提高儿童的口语理解能力与表达能力为目标，在多样化的社交环境中反复练习与泛化，进而取得良好的干预效果。

(三) 改善情绪调节能力

促进儿童社会功能的良好发展，使之最终融入社会生活，离不开良好的情绪调节能力。在情绪调节方面，要帮助儿童建立积极健康的情绪，尽可能消除不良情绪。

可以应用以下策略帮助儿童改善情绪调节能力：①了解如生病等生理原因，给予儿童理解和安慰；②非生理性因素，要转移儿童注意，平复情绪；③减少诱发儿童不良情绪的外在因素；④在儿童不闹情绪的时候解决情绪问题；⑤改善带养者的情绪；⑥对儿童合理期待；⑦经常给儿童鼓励和赞扬，使愉快成为儿童的主导情绪；⑧教给儿童辨别及表达情绪的方法。

当儿童具备了一定的情绪辨别及表达能力后，可以利用日常生活中的自然情境，示范和引导儿童学习各种情绪调控方式。也可以结合一些视频短片帮助儿童分析其中与情绪相关的因果关系。这些方法都可以提高儿童对情绪的感知与自我调控能力。

(四) 提升社会认知能力

社会认知能力干预的内容包括对社会性常识、交往规则、社交技巧等社会交往层面技能的理解与运用。对儿童社会认知能力的培养应融入生活与学习的方方面面，且应注重情境式教学与主题式教学的应用。当儿童在课堂的模拟情境中，可以熟练掌握以一个主题为核心的交往技能时，要及时地带入生活中进行泛化、总结、再学习、再运用，持之以恒，才能取得良好的干预效果。

1. 社会性常识 儿童既可以通过系统的学习获得相应的社会性常识，也可以由日常生活经验总结习得。主题式教学是一种较为常用的帮助儿童系统学习社会性常识的干预方法。

（1）主题式教学：将儿童需要学习的一个社会性常识作为干预主题，然后围绕这一主题开展多种形式的干预活动。如干预主题为"认识天气"，则可以围绕这一主题设计相应的儿歌学习、故事学习及音乐游戏等干预活动，帮助儿童了解常见的天气、天气对应的图标、天气与植物生长的关系以及与天气相关的安全常识等。

（2）情景教学：在日常生活与学习中，遇到儿童现阶段应知应会的社会性常识，也应及时帮助儿童理解、积累，并在出现类似情境时及时地巩固复习过往的学习内容。

2. 交往规则　社交故事、假想性游戏、情境式教学等干预方法都可以帮助儿童较好地理解和掌握交往规则。通过社交故事让儿童理解特定情境下的交往规则，然后利用假想性游戏帮儿童模拟练习交往规则的具体应用，最后采用情境式教学帮助儿童在真实的生活情境中泛化运用这一交往规则。

3. 社交技巧　社交技巧的学习要以儿童具有良好的自我意识、情绪情感理解能力及沟通能力为前提，以具备一定的社会性常识、理解基本的社会交往规则为基础。社交技巧的干预同样可采用社交故事、假想性游戏、情境式教学等干预方法，此外，行为技能训练法也可帮儿童较好地学习社交技巧。例如教儿童如何在正式场合进行自我介绍，先帮助儿童练习识别生活中的正式场合有哪些，然后，再利用四格表漫画展示自我介绍的基本步骤，让儿童根据示范进行模仿，并对其进行针对性的指导，最后，以情境式教学或假想游戏帮助儿童进行实践运用，完成这一社交技巧的学习。

五、行为干预

行为干预包括学习和建立新的行为、增加期望行为以及减少不期望行为的方法，常用于儿童新技能的学习、良好行为的养成与问题行为的矫治。

（一）建立新的行为的方法

1. 行为塑造法　行为塑造法通过分阶段强化与目标行为相类似的以往出现过的行为，帮助儿童逐步学习一个从未出现过的目标行为。这一过程在儿童正常生长发育中极为常见，例如婴儿起初咿呀学语时，家长会对其微笑，甚至表现出兴奋，这是一种社交强化，可以使儿童更加关注发声。接下来他会不断练习发声与模仿，逐渐掌握说话的技能。塑造法的具体步骤如下。

（1）确定具体的目标行为：结合儿童实际发育水平，明确此目标是否适宜，具有可实现性。

（2）判断儿童是否不时出现过目标行为：如果出现过则不可以运用塑造，只需要用差别强化来提高目标行为发生频率即可。

（3）分解行为塑造步骤：其中初始行为必须接近儿童已经有过的行为，且确保每一个步骤必须比上一个步骤更加接近目标行为。

（4）选择适合儿童的强化物：对分解好步骤的行为实施差别强化。即确保上一个行为已确实学习完成后，再开始下一个步骤行为时，停止对上一个步骤行为的强化。

需按照适合儿童的速度，完成塑造行为的各个步骤，实现一个新行为的建立。

2. 刺激促进与转移法　一个操作性行为可以分成行为的前提、行为本身和行为的后果。在行为学中，行为的前提可被称为刺激，是指行为发生时就已存在的刺激事件、情形或者环境。

（1）刺激促进：通过言语、姿势、示范、躯体、位置辅助、视觉提示等形式使某个刺激出现，进而诱发某种行为。

（2）刺激转移：当为儿童制订的目标行为在没有上述刺激促进的情况下也可独立完成时，需要将这些刺激促进逐渐取消、延迟，直至消失。

当采用这样的方法帮助儿童学习一个新的行为时，需要注意以下几点：①刺激促进要选择适合儿童的方式。②吸引儿童的注意力。在干预之前，设法减弱或消除使注意力分散的竞争刺激。③当目标行为逐渐稳定后，要适时进行刺激转移。④及时对正确的目标行为进行强化。⑤当目标行为建立完成后，要使行为的结果本身对行为产生强化，也就是说要逐步地撤销学习过程中给予的外在强化，如实物或他人的赞美，使儿童在相应情境下可自发引出目标行为。

3. 链接法　按照行为发展顺序将一个复杂的行为分解成若干行为环节（任务分析），这些行为环节即构成一个行为链，分析行为链中的各个行为环节，并应用各种方法使儿童学会行为链中的行为环节，最终掌握目标行为。在学习过程中，教儿童按照行为发生的先后顺序进行学习称为正向链接法。而先教儿童学会行为链中的最后一个行为环节，当最后一个行为环节完成后再进行上一个行为环节的学习，逐步完成整个行为链的学习，称之为逆向链接法。

4. 行为技能训练法　包括示范、指导、演习和反馈4种方法，在训练过程中往往结合使用。在确定目标行为后，设定一个行为发生的具体情境。治疗师可以通过多种形式向儿童示范具体行为，如角色扮演、录像、卡通片等，然后鼓励儿童进行模仿；对儿童的行为进行恰当的解释与指导；通过指导后再进行实践演习；实践演习完成后要立即给予反馈，反馈应包括对正确行为的表扬或其他强化，必要时还应包括对错误行为的更正以及对如何进行行为改善的进一步指导。该训练方法也适合在集体环境中进行：令儿童分组、分角色扮演，然后互换角色，按照上述流程进行学习，也可以取得较好的学习效果。

（二）增加期望行为与减少不期望行为的方法

不期望行为往往指儿童的不良行为或问题行为。在减少该类行为的过程中，常需要通过增加期望行为来完成。因而这类行为矫正方法往往具有双重功能。

1. 行为消失法　行为强化后果的消除，会减少行为发生的频率。通过识别问题行为的强化物，然后消除它，使行为减少甚至不再出现的方法称之为行为消失法。例如儿童出现撞头行为，母亲立刻上前制止，并将其抱起。撞头就是一个问题行为，母亲的关注就是这个行为的强化物。采取为儿童戴上头盔，在保证其安全的前提下，当儿童再次出现撞头现象时，母亲立刻走开，不予关注。由于行为不再受到强化，因而在出现消失前的爆发后，会逐渐停止。消失前的爆发是指在母亲不再关注的初始，儿童会更加用力、更加频繁地撞击头部的一过性行为。值得注意的是，在帮助儿童消除撞头这一问题行为的同时，还应教会其使用恰当、可接受的方式寻求关注。这个替代行为的产生可以从根本上消除撞头这一问题行为。

2. 差别强化法　差别强化就是运用强化和消失原理来提高期望行为的出现率，降低不期望行为的出现率。差别强化的程序有3种：对替代行为的差别强化、对其他行为的差别强化、对低反应率行为的差别强化。例如要求一个儿童写作业时，他就会砸桌子、用力摇晃椅子，结果就是教师罚他独坐，避免了写作业。在这一过程中逃避作业就是发脾气的强化物。

可采用替代行为进行差别负强化方法帮其矫正这一问题行为：起初只让他完成1~2道特别简单的作业题，完成后即可自行到教室后面坐几分钟，完成作业的行为就得到了强化。当他发脾气时，使用行为消失法：要他待在椅子上，等安静下来后，继续完成所有的作业。这样做作业得到了强化,发脾气则得不到强化,达到了使期望行为增加,不期望行为减少的质量目的。

3. 习惯扭转疗法 用于减少不良的习惯性行为出现频率的治疗方法称为习惯扭转疗法。可用该方法对上文所提到的3种习惯性障碍进行干预。习惯扭转疗法由以下4部分组成。

(1)识别训练:教会儿童描述含有不良习惯的行为,并确认不良习惯出现或将要出现的时间。

(2)应对反应训练:教会儿童在不良习惯出现时,使用一种对抗行为控制不良习惯,并进行情境泛化练习。

(3)社会支持:对家长和教师进行培训,让他们在日常生活中不断地通过提醒、督促及强化的办法,帮助儿童采取应对反应来应对不良行为习惯。

(4)推动战术:实施一段时间的治疗后,要对儿童出现不良习惯的情境进行再次考察,以确保不良习惯得到有效的控制。

治疗不同类型的习惯性障碍的习惯扭转疗法之间的主要区别是应对反应的性质。如咬指甲、揪头发等行为,可以选择握笔或捏紧拳头作为应对反应;面部抽动可以选择紧闭嘴唇作为对抗反应;口吃可以选择"调整呼吸"作为应对反应。

4. 前提控制法 前提控制法是指通过调整行为发生的前提,增加良好的期望行为,并预防或减少不期望行为。期望行为与不期望行为互为竞争行为或替代行为,如认真完成作业与写作业时乱发脾气、食用健康食品与食用不健康的食品。前提控制措施如下。

(1)操控前提:包括去除不期望行为的前提与为期望行为提供前提。如扔掉所有的不健康食品,在零食盒里装入健康食品,可以减少食用不健康食品的机会。

(2)操控行为强化效果:包括去除或减弱不期望行为的强化效果与提高期望行为的强化效果。如可以通过取消午睡,帮助儿童养成晚上按时睡觉的习惯,同时减少其白天学习时打瞌睡的行为。

(3)控制反应难度:包括加大不期望行为的反应难度与减少期望行为的反应难度。如减少儿童为逃避上课而频繁上卫生间的行为,可在上课期间将教室附近的卫生间暂时关闭,同时降低学习任务难度。

在干预过程中,可以结合儿童的实际情况,选择其中的一种或几种方法综合应用,以取得最佳干预效果,如逃避行为可通过差别强化法、前提控制法等多种行为矫正方法有针对性地进行矫治,以取得较为良好的效果。

(周 雪)

第八节 以家庭为中心的作业治疗

一、概述

以家庭为中心的作业治疗起源于美国的儿童健康照顾组织,最早由一些医疗专家和儿童家长组建,目的是探讨哪种治疗方法对儿童有帮助。儿童医疗服务相比其他医疗领域的服务更重视以家庭为中心的理念,家长或照顾者是儿童在生活中最密切的接触者,他们与儿童生活在同一环境中,能更有效地获取儿童的各类信息,因此,家长或照顾者应该与作业治疗师一起参与儿童的治疗,包括作业评定、作业治疗的目标设定与实施。

以家庭为中心的作业治疗不是作业治疗师单方面的工作,而是作业治疗师和家长或照顾者双方在共同的目标下合作的过程,因此,以家庭为中心的作业治疗是将儿童和家庭成员作为治疗团队的重要成员。在此过程中,作业治疗师应遵循以下原则。

1. 作业治疗师必须尊重家长或照顾者的意愿,尊重每个家庭的文化和信仰。不论是评定、目标设定还是作业治疗的实施都需要儿童家庭的介入,符合现代儿童作业治疗的理念。

2. 作业治疗师必须同时具备专业知识和家庭沟通两项技巧,以开放、包容的态度与儿童及其家庭建立起良好的伙伴关系,在相互信任的基础上赋予儿童及家庭做出决策的权利。

3. 作业治疗师需发挥职业角色,同时要引导儿童与家庭成员,发掘他们的优势,让儿童与家庭成员成为以家庭为中心的作业治疗的真正参与者,清楚自己才是以家庭为中心的作业治疗的核心角色。

4. 作业治疗师在引导过程中应重视家庭的意愿和优势,协助儿童及家庭成员确认治疗目标,探讨优先顺序,并在其后的家庭治疗中不断提供帮助。

这是一种动态的合作过程,因此,必须通过不断地接触才能确认以家庭为中心的作业治疗是否满足儿童及其家庭成员的需求。以家庭为中心的作业治疗主要包括基础性日常生活活动能力训练、工具性日常生活活动能力训练、亲子游戏以及家长指导。

二、基础性日常生活活动能力训练

基本的日常生活活动(BADL)是指满足日常生活中衣食住行和个人卫生所需要的、最基本的、最具有共同性的活动,以下仅就进食、穿脱衣、个人卫生清洁、排尿与排便控制和如厕等的训练进行介绍。

(一) 治疗原则

1. 了解儿童的能力　开始治疗前对儿童进行作业评定,根据评定结果制订个性化的作业治疗计划,并及时调整 BADL 治疗方案。

2. 制订正确的 BADL 能力训练目标　根据儿童的能力,制订个性化的 BADL 能力训练目标,避免因训练目标过高或过低而影响儿童对 BADL 能力训练的兴趣。

3. 儿童的 BADL 能力训练应由易到难,逐渐增加难度,切不可急功近利、快速增加难度,否则,儿童的积极性容易被挫伤,参与治疗的积极性降低。

(二) 训练方法

1. **正向连锁法**　依照日常生活活动动作需要的步骤,从第一步开始训练,完成第一步后再训练第二步,直到最后一步。

2. **反向连锁法**　根据活动分析所列的步骤,从最后一步开始训练,完成最后一步后再训练前一步,直到第一步。

3. **塑形法**　用奖励的方式增强儿童进行日常生活能力训练的兴趣。当儿童完成他所需要的动作时,要给予儿童即时奖励(强化物)。

(三) 常用基础性日常生活活动训练

1. **进食训练**

(1)姿势控制:进行进食训练时,首先要正确调整儿童的全身姿势。

1)要避免引起全身肌张力升高,避免不必要的不自主运动或异常姿势出现,身体两侧对称,一切动作都从身体正中线开始(图3-85)。

2)禁止在仰卧位进食,否则可能使儿童窒息,并且仰卧位时,儿童躯干常常向后挺,使吸吮及吞咽更加困难(图3-86)。

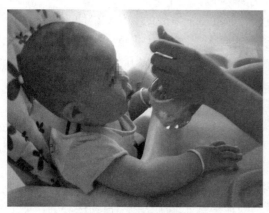

图 3-85　正中位喂食

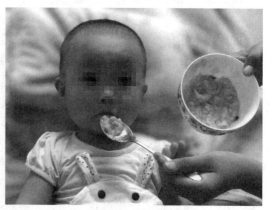

图 3-86　禁止仰卧位喂食

3)避免儿童的头向后倾,因头后倾儿童会难以咽下食物,容易引起窒息。

4)不能将食物倒入儿童口中,这样会引起儿童呛咳,而且无益于儿童学会吸吮(图3-87)。

(2)各种姿势下的进食训练

1)抱坐喂食:儿童坐于家长身上,头微向前屈。为防止儿童头部向后仰,喂食人员将一侧上肢从后方绕过儿童颈部,前臂用力,防止头后仰,儿童头部略微向前倾,脊柱伸展,双侧肩平行,髋关节屈曲 90° 左右。采用这样的姿势可使儿童的全身肌张力相对正常,使喂食容易进行(图3-88)。如儿童紧张,出现踝关节跖屈,可以穿戴矫形鞋,避免踝关节出现跖屈。

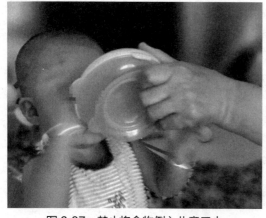

图 3-87　禁止将食物倒入儿童口中

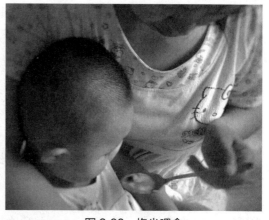

图 3-88　抱坐喂食

2)椅子坐位进食:在椅子上坐着进食时,为了保持姿势的稳定,需配合使用桌子(或者桌椅组合式矫正椅),但应该注意如下情况:①要将双侧上肢置于桌面,用前臂支撑身体,以保持躯干稳定；对于有肢体障碍且双侧上肢障碍程度不同的儿童，较重侧的上肢容易向后方伸展，应让儿童坐在带桌子的矫正椅上，将双侧上肢放置在桌面，使双上肢在其视野范围内，并且确定其能够支撑身体；②桌子高度的调整：通常情况下，儿童在上肢外展 30° 时，双肘与地面的高度即为桌面最适合的高度；存在竖颈不良或在摄食过程中出现联合反应的儿童，在摄食过程中会出现明显的躯干屈曲（侧屈），这时桌子的高度要达到儿童腋窝的高度，以确保躯干和头部保持正确姿势；③充分考虑座位的高度和深度，膝关节屈曲 90°，双足与地面能保持平行接触，良好的姿势是儿童喜欢进食的前提。

（3）独立进食练习：当儿童具有独立进食的能力后，家长一定要鼓励儿童独立进食，开始时难免会有食物洒落，家长不必过于担心。进食除需口、唇、舌的控制外，还需要坐位时头部直立，能用餐具舀起或夹起食物，将食物送至口中。因此，在开始独立进食训练之前，应鼓励儿童玩耍时将手和玩具递送至口中；坐位时能使用双手并保持身体平衡。独立进食的练习方法如下。

1）握匙方法：如果握匙比较困难，可以加粗柄，便于儿童抓握（图 3-89）。

2）汤匙改造：如果儿童的前臂旋后运动和腕关节桡侧背屈运动不充分，则不能从器皿中舀食物和运送食物到口，且容易在途中洒落。针对这种情况，要对汤匙进行改造，将匙把弯曲，使食物较易运送到口中。

3）器皿改造：当用汤匙从盘中舀食物时，如果盘子滑动，食物容易洒落。可以用防滑垫粘在器皿下，或者使用比较重的器皿。也可以使用特殊的器皿，如将盘子一侧边缘加高，这样舀食物时就不容易洒落。

2. 更衣训练　更衣是儿童的每日活动，也是其进入幼儿园的一项基本要求。对于特殊需求儿童而言，更衣训练尤为重要。

（1）正常穿衣步骤：第一步，儿童要找到一侧袖口，并伸进上肢；第二步，拉衣襟，绕到对侧穿上另一侧上肢（图 3-90）；第三步，对上拉链；最后向上拉拉链，完成穿衣动作。

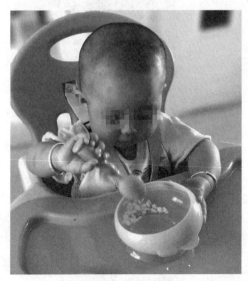

图 3-89　加粗匙柄

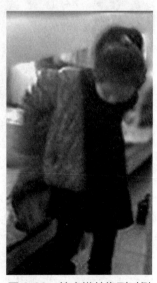

图 3-90　拉衣襟并绕到对侧

（2）更衣训练：以实际生活所需的功能为目标，依据目标设置具体任务，以任务为导向引导儿童主动参与运动训练，训练难度以稍加努力即可成功为宜，要在游戏中引导儿童向现实生活转化。

第一步，如果儿童不能把上肢伸进袖口，可以让儿童手持套圈，套入另一侧上肢，模仿把上肢伸进袖口（图3-91）；第二步，拉衣襟，可以用如下动作模拟"绕到对侧"：首先让儿童向侧上方套圈，然后让儿童摸自己对侧耳朵；第三步，对上拉链，可以用串珠和垂直插雪花片来模拟（图3-92）；第四步，拉拉链的动作可以用一只手翻书、另一只手固定或单手向上推串珠等来模拟（图3-93）。

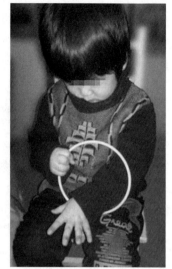

图3-91　套入上肢

3. 如厕训练

（1）如厕训练的时机：具备膀胱、直肠的控制是保证如厕训练取得成功的先决条件。简单的测试可确定儿童是否已具备如厕训练的条件。

膀胱控制测试：儿童小便时一次尿很多，能保持衣裤持续干燥，儿童知道自己要小便，如面部的特殊表情，两腿夹紧等，如已具备这些条件，说明其具备足够的膀胱控制能力和排尿意识。

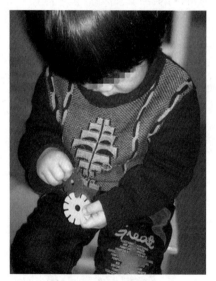

图3-92　垂直插雪花片

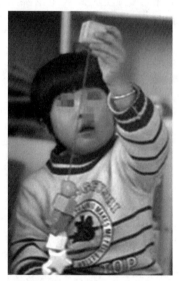

图3-93　单手向上推串珠

（2）合作方面的准备：为了测试儿童是否已具备足够的理解与合作能力，可要求其完成几项简单的任务：躺下、坐起、指出身体的部位、将玩具放入盒中、递送物件、模仿鼓掌等。如能够完成，说明儿童已具备如厕训练的基本认知条件。

（3）身体方面的准备：儿童能轻易拾起细小物件，能很好地行走或使自己移动，能蹲或坐在凳子上，能保持身体平衡，则说明他/她已具备独立如厕的身体条件。

（4）排便体位的选择：儿童必须具备头部和躯干控制，能用臀部坐住，膝部弯曲并分开，双足平贴于地面才能独立坐于便器上(图 3-94),因此,适当的排便体位将有助于如厕训练取得成功。将便器置于木盒内、墙角或三角椅内,可有效地帮助儿童保持双肩及双臂向前,髋部屈曲,提高其坐位的稳定性和安全性。

(5)定时排便:使儿童养成定时、规律排便的习惯。当儿童坐在便器上时,要让其明白坐在便器上的目的,避免同时给玩具,以免分散注意力(图 3-95)。

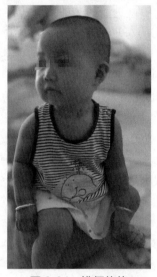

图 3-94 排便体位

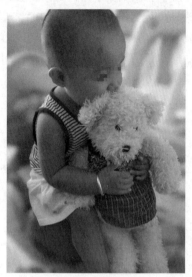

图 3-95 不正确的排便

(6)注意事项:有皮肤感觉过敏者,需在便器上垫上棉质的尿布或纸片。在训练中,如儿童拒绝合作,要先设法改变其态度与不恰当的行为,然后,定时将儿童放坐在便器上。不论其是否排便,坐在便器上的时间不宜过长。对于正常儿童来说,如厕训练也要耗费相当长的时间,而对于特殊需求儿童来说,无疑要耗费更长的时间。

4. 洗澡训练 儿童的功能障碍情况不同,洗澡时所采取的体位也不尽相同。必须选择一个舒适、稳定、安全的体位,儿童才能顺利完成洗澡。

(1)辅助儿童洗澡的训练:对于年龄较小、不能维持坐位、手功能极度低下的儿童,在完成洗澡动作的过程中需要他人辅助,下面以脑性瘫痪为例进行介绍。

1)痉挛型脑性瘫痪:应采取俯卧位,目的是抑制伸肌高度紧张,易化屈肌,有效抑制异常反射的出现。对于这类儿童最好选择盆浴,水温要适宜,避免淋浴和水温不适给儿童带来的不良刺激。

2)不随意运动型脑性瘫痪:应采取坐位,并采用躯干加固定带的方法,这样有利于洗澡动作的顺利完成。

(2)独自洗浴训练:对于平衡能力和手功能尚可的儿童,可让其自己练习洗浴(图 3-96)。从安全和提

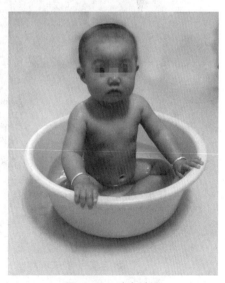

图 3-96 独自洗澡

供方便的角度考虑,可在浴盆周围安装扶手及特殊装置;可使用四脚带有吸盘的小凳,儿童坐的部位可放上毛巾或胶皮垫子。

三、工具性日常生活活动能力训练

工具性日常生活活动(IADL)是指需借助一些工具才能完成的各种日常活动。IADL 和社区参与之间有着密不可分的关系,例如购物,需要与社区中的其他人互动。有功能障碍的儿童参与家庭、社区活动存在困难,而许多家长又非常期望自己的孩子能够整理好自己的空间和物品、餐后帮忙清理、帮助准备简单的食物、帮忙倒垃圾、照顾弟弟妹妹、与家人一起购物、乘坐交通工具等。作业治疗师需与家长共同讨论确定儿童最需要提高哪方面的能力。

1. **乘坐公交车**　对于许多肢体障碍的儿童而言,其自身的身体障碍影响 IADL 和参与社区活动,但若经过调整及适应,则能完成许多活动,比如带不随意运动型脑瘫儿童乘坐公交车,须告知儿童乘坐的线路,以及上、下车站点,在乘坐过程中双手握前排座椅椅背,抑制其姿势不对称(图 3-97)。而在行为方面,肢体障碍儿童若是缺乏自信,缺乏社交技巧,同样也会影响其活动表现,尤其是在社区活动中的表现,这就需要作业治疗师鼓励其自信,克服周围其他人异样的眼光。脑外伤的儿童初期常表现出认知、行为和社交障碍,这会影响 IADL 和社区活动,后期在进行搭乘大型交通工具等活动时,需要对其进行认知训练,提高儿童的认知水平。

2. **购物**　孤独症儿童可能在扫地等家务活动中表现不错,但在购物等需要较多人际互动的活动中会遇到困难。对于孤独症儿童,从事 IADL 涉及其他人时,就会比较难,比如团队活动、义工活动等,可在社区中联合几个孤独症儿童开展小组式训练,模拟购物活动,以提高上述功能。

3. **家务整理**　可以先从简单的活动开始,例如扫地(图 3-98),让儿童理解扫把的作用以及正确使用方法。

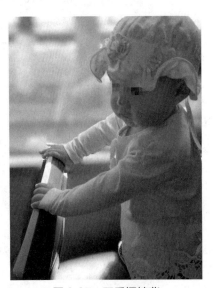

图 3-97　双手握椅背

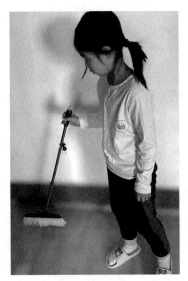

图 3-98　扫地

4. 交流与餐点准备　①使用沟通设备：随着线上教学的深入，越来越多的儿童开始使用电子设备，如台式电脑、笔记本电脑，特别是平板电脑在儿童中应用越来越多，儿童对电子产品都比较感兴趣。家长应教会儿童正确使用平板电脑的方法，如每次使用时间、使用时儿童的坐姿等（图3-99）。②餐点准备与清理：可以让儿童从简单的餐后清理桌面开始（图3-100），逐渐加大难度如端菜等。

5. 服用药物　服用药物方面（如有癫痫等疾病，需要持续服用药物），治疗师根据医生处方需指导儿童何时服药以及让儿童知道用药量（图3-101）。

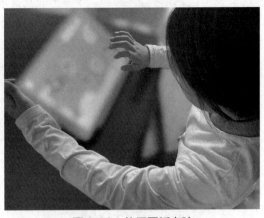

图 3-99　使用平板电脑

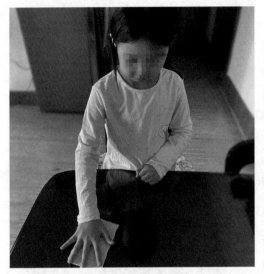

图 3-100　清理桌面

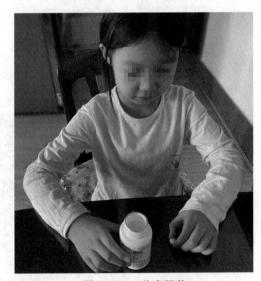

图 3-101　儿童服药

四、亲子游戏

游戏是儿童探索自己及外界的一种方式，通过游戏，儿童学习怎样在环境中生存、学习为尚未完成的目标而努力，同时以自己的方式探索、试验并学习；通过游戏，儿童练习并不停地演练人类复杂且微妙的生活和沟通方式，这是将来发展成独立成年人所必备的；所有的儿童都会玩，正是通过游戏，儿童不断学习关于自身及外在环境的知识。

游戏具有科学性，即游戏是人类发展的关键，值得深入研究；游戏过程伴随着快乐、愉悦和自由。家长可根据儿童的发育特点，在自然情境中培养儿童的游戏能力，亲子游戏的种类比较多，以下仅就常用方法进行举例。

1. 感觉动作与探索性游戏　感觉动作与探索性游戏于婴幼儿期占主导地位，儿童通过此方式发展对自己身体部位的认识，并且学习自我动作对环境中物体和他人的影响。于2

岁时达到高峰,随后减弱。当儿童学习新的动作技巧时,会持续运用感觉动作与探索性游戏,家长可以辅助儿童做一些符合儿童发育水平的游戏。如对于 7~8 个月的儿童,家长可以辅助仰卧位的儿童双手抓住一只脚,并做出一些儿童喜欢的动作或发出儿童喜欢的声音(图 3-102),逐渐过渡到双手抓双脚。

2. 协调性游戏　儿童取坐位,双手持一玩具筐,家长可以站在儿童对面扔球,让儿童主动用筐接球,刚开始时家长扔球在儿童正前方,逐渐提高难度,可扔球在其侧方,注意幅度不要过大,防止儿童跌倒(图 3-103)。

3. 社会性游戏　在婴儿开始与妈妈互动时即出现,3 岁时可参与复杂的社会性游戏。儿童利用角色扮演的方式学习社会与文化规范,如家长带孩子去参加职业体验馆,让儿童提前扮演相应角色(图 3-104)。

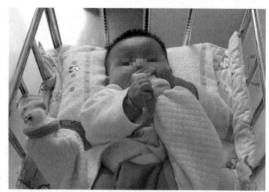

图 3-102　儿童抓住一只脚

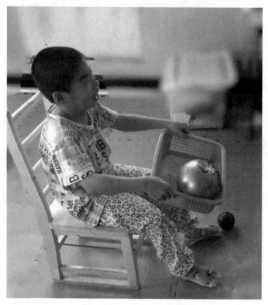

图 3-103　持框接球

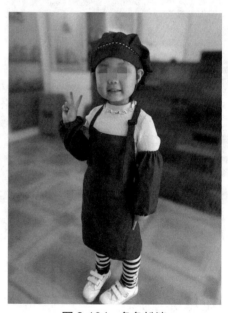

图 3-104　角色扮演

五、家长培训

除直接为有功能障碍的儿童提供作业治疗,提升儿童的作业能力,作业治疗师需对家长进行培训,使家长真正成为儿童能力提升的促进者。家长培训的形式分为线下培训和线上培训。①线下培训:平时训练结束对家长进行一对一的沟通与指导,也可进行集体培训如作业治疗师为家长们讲授课程;②线上培训:建立微信群、钉钉群等,通过网络进行家长培训。培训内容包括如何与儿童相处、怎样为儿童提供练习或泛化的机会、如何帮助儿童在自然情境中提高作业活动能力、如何为儿童营造良好的成长环境、如何为儿童选择教育机构等。让家长知道如何做才能制订合适的治疗目标,在家中做些什么才能对儿童有帮助,治疗师可以做出示范(图 3-105),以及如何应用辅具和进行环境改造(图 3-106)。

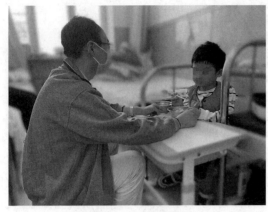

图 3-105　治疗师示范

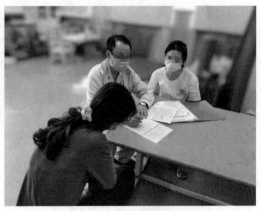

图 3-106　指导家长

作业治疗师和家长同为康复治疗团队成员,目标一致,有问题要及时提出,以便讨论,作业治疗师要体谅家长的难处,体谅家庭的处境,对家长提出的问题耐心、细致地进行解答。

(徐　磊)

第九节　辅 助 技 术

一、概述

(一) 辅助技术的定义

辅助技术(assistive technology,AT)的概念由美国于 1988 年首次提出,其定义为:"用于辅助技术装置及辅助技术服务中的技术"。在我国,通常将"辅助技术装置"称为"辅助器具",而将"辅助技术服务"称为"辅助器具适配服务",即辅助技术包含辅助器具和辅助器具适配服务两部分。辅助技术内容涉及康复医学和康复工程学,在现代康复领域中发挥着不可替代的重要作用。

辅助器具是指"功能障碍者使用的,特殊制作或一般有效的,对身体结构、功能和活动起保护、支撑、训练、替代作用;或为防止损伤、活动受限;提高参与能力的任何产品(包括器械、仪器、设备和软件)"。辅助器具适配服务是指"功能障碍者在选择、取得及使用辅助器具过程中的服务(包括需求评定、设计、定做、修改、维护、维修、训练及技术支持等)"。本节重点对辅助器具进行介绍。

(二) 辅助器具的作用

辅助器具对功能障碍儿童有赋能作用,帮助他们发挥潜能,实现活动和参与的无障碍,主要体现在以下几个方面。

1. 补偿功能 当功能障碍儿童因身体结构和身体功能损伤,导致活动受限、参与局限时,可通过补偿型辅助器具增强原有功能,以实现活动和参与的无障碍。如听力障碍儿童需要助听器来补偿减弱的听力,视觉障碍儿童需要电子助视器来补偿减弱的视力,痉挛型脑瘫儿童需要下肢矫形器来辅助步行,痉挛型偏瘫儿童需要使用固定在手指上的辅助筷子吃饭,脊髓损伤儿童需要助行器辅助步行等。

2. 代偿功能 当功能障碍儿童因身体结构和身体功能损伤(严重损伤或无潜能),又无法通过补偿功能方式来增强原有功能时,可通过代偿型辅助器具发挥其他功能的潜能来代偿失去的功能以克服困难,从而实现活动和参与的无障碍。如听力障碍儿童需使用震动闹钟和电视字幕,视觉障碍儿童可使用盲文读物、超声导盲装置等,语言功能障碍儿童可使用沟通板,下肢功能障碍儿童可以使用轮椅等。

3. 适应功能 除通过辅助器具来补偿或代偿功能障碍儿童身体结构和身体功能的损伤外,还可通过公共辅助器具营造无障碍环境,帮助障碍儿童实现活动和参与的无障碍。如视力障碍儿童过马路时需要感应环路助听器;肢体障碍儿童乘坐轮椅上下台阶时需要坡道,出行需要无障碍公交车等。

4. 重建功能 当功能障碍儿童身体结构和身体功能损伤已不能通过辅助器具来补偿、代偿或适应时,可通过重建型辅助器具来创建新通道或新器官,如各种人工器官等。

需要注意的是,辅助器具也有失能作用,使用不当可使儿童的部分功能退化。因此,使用辅助技术前一定要综合评定,要避免由于辅助器具应用不当而造成功能受限。若儿童的现有功能可用补偿型辅具如杖类或助行架就能满足活动和参与需求时,则不要用代偿型辅具如轮椅;可用代偿型手动轮椅就能满足活动和参与需求时,则不要用适应型电动轮椅。

(三)辅助器具的使用原则

使用辅助器具时应该遵循以下原则:①选配要因人而异,不仅要考虑儿童的个体差异,还要考虑其生活、学习、兴趣、环境、家庭经济条件等;②佩戴要舒适,并且要随着年龄的增长而调整;③要简便易操作、容易穿戴;④要美观、安全、实用。辅助器具不是越贵越好,而是越适用越好,即要与功能障碍儿童的需求相适配。辅助器具需在对功能障碍儿童经过全面、系统的康复治疗基础上选用,不能替代康复治疗,不论长期还是短期使用,都要与作业治疗及其他康复治疗相结合。

二、常用的辅助器具

儿童常用的辅助器具主要包括进食类辅助器具、穿衣类辅助器具、洗漱修饰类辅助器具、如厕入浴类辅助器具、阅读书写类辅助器具、沟通类辅助器具等。

(一)进食类

1. 叉、勺、筷子类

(1)手柄加长的叉和勺:适用于肩、肘关节活动受限的功能障碍儿童。使用时,握住加长的手柄,即可取到远处的碟、碗里的食物。

(2)手柄加粗的刀、叉、勺(图3-107a):适用于手指屈曲受限,握力较弱的功能障碍儿童。选取合适粗细的手柄,即可握住手柄使用。

(3)手柄弯曲的叉和勺(图3-107b):适用于手关节僵直、变形,前臂和腕关节活动受限,叉或勺与碗、碟或嘴之间无法达到合适角度的功能障碍儿童。用手握住手柄,将叉或勺头旋转至适当方位,即可使用。

(4)带万能袖带的刀、叉、勺(图 3-107c):适用于手指抓握功能差且不能握住叉和勺的功能障碍儿童。利用万能袖带将叉和勺固定在掌心,即可使用。

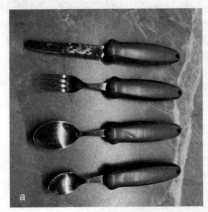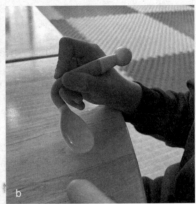

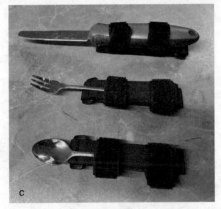

图 3-107　不同类型的刀、叉和勺
a.手柄加粗的刀、叉、勺;b.手柄弯曲的勺;c.带万能袖带的刀、叉、勺。

(5)加弹簧的筷子(图 3-108a):适用于手指屈肌肌力正常,而伸肌无力或不能自行释放筷子的功能障碍儿童。夹取食物后,弹簧筷子可自动弹开,以便进食。

(6)手指分离的筷子(图 3-108b):适用于手指分离能力差和使用筷子不稳定的功能障碍儿童。将大拇指、示指和中指分别插入对应的固定环内,即可使用。

2.碗碟、杯子类

(1)分隔凹陷式碟子:适用于手部不稳,不能用进食工具在大空间内盛取食物的功能障碍儿童。用进食工具将食物抵靠在碗、碟壁边缘,食物不易滑走。

(2)带碟挡的碟子(图 3-109a):适用于手臂和手掌旋后能力差,不能有效旋转勺子盛取食物的功能障碍儿童。用勺子将食物抵靠到碗、碟的挡板处,利用重力让食物在上方滑落进勺子内(图 3-109b)。

(3)负压吸盘碗(图 3-109c):适用于单手操作进食工具或手部晃动幅度大,容易导致碗滑落的功能障碍儿童。碗底部装有负压吸盘,可将碗固定,部分碗的一侧加高,可防止食物被弄出碗外。

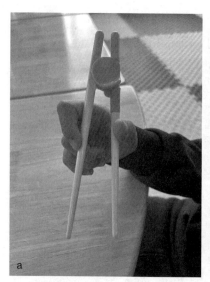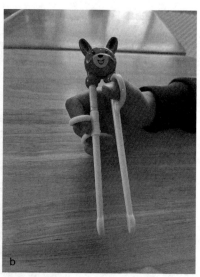

图 3-108　不同类型的筷子

a. 加弹簧的筷子；b. 手指分离的筷子。

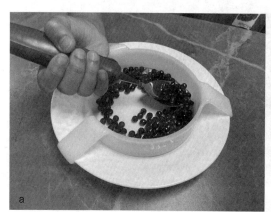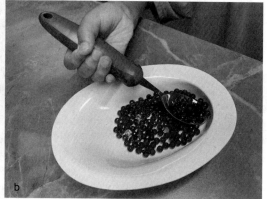

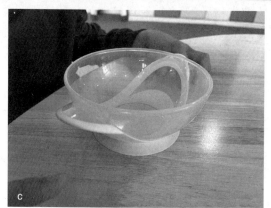

图 3-109　不同类型的碟子、碗和盘子

a. 带碟挡的碟子；b. 带斜坡角度的盘子；c. 负压吸盘碗。

（4）"C"形握把的杯子（图 3-110a）：适用于握力不足、单手的稳定性和协调较差的功能障碍儿童。将手指或手掌卡在侧方的把手处，即可使用。

（5）双耳杯（图 3-110b）：适用于单侧上肢力不足、手指抓握能力差、单手不能在中线位保持手 - 口稳定的功能障碍儿童。用双手插入或把住两侧把手，即可稳定喝水。

（6）带吸管的杯子（图 3-110c）：适用于上肢有震颤，协调性差以及不能仰头喝水的功能障碍儿童。将杯子固定在桌面上或搂抱在胸前，采用低头靠近水杯的方式喝水。

（7）有缺口的水杯（图 3-110d）：适用于不能仰头喝水的功能障碍儿童。喝水时将缺口处冲向外，颈部不用向后仰头，缓慢抬起水杯喝水。

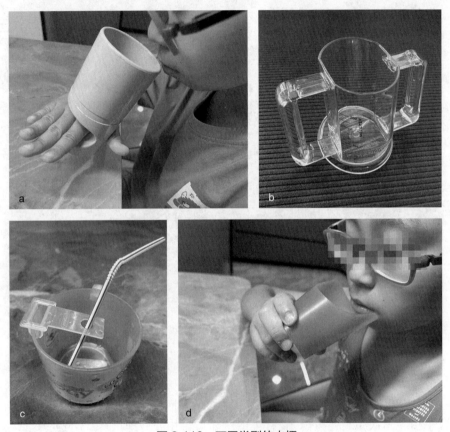

图 3-110　不同类型的水杯
a. "C"形握把的杯子；b. 双耳杯；c. 带吸管的杯子；d. 有缺口的水杯。

（二）穿衣类

1. 穿衣棒（图 3-111a）　适用于手指粗大功能尚可但肩关节前屈受限、肘关节伸展受限、坐位平衡功能差且不能弯腰的功能障碍儿童。

方法：棒端有"S"形钩，根据需求握住穿衣杆一头，可把要穿的衣服拉上来，或把要脱的衣服推下去。也可把高处衣物挑过来（图 3-111b），或把低处的衣物勾过来（图 3-111c），有些穿衣棒上带有鞋拔功能，可以完成辅助穿鞋（图 3-111d）。

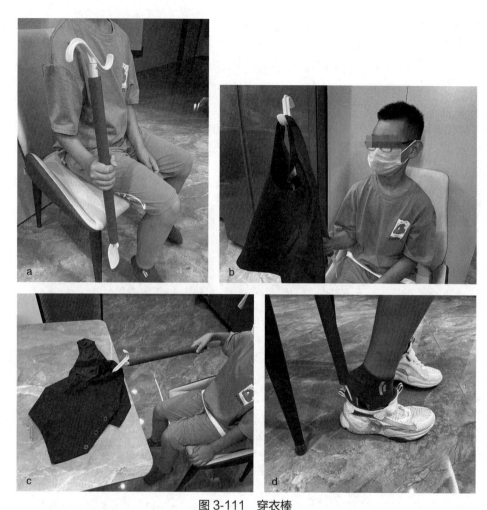

图 3-111 穿衣棒

a. 穿衣棒；b. 取高处衣物；c. 取低处衣物；d. 利用鞋拔功能穿鞋。

2. 系扣器（图 3-112a） 适用于手指精细能力差、双手协调能力差、仅能单手操作的功能障碍儿童。

方法：由钢丝环和手柄组成，使用时用单手握住手柄先穿过扣眼，然后套住纽扣，再将钢丝环带着纽扣一同从扣眼处拉出，最后将钢丝环与纽扣分开即可（图 3-112b）。有些系扣器另一端带有挂钩，可以帮助手指捏力差的儿童完成提裤子活动（图 3-112c）。

3. 魔术贴 适用于手指精细能力差，双手协调能力差的功能障碍儿童。用魔术贴代替衣物上的纽扣、拉链、鞋带等。

4. 拉锁环（图 3-113） 适用于手指抓捏能力差的功能障碍儿童。用拉锁环替代拉链头。

5. 穿袜辅助具（图 3-114） 适用于平衡性较差、双手精细能力较差、不能弯腰、膝关节活动受限、肢体协调障碍的功能障碍儿童。

方法：先将袜子套于穿袜器上，然后将穿袜器对准脚尖并缓慢拉向脚踝，直至袜子穿在脚上，将穿袜器从袜子里拉出。

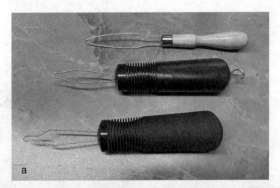

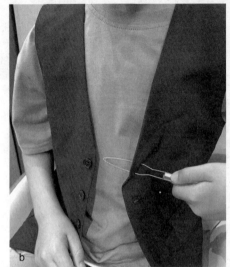

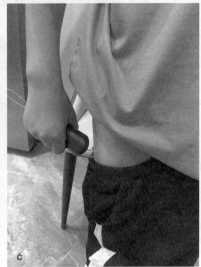

图 3-112 系扣器

a. 不同样式的系扣器；b. 系扣子；c. 提拉裤子。

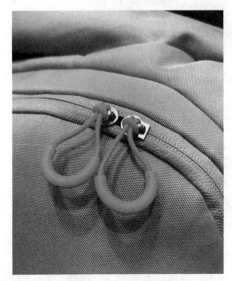

图 3-113 拉锁环

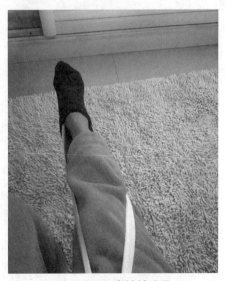

图 3-114 穿袜辅助具

（三）洗漱修饰类

1. 延长手柄并弯曲成一定角度的梳子。适用于肩肘关节活动受限而手够不到头的儿童使用。

握住延长手柄,既可代偿肩关节前屈不足和肘关节屈曲不足而完成梳头。

2. 万能袖带牙刷(图 3-115) 适用于手指抓握功能差又不能握住工具的功能障碍儿童。

方法:利用万能袖带将牙刷固定在手上,即可完成刷牙活动。

3. 电动指甲刀 适用于不能完成手指对掌或力量差的功能障碍儿童,也适用于痉挛型偏瘫儿童用患侧手给健侧手剪指甲。

方法:手掌、前臂、大腿等部位将电动指甲刀固定好,即可完成对另一侧手指指甲的修剪活动。

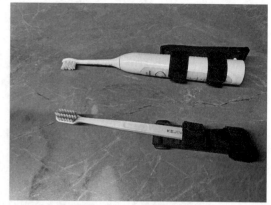

图 3-115 万能袖带牙刷

（四）如厕、入浴类

1. 如厕

(1)带坐便的轮椅:适用于坐轮椅不方便移动的功能障碍儿童。

方法:轮椅座席中间区域拆卸下来,将坐便盆加装到轮椅座席下方,即可使用。

(2)马桶加高的坐垫(图 3-116):适用于髋关节和膝关节屈曲障碍,下蹲和站起有困难的功能障碍儿童。

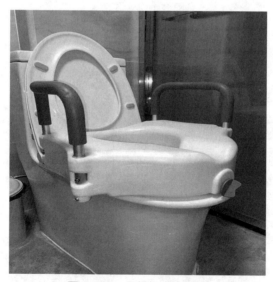

图 3-116 马桶加高的坐垫

方法:将坐垫调至适合高度,即可使用。

(3)有固定作用的坐便器:适用于平衡性稳定性差,不能保持坐位的功能障碍儿童。

方法：将儿童双下肢固定于坐便器上，躯干抵靠在桌面，即可在稳定坐位下完成如厕活动。

2. 入浴

（1）淋浴椅：适用于下肢功能较差，不能站立或有站立危险的功能障碍儿童。将带有吸盘的淋浴椅固定于喷头下方，儿童坐于椅子上，即可使用。

（2）可升降浴盆（图 3-117）：适用于护理者帮助卧床、无法保持坐位及立位平衡以及任何有跌倒风险的功能障碍儿童。

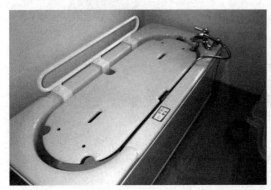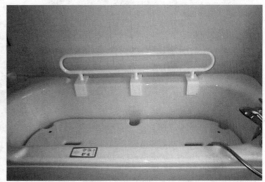

图 3-117　可升降浴盆

方法：将功能障碍者放在升降台上，由护理者操作淋浴。

（3）步入式浴缸（图 3-118）：适用于立位平衡差，但能保持坐位平衡的功能障碍儿童。从浴缸的侧方开门处走进浴缸，即可使用。

（4）防滑地垫：适用于平衡功能不佳的功能障碍儿童。铺在浴室内，尤其是花洒下，即可起到防滑作用。

（五）阅读书写类

1. 阅读类

（1）翻页器：适用于手腕灵活但手指灵活性欠佳的功能障碍儿童。将带有翻页杆的 C 形夹固定于手掌，即可使用。

（2）阅读架（图 3-119）：适用于抓握困难，不能用手扶持书本的儿童。将打开的书本夹持在架子上。

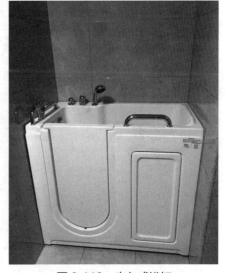

图 3-118　步入式浴缸

2. 书写类

（1）加粗的笔（图 3-120）：适用于指尖捏力弱或者对指能力差的功能障碍儿童。将笔调整至适合粗细，即可使用。

（2）握笔器（图 3-121）：适用于握笔困难，以及想要提高书写质量的功能障碍儿童。根据手部功能，调整握笔器的样式，即可使用。

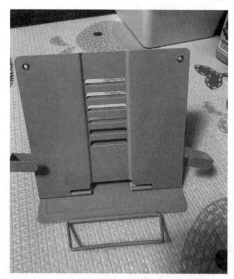

图 3-119　阅读架

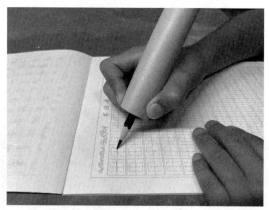

图 3-120　加粗的笔

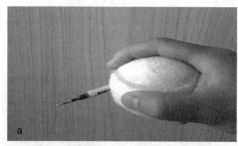

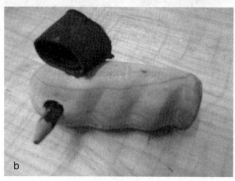

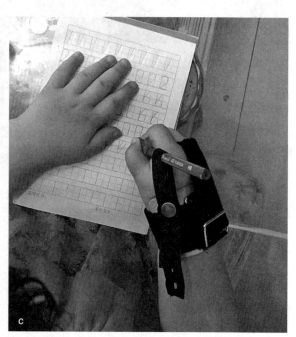

图 3-121　握笔器

a. 球状自制握笔器；b. 柱状自制握笔器；c. 抑制垂腕握笔器。

（六）沟通类

1. 沟通板　适用于部分沟通功能障碍儿童,进行沟通训练及日常交流（图 3-122）。

方法：可依照学习的顺序从初级沟通训练（词语、词组、简单句）—高级沟通训练（复合句、短文）—类化（应用于日常生活）对儿童进行训练。

2. 带语音识别功能的电话手表　适用于高位脊髓损伤后,手指抓握、分离功能障碍的儿童。通过语音识别功能进行拨打电话和语音输入。

三、助行器的应用

助行器可支撑辅助行走,适用于能借助上肢辅助来移动的儿童。助行器一般适用于儿童在受保护的环境中(家庭,学校,康复中心等)短距离行走,也可在康复治疗和运动训练中使用。

根据结构和功能,可将其分为两大类:杖类助行器和助行架。

（一）杖类助行器

杖类助行器是最简单的助行辅助器,小巧、重量轻,上下楼梯方便,但支撑面积小、稳定性差。包括手杖、腋杖、肘杖、前臂支撑杖。大龄儿童可根据具体功能情况选配合适的杖类助行器。

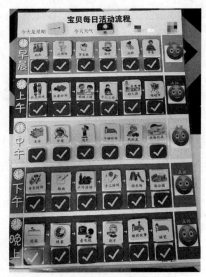

图 3-122　沟通板

（二）助行架

助行架是儿童最常用的助行器。助行架支撑面大,稳定性好,但比较笨重,上下楼梯时则不选用。包括框架式助行架、轮式助行架、台式助行架、后置式助行架、特殊助行架。

1. 框架式助行架（图 3-123）　适用于痉挛型双瘫、共济失调型、小脑损伤、双下肢功能重度障碍或平衡能力较差儿童,双手支撑辅助站立及步行。

方法:双手握住助行架的手柄,助行架在功能障碍儿童面前,进行步行活动。儿童使用框架式助行架时,应将助行架放在前方适当位置,如助行架离儿童过远,四足不能平稳着地,则容易倾倒;如助行架离儿童过近,则易导致儿童向后倾倒。框架式助行架更适合扭动或提起向前移动。

2. 轮式助行架（图 3-124）　同框式助行架。

方法:助行架在功能障碍儿童面前,儿童双手握住助行架的手柄进行步行活动。与框架式助行架相比,轮式助行架更重,在有限的空间内难以操作,并且在下坡时不好控制,轮式更适合在平地推行。

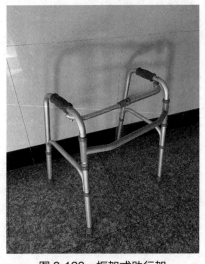

图 3-123　框架式助行架

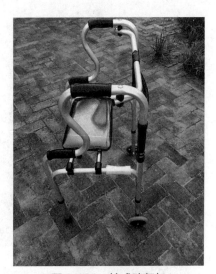

图 3-124　轮式助行架

3. **台式助行架**（图 3-125）　适用于双下肢功能重度障碍或平衡能力非常差，并且躯干稳定性差，难以使用框架式助行架的功能障碍儿童。

方法：双手握住助行架的手柄，将上肢和躯干倚靠在挡板上，在治疗师的辅助下，进行简单的步行和站立活动。

4. **后置式助行架**（图 3-126）　适用于双下肢功能轻度障碍或平衡能力稍差的儿童，进行连续步行活动。

方法：双手握住助行架的手柄，助行架在功能障碍儿童后方，拉动助行架行走。

5. **特殊助行架**（图 3-127）　根据儿童不同的功能障碍程度，可以选用特殊形式的助行架。

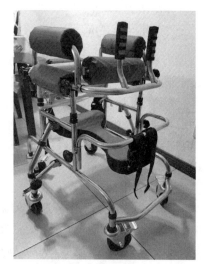

图 3-125　台式助行架

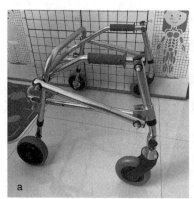
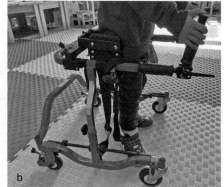

图 3-126　后置式助行架
a. 臀部无固定；b. 臀部有固定。

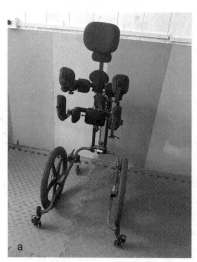
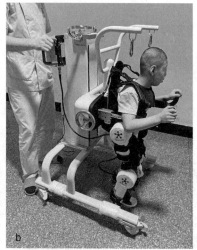

图 3-127　特殊助行架
a. 后置躯干固定式；b. 电动助行器。

四、矫形器的应用

矫形器包括动态矫形器及静态矫形器,按照治疗部位,矫形器可分为脊柱矫形器、下肢矫形器和上肢矫形器。一个适配的矫形器能够起到维持身体姿势,预防畸形与关节挛缩,补偿功能等作用,并对预防青少年期出现的呼吸困难及循环系统问题有一定的帮助。如果儿童在幼年没有注意保持正确姿势,且异常姿势没有得到及时矫正,到青少年时形成的畸形及挛缩将很难得到医治。特别是重度障碍和多重障碍儿童,最终其生活会充满困难和障碍。因此要在畸形、挛缩发生以前,按照医嘱在专业人士的指导下选配矫形器。

五、轮椅的使用

轮椅是步行功能障碍儿童重要的转移和移动工具,轮椅选择时要根据儿童的年龄、体形、功能选择普通轮椅或电动轮椅。合适的轮椅应可提供稳定的体位支撑,加强躯干的整体稳定性,预防儿童脊柱侧弯和骨盆障碍,防止畸形加重或挛缩等一些继发性问题。帮助儿童移动,促进其日常生活活动、学业活动及游戏的参与。

(刘　川)

第十节　环境改造

一、概述

环境(environment)是指围绕着人类的生存空间,人类赖以生存和发展的外部条件的综合体,可以直接、间接影响人类生存和发展的各种自然因素和社会因素的总体,包括物质环境、社会环境和态度环境。环境因素是 ICF 的一个成分,指形成个体生活背景的外部或外在世界的所有方面,并对个体功能产生直接或间接的影响。各种环境因素构成了人们生活和指导人们生活的环境。

无障碍环境(accessibility)是指能够进去、可以接近、可以获得、易到达的环境。指为实现残疾人平等参与社会活动,使残疾人在任何环境下进行任何活动均无障碍。针对障碍儿童的无障碍环境,应遵循"以儿童为本"的设计理念,根据不同类型的障碍儿童在身体结构的缺损程度、身体功能障碍程度和活动障碍程度等方面的表现不同,结合儿童正常的活动尺寸作为参考进行无障碍设计,为儿童提供最大限度的便利条件。

儿童对于各种环境元素表现出的心理行为和特征具有独特性,治疗师可以利用这些环境元素从物理性元素、人际社交元素和活动元素 3 方面进行环境改造。本节将重点介绍障碍儿童的家居环境、社区及学校环境改造。

(一) 无障碍环境改造的原则

1. 合理安排,确保实用化　根据障碍儿童不同年龄阶段的康复目标,合理进行环境改造。学龄前儿童以有利于促进正常发育、实施早期干预、合理使用辅助器具、最大程度实现生活自理等为目标进行居家生活环境改造;学龄儿童以方便就学、促进障碍儿童身心健康发育为目标,进行社区和学校的教育环境改造。

2. 有的放矢,确保个性化　根据障碍儿童的障碍类型、障碍程度和参与活动受限的程度等方面的不同,对环境进行个性化的改造。对于肢体障碍儿童,根据需求合理改造物理环境;对于言语障碍儿童,进行教育环境和交流环境的改造。根据障碍儿童的身心特征,合理设计符合儿童需求的个性化无障碍设施。

3. 综合兼顾,确保安全性　环境改造是系统性工程,要综合兼顾障碍儿童及参与受限儿童具体活动的情况,确保室内外环境安全。如室内防滑、窗户护栏、紧急警报装置和紧急通道等的室内环境元素;室外盲道的设计、坡道的高度、楼梯的扶手和消防通道的畅通性是否合理。要避免因环境改造解决一个群体的障碍而对其他群体的安全造成影响,需要协调所有残疾类型的无障碍环境。

(二) 环境改造流程

1. 环境改造需求评定　对障碍儿童的各项功能及环境需求进行评定,确保最大程度发挥其功能,获得参与的机会。

2. 环境分析　通过对障碍儿童所处环境进行综合分析,找出对障碍儿童可能构成的安全隐患和影响独立活动的因素。

3. 制订目标和实施方案　与障碍儿童家长共同制订环境改造目标及实施方案,在障碍儿童正式出院前可试用方案,发现问题及时调整,并为其提供相应的训练,以达到环境改造的最优效果。

4. 随访与再评定　作业治疗师可一次或多次对障碍儿童家庭进行随访,及时跟进了解需求,必要时可再次评定并改进。

二、家居环境改造

家居环境改造是儿童康复的重要组成部分,作业治疗师需定期进行环境评定和环境改造方案的调整。障碍儿童可以通过合理的家居无障碍环境改造,进行生活独立性训练,充分发挥其潜能,来解决生活中所遇到的困难,减少和避免意外的发生,以提高其生活质量,并尽快地融入家庭和社会。

(一) 通道

1. 门

(1)最好选用自动门、推拉门或者趟门(是一种采用上吊轮支撑滑动的门),门宜向外开。

(2)门口净宽不得小于 0.80m,取消门槛或在门槛内外侧增加斜坡。

(3)门把手的高度符合儿童的身高,可为 0.65~0.70m;可选用按压式把手或指纹锁。

2. 通道

(1)通道无障碍物,减少台阶,调整家具物品的摆放位置,保证儿童容易进出。

(2)斜坡表面做防滑处理,长度与高度之比不应小于 12∶1,两侧安装扶手。

(二) 地面

1. 地面应平整,不应打蜡和放置地毯,为防止儿童受伤可以选择防滑地革、强化木地板或软木地板等。

2. 通道出入口或转弯处等特殊位置的地面可做亮度对比提示标识,如颜色鲜明的提示图标,以便于视力障碍儿童辨别。

（三）卫生间

1. 门 向外打开，确保室内有足够的空间。

2. 洗手盆 台面净宽 0.40~0.45m，台面高度应符合儿童的身高（图 3-128）。

（1）学龄儿童使用的洗手盆建议高度为 0.50~0.60m；

（2）一般儿童使用的洗手盆建议高度为 0.72m；

（3）轮椅使用者使用的洗手盆建议高度为 0.82m。

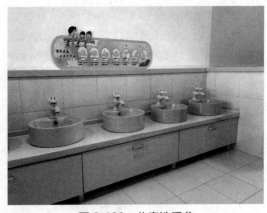

图 3-128 儿童洗手盆

3. 水龙头 安装在台面的内侧，水龙头与洗手盆外侧边缘的间距为 0.35~0.40m。

4. 便池 大便池一般采用坐式马桶（图 3-129），高度一般在 0.35~0.40m，可在两侧安装扶手。居住环境中的小便器自地面至下边缘的安装高度一般为 0.60m，但儿童所使用的小便器高度设计要以舒适度为主，高度一般为 0.30m 左右（图 3-130）。

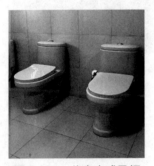

图 3-129 儿童坐式马桶

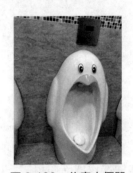

图 3-130 儿童小便器

（四）室内安排

1. 室内电源、开关、插座和电器 切勿过多，安装在安全且儿童触碰不到的位置，防止儿童不小心触电。

2. 床的高度 以儿童坐在床边，髋、膝关节保持 90°时，双脚放平在地面为宜。床周增加可移动护栏，防止儿童掉落。床的尺寸可根据儿童年龄、身高和卧室空间大小进行定制。

3. 室内家具 摆放要具有确定性，避免经常移动。家具的边缘呈圆弧及进行软包处理等，避免尖角，减少对儿童的磕碰伤害。在儿童活动区域的地面铺设无味、无毒的材质制作而成的高韧度、耐磨、硬度适中、弹性好的地垫。

4. 学习桌椅 可以根据儿童的身高选择合适高度的书桌椅。5 岁以下儿童选择可调节高度的桌子；6 岁儿童标准身高为 1.10~1.15m，对应合适的书桌高度为 0.46m；10 岁儿童标准身高为 1.304~1.415m，对应合适的书桌高度为 0.53m；12 岁儿童标准身高为 1.467~1.516m，对应合适的书桌高度为 0.55m；14 岁儿童标准身高为 1.576~1.627m，对应合适的书桌高度为 0.63m。桌椅高度差按照中国的书桌高度标准应控制在 0.28~0.32m 范围内,座椅一般高度宜为 0.38~0.45m,以方便儿童的活动需求。

5. 衣柜　为儿童设计的衣柜要安全、简洁。柜门把手应该具有防滑功能;柜门的边角和边缘要平整;可在柜门上设计一些孔洞,方便不同身高的儿童打开柜门(图 3-131)。

6. 窗户　增加防护栏杆、防护网或限位器等安全装置,防止儿童爬出窗户发生意外。

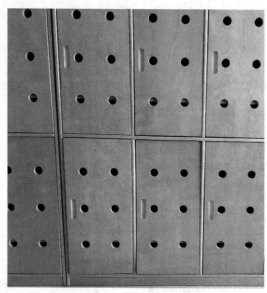

图 3-131　带有孔洞的柜门

(五) 走廊

1. 宽度　家居环境中的走廊宽度为不少于 1.2m。

2. 护墙板　走廊两侧墙面的下方可安装高度约 0.35m 的不锈钢护墙板,防止轮椅碰撞造成墙面破损。

(六) 扶手

1. 扶手外直径　建议使用圆形扶手,5 岁以下儿童用扶手的外径为 2.5cm;5~12 岁儿童用扶手的外径为 2.5~3.2cm。

2. 扶手高度　儿童用的扶手需安装两层,主扶手高 0.9m,次扶手高 0.65m。两层扶手可安装在走廊的同侧(图 3-132),也可分别安装在走廊的左右两侧。

三、社区及学校环境改造

随着社会对儿童的更多关注,对社区及学校的环境干预措施也提出了更高的要求和标准。目前,社区及学校环境多缺少对特殊儿童无障碍需求的考虑,无法有效保障残障儿童及有特殊需求的儿童参与活动的权益。

社区及学校环境是儿童进行学习、活动和游乐的重要场所,也是儿童活动比频繁、集中的场所。建设能够更好满足障碍儿童需求的社区及

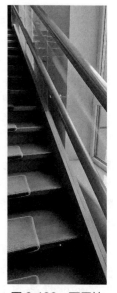

图 3-132　两层扶手安装在同侧

学校公共环境,可以培养儿童良好的行为习惯,加强儿童之间的交流,实现儿童的健康成长。

社区及学校环境改造,既要满足正常儿童的需求,还要根据障碍儿童的身体结构和身体功能、活动和参与受限的情况进行设计。可根据社区及学校环境无障碍要求制订、调整环境改造方案。

(一) 坡道

1. **坡道地面**　平整、无反光、防滑。

2. **宽度**　净宽不应小于 1m,无障碍出入口的轮椅坡道净宽不应小于 1.2m。

3. **高度及坡度**　坡道的高度应超过 0.3m,坡度正常为 1∶16 至 1∶20 之间,理想坡度为 1∶20。

4. **安全阻挡**　坡道临空侧需要设置安全阻挡措施,在扶手杆下端的地面上筑起高度不小于 5cm 的安全挡台。

(二) 盲道

1. **盲道铺建**　应连续、防滑,其他障碍设施不可占用盲道。

2. **颜色**　建议采用黄色,与路面形成对比,便于视力障碍儿童分辨。

3. **提示盲道**　在行进盲道的起点、终点、拐弯处及标识服务设施等位置设置提示盲道。

(三) 楼梯与台阶

1. 楼梯地面必须使用防滑材料,踏面前缘设防护条,靠墙脚线安装软包护角(图 3-133)。两侧均设扶手(可为主、次扶手)(图 3-134),踏面和踢面的颜色要有区分和对比(见书末彩图 3-135)。

2. 楼梯宜采用直线形楼梯,如有转角楼梯,可安装防护网(图 3-136),避免儿童发生摔落的危险。

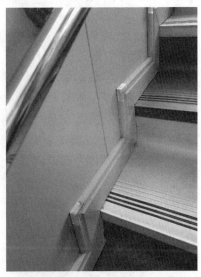

图 3-133　靠墙脚线软包护角

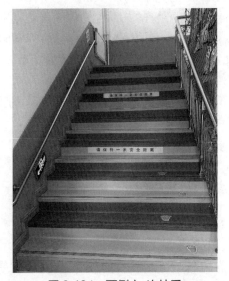

图 3-134　两侧主、次扶手

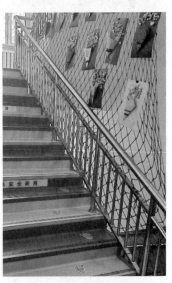

图 3-136　楼梯防护网

3. 尺寸

(1)楼梯宽度：至少 1.2m；

(2)儿童使用的台阶标准：儿童抬腿的高度和迈步的幅度都较成人的尺寸小，儿童使用的楼梯台阶尺寸也相应减小。每阶高度一般 0.13~0.14m 较为适宜，深度不应小于 0.26m。

（四）其他社区环境安排

1. 主干道路面需做防滑处理，减少不必要的台阶或梯道，增加坡道设计。

2. 儿童娱乐区域增加软质防滑材料，提高防滑性，减少摔倒的冲击力，保障儿童安全。

3. 考虑儿童的特征，方便儿童日常使用，社区设置的服务台、洗手台、饮水区等公共设施的高度须降低，或使用高低台。

4. 在湖岸、水池等区域，需安装防护栏和安全警示线，防护装置高度不低于 0.9m，水深不超过 1m。

5. 安装无障碍盲文标识，如设置盲文道路指示牌、盲文铭牌、盲文地图等，高度为 0.6m，方便使用轮椅的障碍儿童触摸。

（五）其他学校环境安排

1. 校园内不设置机动车道，道路宽度不小于 1.5m。有高低差的地面采用坡道。

2. 道路铺设采用多种颜色、不同形状相结合的方式（见书末彩图 3-137），选用嵌草砖或塑胶的材质，增加障碍儿童的安全性。

3. 操场可铺设专为障碍儿童设计的彩色跑道（见书末彩图 3-138），便于视力障碍的儿童进行体育运动。

4. 校园内不能形成环路的区域，两端设置要保证具备足够的空间，方便轮椅使用者回转。轮椅旋转 90° 所需空间至少为 1.35m×1.35m；以车轮为中心旋转 180° 时所需空间为 1.7m×1.7m。

5. 在教学楼的走廊和楼梯位置增加双扶手；墙面 1.2m 以下空间使用柔软防撞材质，增加障碍儿童的安全性。

6. 安装室内无障碍电梯，深度和宽度至少为 1.5m，门宽不小于 0.8m。

儿童身心健康是其生存的基本要素之一，而健康与环境的关系也是伴随着儿童发展与进步的重要因素。针对特殊儿童的家居环境、社区及学校环境的改造，将会面临不同的挑战。要做到以儿童为中心进行环境改造，提升儿童在无障碍环境中独立生活的能力，促进障碍儿童身心健康发展，尽快地融入家庭和社会，实现作业疗法的最终目的。

（单小航）

第十一节　人 工 智 能

一、概述

人工智能（artificial intelligence，AI）是在计算机科学、控制论、信息论、生物学、心理学、神经学、数学、哲学、语言学等多种学科相互渗透、相互融合的基础上发展起来的一门综合性很强的交叉学科,研究领域涉及广泛。随着移动互联网、大数据、超级计算、传感器等新理论和技术的出现,AI 得到了迅速发展,以虚拟现实(virtual reality,VR)、智能康复机器人为代表的 AI 技术受到了儿童康复专业人员的广泛关注,逐渐应用于特殊需求儿童并取得良好效果,成为儿童康复领域、学术界关注的焦点之一。

1. 概念 AI 是研究开发用于模拟、延伸和扩展人的智能的理论、方法、技术及应用的一门新兴技术科学。AI 的最终目的是能够生产出可以和人类神经系统做出相似反应的智能机器或智能系统,使儿童及其家庭的生活质量能够提升到一个新的水平。

2. 种类 根据不同的作业治疗目的介入不同的 AI 技术,可较快地获得特殊需求儿童信任,儿童遵循它的指导也更容易。可用于儿童作业治疗的 AI 技术种类主要包括机器人、虚拟现实技术、脑机接口技术。

3. 原则 联合国儿童基金会在《人工智能为儿童政策指南》征求意见稿中明确提出面向儿童的人工智能应遵循三大原则,即保护(protection)、赋能(provision)和参与(participation)。AI 技术应用于儿童医疗健康,在保证公平性和安全性的基础上将以保护儿童健康、赋能儿童发展为目标,在优化区域间儿科医疗资源配置、提升儿童医疗保健质量和效率等方面发挥积极作用。

二、在儿童作业治疗中的应用

5G 技术的飞速发展将使 AI 作为未来信息处理的重要手段,AI 将为儿童康复带来技术变革。在现有作业治疗的基础上,机器学习、机器人、VR 等 AI 技术的应用将在解决作业治疗的精准性、时效性以及瓶颈问题上发挥作用。AI 技术是新近应用到儿童康复中的技术,在改善儿童发育行为和提升其生存质量等方面具有良好的适用性,同时提高儿童的照护水平、减轻照顾者的负担。相信随着 AI 的不断发展和成熟,能够早日实现 AI 在儿童康复领域的推广应用。

(一) 机器人

1. 定义 美国机器人协会定义机器人是"一种可编程和有多功能的操作机,或为了执行不同任务而具有可用电脑改变和可编程动作的专门系统"。机器人是为家庭提供按需、个性化、社会技能干预的潜在途径,为儿童康复带来了更多的便捷与希望。

2. 分类 从外形上分,最常见的为 AI 技术机器人,其次为智能机器动物、非人形智能机械装置、智能可穿戴设备等。从功能上分,可分为上肢康复机器人、下肢康复机器人、社交机器人、服务机器人。

3. 应用 智能机器对 ASD 儿童更具吸引力,既可作为同伴,也可作为玩具。支持包括手势、语言和触摸等在内的多模式交互,可根据 ASD 儿童的具体需求编程,以适应 ASD 儿童的发育水平和功能障碍程度,从而实现个性化作业治疗。

(1) 社交机器人:是一种自主机器人,能够按照一定的社交行为和规范与人类或其他实体进行互动与交流。目前常见的有机器人 Nao(双足人形机器人),Kaspar,Keepon(仿生机器人),Flobi,Tito,Parlo,ifbot,Simon(上半身人形机器人),Robota,QT(情绪表达式机器人),Milo,Zeno,Pekoppa 等;智能机器动物有 POL(小鸡),Pleo(恐龙),Aibo(小狗)等;非人形智能机械装置有 Touch pad,Procom 系统等。现有机器人干预方案中 ASD 儿童的年龄多数集中在学龄期,即 7~16 岁。

到目前为止,AI 技术相关的机器人或智能机器用于 ASD 儿童作业治疗的目标领域有:眼神交流、轮流互动、模仿、情绪识别与表达、共同注意(joint attention)、人际交往等。主要作用包括:改善社会行为,提高认知功能,减轻照护负担,改善康复水平。机器人介导下的 ASD 干预模式包括合作同伴模式、认知重塑模式、情境教育模式、互动中介模式。

(2)上肢康复机器人:按作用机制可分为牵引式和外骨骼式 2 种。外骨骼式可灵活地完成三维空间内多个方向的上肢运动,改善脑瘫儿童上肢功能(精细运动)、手眼协调及认知水平;可对主动参与程度、动作平滑程度、主 / 被动关节活动度、目标追踪准确性等进行评定,帮助儿童提高自理能力,如饮水、进食等。上肢康复机器人辅助治疗还可提高脑瘫儿童的活动能力和生活质量,并且对智力发育障碍儿童的智力有明显改善。

目前,机器人只是一种疗的辅助方法,在短时间内,还不能完全取代治疗师等专业人员,相反,可能更需要它们在儿童的真实生活环境中与专业人员的协作。

(二)虚拟现实技术

1. 定义 是通过计算机生成的一种通过视、听、触觉等作用于使用者,使之产生身临其境的交互视景的仿真技术。近年来,VR 技术研究取得了很大进展,已广泛应用于多感官教学、心理治疗以及康复训练等领域。与言语交互、视觉跟随、表情交互、神经交互和感知交互同属于人机交互(human-computer interaction,HCI)技术范畴。

2. 优势与特点 VR 技术具有轻松实现重复、反馈和动机三大优势,这也是 VR 技术在康复领域应用的独特基础。此外,VR 还具有多感知性(multi-sensory)、沉浸感(immersion)、交互性(interactivity)以及构想性(imagination)特点,所提供的丰富作业治疗环境可以促进儿童作业能力提升的进程。

3. 应用 目前,VR 广泛应用在作业治疗中,最常用于日常活动模拟环境训练、上肢功能及手功能训练、认知功能训练、娱乐休闲活动训练、治疗性活动训练以及精神心理社交技巧训练。VR 技术可以模拟真实的生活情景,提供丰富并且与真实生活密切相关的作业场景,在日常生活活动训练方面具有独特的优越性。在虚拟环境中,儿童跟随计算机程序学习日常作业活动,可以保证训练的一致性和可重复性,提供大量的实践机会。

VR 在儿童作业治疗领域的应用极具前景,但在应用过程中仍存在挑战:①现有的虚拟环境有限,无法满足儿童对环境多样性的需求;②成本较高,需要更加经济的设备以保证足够的训练量;③相关证据还不足,需要更多设计严谨的研究证实。作业治疗师可以将作业活动分析、作业活动分级策略、儿童的发育水平以及需求等整合到 VR 技术中,这将有助于 VR 技术的发展和在临床中开展。

(三)脑机接口

1. 定义 脑机接口(brain computer interface,BCI)是在大脑和计算机或其他电子设备之间建立全新通讯和控制的不依赖于常规大脑信息输出通路的技术。在康复领域,BCI 技术可直接完成对输出设备的控制,通过采集人脑的电信号,以实现功能障碍者与外界的交流,从而提供改善功能障碍者生存质量的可能途径。

2. 应用 随着 BCI 技术的不断发展,更加智能化、更加有趣味性的康复治疗方法可以广泛应用于功能障碍者。研究显示,基于 BCI 系统的理论,运动想象操控轮椅在 4 个方向的运动,能够明显提高功能障碍者的转移能力及日常生活能力。BCI 技术在儿童粗大运动控制方面取得了一定的进展,但在精细运动方面研究较少,在今后的应用中可以更多关注精细运动控制。

BCI 技术可帮助注意缺陷型 ADHD 儿童以及正常儿童或成人提升注意力、记忆力和情绪压力调节能力,这主要通过生物反馈认知训练和脑控电脑游戏来实现;在教育培训领域,借助教学辅助设备,如服务机器人,通过脑控机器人帮助儿童进行认知训练。

三、应用展望

目前,AI 技术在儿童作业治疗中的应用仍处于初级探索阶段,但未来发展前景广阔。国家政策在鼓励 AI 技术方面已加大了科研及应用投入,但受到技术转化、智能机器(人)产业化、多学科合作、国内文化背景下接受度等多方面制约,AI 技术应用于儿童作业治疗仍无快速进展。因此,在不忽视传统康复及护理对儿童重要性的同时,加快 AI 技术与儿童作业治疗的整合、普及与应用,是研究需要关注的重要方向。

未来的研究,应在借鉴国外相关研究的基础上,多做本土化研究;加强多学科合作,从诊断、干预与效果评定方面做综合设计,使干预方案更具针对性,更加关注社交技能在实际生活中的应用,从而使机器人干预治疗最终惠及特殊需求儿童;可以尝试建立新的 AI 干预理论并推广应用于临床的模式,将其应用于医院、特殊儿童训练养护中心,产业化之后可应用到家庭中,为早期干预特殊需求儿童的认知水平及社交技能提供助力。

(姜志梅)

第四章

脑性瘫痪的作业治疗

第一节 概　述

脑性瘫痪(cerebral palsy,CP)简称脑瘫,是一种以运动障碍为主要表现的发育障碍性疾病,影响儿童终生的发育轨迹及其家庭生活。我国 1~6 岁脑瘫患病率为 2.46‰。早期介入康复治疗可有效减轻脑瘫儿童的功能障碍程度,作业治疗针对儿童日常生活活动、游戏、上学 3 方面进行干预,以解决其在生活学习中所遇到的困难,促进功能独立性和适应社会能力的提高,帮助其参与社会、融入社会。

一、定义

脑瘫是一组持续存在的中枢性运动和姿势发育障碍、活动受限综合征,这种综合征是由发育中的胎儿或婴幼儿脑部非进行性脑损伤所致。脑瘫的运动障碍常伴有感觉、知觉、认知、交流和行为障碍,以及癫痫及继发性肌肉骨骼问题。

我国最新脑瘫分型为:①痉挛型四肢瘫;②痉挛型双瘫;③痉挛型偏瘫;④不随意运动型;⑤共济失调型;⑥Worster-Drought 综合征;⑦混合型。

二、临床表现

根据《中国脑性瘫痪康复指南(2022)》,各类型脑瘫主要临床表现如下。

1. 痉挛型四肢瘫　牵张反射亢进是本型的特征。四肢肌张力增高,上肢背伸、内收、内旋,拇指内收,躯干前屈,下肢内收、内旋、交叉、膝关节屈曲、剪刀步、尖足、足内外翻,拱背坐,腱反射亢进、踝阵挛、锥体束征以及肌张力检查时呈折刀征等。进食、抓握、操作、写字时只能采用前屈头部使口接近手的屈曲模式,易出现穿衣、进食、个人卫生等方面的障碍。

2. 痉挛型双瘫　症状同痉挛型四肢瘫,主要表现为双下肢痉挛及功能障碍重于双上肢。头部、手臂和双手受累较轻,能完成大部分的日常生活动作。

3. 痉挛型偏瘫　症状同痉挛型四肢瘫,表现在一侧肢体,上肢障碍重于下肢。常见患侧肩关节内收、内旋,肘关节屈曲,前臂旋前,腕掌屈,拇指内收,四指屈曲。

4. 不随意运动型　以锥体外系受损为主,主要包括:舞蹈、手足徐动、舞蹈 - 手足徐动和肌张力障碍。最明显特征为非对称性姿势,头部和四肢出现不随意运动,即进行某种动作时常伴随许多多余动作,四肢、头部不停地晃动,难以自我控制等。肌张力可高可低,可随年龄改变。腱反射正常,锥体外系征阳性,其中 ATNR 残存的时间长。

5. 共济失调型　手和头部可有轻度震颤；上肢运动障碍明显，出现意向性震颤，动作不灵活，精细运动能力差；眼球水平或垂直震颤，影响追视及有目的抓物；平衡功能障碍，为获得平衡，两脚左右分离较远，步态蹒跚，方向性差；常伴有深感觉障碍；肌张力可偏低，运动速度慢，头部活动少，分离动作差。

6. Worster-Drought 综合征　主要表现为唇、舌、软腭肌肉选择性无力，构音障碍，吞咽困难，流涎和下颌痉挛，运动障碍主要表现为发育里程碑延迟，以轻中度运动迟缓为主，粗大运动功能差，可伴锥体束征。

7. 混合型　合并上述 2 种或 2 种类型以上的体征和症状。

三、功能障碍特点

1. 身体结构改变　痉挛型脑瘫儿童常见肩关节内旋，肘关节屈曲，前臂旋前，手掌朝下，腕和手指屈曲，拇指内收，握拳等。

2. 精细运动功能障碍　完成技能性动作笨拙，在精细动作过程中表现为动作缓慢，动作幅度大，效率低，粗大与精细抓握、双手协调、手 - 眼协调能力差。不随意运动型脑瘫儿童上肢功能障碍尤为明显，最主要特征为上肢的不随意动作，这种不随意动作在安静时消失，在有意识动作时出现。手指的不随意动作多表现在抓物时，手指过度伸展而后屈曲、不协调，精细运动功能极差。

3. 感知觉及认知功能障碍　部分脑瘫儿童常伴有视觉、听觉、触觉，方位(特别是以儿童自身为准辨认左右、上下等空间位置)、距离、形状、颜色、注意力、记忆力等感知觉、认知功能障碍以及感觉统合障碍。深感觉障碍常见于一些共济失调型脑瘫儿童。

4. 日常生活活动能力受限　包括进食、更衣、洗漱、如厕、洗澡、移动、使用工具等。痉挛型四肢瘫和不随意运动型脑瘫儿童在更衣等方面会出现穿衣费力、分不清反正等问题。痉挛型四肢瘫儿童不能上举上肢和将手到口或入口，只能采用前屈头部使口接近手的屈曲模式，进食、操作等均采用屈曲模式。

5. 其他　除上述问题，脑瘫儿童的书写能力、学习能力、游戏、社会生活体验、社会适应能力等也会受到影响，出现不同程度的功能障碍。痉挛型双瘫儿童会出现书写时写字慢、不工整、字迹轻等问题。痉挛型偏瘫儿童双手协调能力差，往往不会用"患侧手"按住纸，以致不能灵活书写。

(徐　磊)

第二节　作业评定

脑瘫儿童的作业评定，是作业治疗的重要环节。通过适宜的评定，可以全面了解脑瘫儿童的生理功能、心理功能和社会功能，综合考虑脑瘫儿童的个人因素和环境因素，能更全面地了解其功能障碍程度及活动、参与受限，也便于作业治疗师做出更合理的作业治疗"诊断"，为后续作业治疗方案的制订及治疗效果的判定提供依据。

一、作业评定目的

脑瘫的临床症状与功能障碍相对来说比较复杂,因此,不可能通过单次评定就能获取全面信息。全面获取儿童的相关信息,精准地找出儿童的功能障碍,是每个作业治疗师在作业评定过程中,最期望达到的目的。脑瘫儿童作业评定目的包括以下几点。

1. 收集脑瘫儿童的身体结构与身体功能、活动和参与能力、家庭和社会环境相关信息,了解作业技能障碍,分析作业活动表现。

2. 明确脑瘫儿童的发育水平。

3. 提出影响作业活动表现的关键因素,掌握儿童的优势因素和劣势因素。

4. 为制订作业治疗计划提供客观有效的依据。

5. 对判断作业治疗效果提供客观指标。

二、作业评定内容

依据 ICF-CY 框架,对脑瘫儿童进行全身心的评定。在脑瘫儿童的作业评定过程中,基本的作业评定包括:基本信息评定、作业技能评定、作业活动表现评定以及环境评定。

(一) 基本信息评定

通过对脑瘫儿童及家长的问诊,收集与儿童有关的基本信息。所采集的信息包括主诉、现病史、个人史(出生史、发育史、喂养史、预防接种史)、既往史(高危因素、早期症状、既往检查和用药情况)、家族遗传史、社会史和教育史等。此外,也要收集儿童的日常生活活动、社交状况、家庭环境因素、家庭经济情况、治疗经过、照顾者情况、家长养育态度等因素。

(二) 作业技能评定

主要包括儿童的运动功能尤其是精细运动功能,感知觉功能,认知功能,社会交往能力,心理行为能力以及适应性行为能力等评定。

(三) 作业活动表现评定

作业活动表现是儿童生长发育过程中必不可少的能力。脑瘫儿童的作业活动表现存在不同程度的受限,评定时主要包括以下内容。

1. 日常生活活动能力评定　包括洗漱、穿衣、进食、二便控制、移动、上下台阶以及乘坐交通工具、家务等。

2. 游戏能力评定　包括游戏规则的理解能力,游戏过程中的思维能力,游戏过程中的角色扮演能力、游戏时运动能力等。

3. 学习能力评定　包括儿童的注意、思维、记忆、判断能力、书写能力等。

(四) 环境评定

根据儿童的实际情况,对儿童的家庭、幼儿园、学校以及社区进行走访,在走访后要获得与儿童所处环境有关的一些基本信息,如儿童的家庭结构、主要照顾者(家长)的养育态度、幼儿园/学校的无障碍设施配备情况以及社区中的残障人群支持等。

三、常用作业评定方法

(一) 评定方法的选择

可用于脑瘫儿童作业评定的方法较多,选择正确的评定方法是准确了解儿童作业表现情况、正确制订作业治疗计划并实施作业治疗的关键。因此,为脑瘫儿童选择合适的评定方法,应遵循以下几个基本原则。

1. 选择标准化的评定方法　不同的治疗师看待儿童功能障碍的角度不同,因此,所选评定方法也会呈现一定的多样性。建议治疗师在选择评定方法时,尽量选择标准化的评定方法。

2. 选择有较高信度和效度的方法

3. 选择针对性强和目的性明确的方法　脑瘫儿童的功能障碍与作业表现相对于其他疾病更为复杂,在选择评定方法时,都需要全面分析儿童当前的信息,选择评定目的更明确的量表。

4. 所选方法要充分考虑环境因素对儿童的影响　对于同一个作业活动,发生在不同的环境中会有不同的作业表现。在评定时,要充分地考虑环境因素对儿童作业活动的影响。

（二）评定方法

1. 基本信息评定　可通过进一步的问诊和医生转介过来的病历,了解脑瘫儿童的发育史、既往康复治疗史、家庭成员的养育态度等基本情况,可通过 COPM 对脑瘫儿童及家庭的作业需求进行评定。

2. 作业技能评定

（1）运动功能评定

1）肌力评定:常用的评定方法有徒手肌力评定和器械肌力评定。①徒手肌力检查（manual muscle testing,MMT）:分级标准通常采用 6 级分级法（表 4-1）;②器械肌力评定:采用握力计、捏力计、拉力计等器械测试相关肌肉的肌力。

表 4-1　MMT 肌力分级标准

分级	表现	相当于正常肌力 %
0 级（零,O）	无视觉可见或触摸可感觉到的肌肉收缩	0
1 级（微缩,T）	可触及肌肉的轻微收缩,但无视觉可见的关节活动	10
2 级（差,P）	在消除重力的姿势下可完成全范围的关节活动	25
3 级（尚可,F）	能抵抗重力完成全范围的关节活动,但不能抵抗外界阻力	50
4 级（良好,G）	能抵抗重力和一定阻力完成全范围的关节活动	75
5 级（正常,N）	能抵抗重力和充分阻力完成全范围的关节活动	100

2）肌肉耐力评定:常用评定方法有以下几种:①运动性肌肉疲劳度测定;②负重抗阻强度测定;③动作重复次数测定。

3）肌张力评定:评定多从以下几个方面入手:①静息性肌张力评定:通过观察安静、放松状态下儿童的肌肉形态,触诊肌肉硬度来判断肌肉的张力（表 4-2）;②姿势性肌张力评定:在姿势变化时出现,安静时消失,可以利用上肢的各种姿势变化,观察上肢姿势性肌张力;③运动性肌张力评定:在身体运动时,观察主动肌与拮抗肌之间的肌张力变化,评定标准参见改良 Ashworth 痉挛量表。

表 4-2　肌张力分类评定表

分类		检查方法	评定	
			肌张力亢进	肌张力低下
安静时	肌肉形态	望诊：肌肉的外观	丰满	平坦
	肌肉硬度	触诊：肌肉的硬度	硬	软
	伸展性	被动过伸展检查	活动受限,抗阻力增加	关节过伸展,抗阻力降低
活动时	摆动度	摆动运动检查	振幅减少	振幅增加
	姿势变化	姿势性张力检查	肌紧张	无肌紧张变化
	主动运动	主动运动检查	过度抵抗	关节过度伸展

4) 上肢关节活动度评定：包括主动 ROM 测定和被动 ROM 测定。当关节活动受限时,需同时测定主动和被动运动的关节活动范围,并进行被动 ROM 与主动 ROM 的比较。

（2）上肢运动功能评定

1) Peabody 运动发育量表（Peabody developmental motor scales-Ⅱ, PDMS-2）：是目前国内外广泛应用的一个全面的运动功能评定量表,适用于 0~72 个月的所有儿童,可以得出儿童精细运动的发育商。详见第二章第三节。

2) 精细运动能力测试量表（FMFM）：适用于 0~3 岁脑瘫儿童,分为 5 个方面、共有 61 个项目,包括：A 区（视觉追踪）、B 区（上肢关节活动能力）、C 区（抓握能力）、D 区（操作能力）、E 区（手眼协调能力）。详见第二章第三节。

3) Carroll 上肢功能评定（Carroll upper extremity function test, UEFT）：共 33 个项目,能较全面地评定手的整体功能。详见第二章第三节。

4) Melbourne 单侧上肢评定量表（Melbourne unilateral upper limb assessment, MA）：适用于 2.5~18 岁脑瘫儿童。中文版墨尔本评定量表包括 14 个测试项、30 个评分项,每个测试项有 1~3 个评分项。详见第二章第三节。

5) 上肢技巧质量评定（QUEST）：适用于 18 个月 ~8 岁痉挛型脑性瘫痪,主要对儿童手技巧质量进行评定。详见第二章第三节。

6) 脑瘫儿童手功能分级系统（manual ability classification system, MACS）：适用于 4~18 岁脑瘫儿童,是针对脑瘫儿童日常生活中操作物品的能力进行分级的系统,旨在反映儿童在家庭、学校和社区中最典型的日常能力表现,通过分级评定双手在日常活动中的参与能力,MACS 在脑瘫儿童家长、康复医生和作业治疗师间保持了良好的信度,可以比较清晰地区别不同级别间的能力,有利于专业人员、家长之间的信息沟通,可给专业人员制订手功能康复计划带来帮助,还可以促进作业治疗师对脑瘫儿童手功能康复的重视。

7) 偏瘫儿童手功能评定：包括抓握评定、双手活动时患手功能的评定、实体觉的评定等。

8) House 上肢实用功能分级法（House classification of upper extremity functional use）：通过 9 个级别的分类方法,判断上肢的功能水平和功能基线。

9) 香港学前儿童精细动作发育评定（Hong Kong preschool fine motor development assessment, HK-PFMDA）：适用于 0~6 岁儿童,包含 3 个分测验,分别是基本手部操作技巧测验、手眼协调和操作测验以及书写前技巧测验。儿童在评定者的指导下完成动作,评定方式与 PDMS-2 类似。首先要选择合适的底部水平,然后连续评定到顶部水平。评分者可以根据动作完成质量给每个动作打分,从而获得项目分数、各分测验得分和总分。此量表成为首套以中文编写及适用于华人地区的标准化发育评定工具,得到业界的认同及广泛采用,是一份信度高及效度高的标准化发育评定工具。

10) 参照粗大运动功能分级系统而制订的精细运动功能分级(bimanual fine motor function,BFMF):适用于各个年龄段的脑性瘫痪儿童,主要特点是将双手精细运动功能分为 5 级,其中 I 级为最佳功能,V 级为最有限的功能,可以同时判断单手和双手的功能。

(3)认知功能评定

1)韦氏幼儿智力量表第四版中文版(Wechsler preschool and primary scale of intelligence-fourth edition-Chinese version,WPPSI-IV-CN):适用于 2 岁 6 个月 ~6 岁 11 个月儿童。可用于评定一般智力功能,也可用于评定资优儿童、认知发育迟缓和智力残疾儿童。该量表共 15 项分测验,可反映 5 大方面的问题,包括言语理解、视觉空间、流体推理、工作记忆和加工速度。该量表最终可得出儿童的总智商。

2)韦氏儿童智力量表(Wechsler intelligence scale for children,WISC):适用于 6~16 岁儿童,目前使用的是第 IV 版(WISC-IV),包括 14 个分测验,分为 10 个核心分测验和 4 个补充分测验。14 个分测验组成包括言语理解、知觉推理、工作记忆、加工速度 4 个指数。详见第二章第三节。

3)儿童作业治疗认知功能动态评定量表中文版(DOTCA-Ch):用于评定 6~12 岁儿童认知功能。共 5 个分测验、22 个项目、56 个题目、总分共 142 分。5 个分测验包括:定向、空间知觉、运用、视运动组织和思维操作。

(4)感知觉功能评定

1)儿童感觉统合能力发展评估量表:由中国台湾省的郑信雄根据 Ayres 的研究成果编制而成,主要用于评定儿童感觉统合能力的发展水平。量表分为 5 部分,总计 58 项,由儿童的家长或陪护人根据儿童近 1 个月的情况如实填写。

2)视觉功能评定:处于不同发育时期的儿童,观察到的距离有限,早期可以通过其观察到的距离,判断其视觉功能的发育水平。儿童视觉功能的发育还会体现在视力上,视力水平会随着年龄的增长而不断提高,到学龄前期或学龄期才能达到正常人的水平。此外,眼动技能也是视觉功能发育的一个常见评定指标,可通过眼球运动的控制能力(如追视、聚散离合等)来评定视觉功能的发育。

(5)发育水平评定

关于脑瘫儿童的发育水平评定,常用的评定量表有格塞尔发育诊断量表(GDDS)、格里菲斯神经发育评定量表中文版(Griffiths mental development scales-China,GDS-C)、贝利婴儿发展量表以及发育里程碑等发育评定方法。详见第二章第三节。

3. 作业活动表现评定

(1)游戏测试评定(test of playfulness,TOP):适用于 6 个月 ~18 岁儿童。采用玩兴模型的方式,描述 4 种不同作用因素组合的玩兴:内在动机、内部控制、暂停现实以及在游戏互动中读懂和给予暗示的能力,这 4 种因素定义了游戏行为的玩兴程度。

(2)饮食能力分级系统(eating and drinking ability classification system,EDACS):适用于 3 岁以上的儿童,与饮食能力限制相关的安全和效率是其关键特征。可用于对儿童日常生活中的饮食能力进行分类,从Ⅰ级"安全有效地饮食"到Ⅴ级"无法安全地饮食且需要考虑使用喂食管来提供营养"5个不同的能力水平进行描述,具有良好的心理测量学特性、内容效度以及不同评分者间信度的一致性。

(3)脑瘫儿童生活质量问卷中文版(cerebral palsy quality of life questionnaire for children, CPQOL):包括家长问卷和自评问卷2个版本。家长问卷适用于4~12岁的脑瘫儿童,通过询问家长,了解儿童有关家庭、朋友、健康、在学校状况等方面的感受进行评分;自评问卷适用于9~12岁的脑瘫儿童,不包括家长问卷中的获得服务以及家庭健康部分的项目。

(4)儿童生活质量量表脑瘫模块(pediatric quality of life inventory cerebral palsy model, PedsQL-CP):主要用于测定2~18岁健康或患有某些急慢性疾病的儿童或青少年的生活质量,由一套测量儿童生活质量共性部分的普通适用核心量表(简称通适量表)和多套测量不同疾病儿童生活质量的疾病特异性量表构成。该量表包括家长代评和儿童自评两部分,已在多个国家被证实具有良好的信度和效度,而且是唯一包括5~18岁儿童自评量表及2~18岁父母代评量表,同时又能保持较好结构一致性的量表。

脑瘫儿童作业活动表现的评定量表还有很多,如儿童功能独立性评定量表(WeeFIM)、儿童生活功能量表(PEDI)、文兰德适应能力量表(VABS)、婴儿-初中生社会生活能力评定和儿童适应行为评定等,评定过程中可根据实际需求进行选择。详见第二章第三节。

4. 环境评定　环境评定是针对脑瘫儿童所处的医院或康复机构、家庭环境、幼儿园、学校环境以及社区人工环境的评定。还包括康复治疗人员、学校老师及同学、社区人员、家长及其他家庭成员等的态度。结合脑瘫儿童的功能水平,对其即将回归的环境进行实地考察、分析,以了解儿童在实际生活环境中的活动完成情况、舒适程度及安全性,准确找出影响其活动受限的因素,向儿童所在的家庭、社区(包括幼儿园、学校)及政府机构提供环境改造的适当建议和科学依据,最大限度地提高其功能水平和独立性。

(1)辅助器具评定:应结合儿童的身体功能与结构,根据活动、参与的需求目标,对预选的辅助器具进行评定。评定使用辅助器具对儿童身体功能的要求,评定辅助器具所起到的作用与儿童需求间的差异。

(2)家庭环境评定:家庭环境是儿童主要的活动环境。家庭环境评定主要考察入口、楼梯、地面、家用电器以及浴室的安全性,还有电源插座的位置、电话及紧急出口等。评定时可以采用调查问卷的形式,必要时也可以进行家访。

(3)社区环境评定:脑瘫儿童及照顾者能否利用交通工具及社区服务质量是评定的两个基本点。人行道、斜坡、扶手、路边石、台阶、入口、走廊、洗手间使用等都必须符合无障碍标准,便于脑瘫儿童使用。

(4)人文环境评定:主要包括脑瘫儿童接受康复教育、社会交往及生活环境中的人文因素,如康复机构、幼儿园、学校、社区、家庭以及社会各类人员的态度,政府及相关机构的法律、法规及政策等。

(项栋良)

第三节 作业治疗

脑瘫儿童作业治疗是在一定的环境下,以感觉、运动、认知和心理技巧为基础,针对脑瘫儿童在游戏、自理、上学 3 个方面的活动表现进行训练,以解决生活、学习及社交中所遇到的困难,取得一定程度的独立性和适应性。

一、作业治疗原则

1. 根据家长和儿童的需求制订合适的作业治疗目标,并且要将游戏贯穿于脑瘫儿童的作业治疗中,在游戏中,促进儿童运动器官很好地发展。

2. 针对不同功能障碍的脑瘫儿童,设计个性化作业治疗方案。

3. 当儿童取得进步时,治疗师要用各种方法鼓励儿童,调动儿童参与的积极性。

4. 在作业治疗师专业指导下开展脑瘫儿童的家庭康复,实现更好的康复效果。

二、作业治疗目的

最大程度地减轻疾病或损伤所造成的功能障碍。通过不同形式的治疗性作业活动,促进其运动、认知、感知觉、社会能力等作业技能的发展,提高作业活动能力,以达到生活自理并能接受普通教育或特殊教育,为将来的学习、工作、参与社会活动等奠定基础。

(一) 改善功能障碍

1. 通过改善躯干及上肢肌力、肌张力、关节活动范围,改善姿势及运动模式,提高精细运动功能,改善脑瘫儿童的协调性和平衡功能等,为获得游戏、学习及独立生活能力创造条件。

2. 调节感觉系统功能、呼吸系统功能,改善睡眠质量,增强体力和耐力等,提高儿童的生活质量。

(二) 提高生活自理能力

通过日常生活活动训练,学习辅助器具的使用以及综合治疗,提高脑瘫儿童穿衣、进食、洗浴、修饰、转移、如厕、写字等日常生活活动能力,为其入学接受普通教育或特殊教育提供必要的条件,使脑瘫儿童学会适应家庭、社区及学校环境,从而成为参与社会的一员。

(三) 促进身心全面发展

1. 通过作业治疗,制作出作品或成果,使脑瘫儿童在心理上感到成功后的愉快和满足,培养其在制作过程中获得美的享受和愉快的情感体验。

2. 通过娱乐性作业活动,如文娱、体育活动,可以调节情绪,放松精神,发展脑瘫儿童的兴趣,促进脑瘫儿童身心健康发展。

3. 通过不同形式的作业治疗,培养脑瘫儿童参与集体及社会活动的意识,培养脑瘫儿童的移情能力,使其学会尊重他人,理解、同情他人并给予力所能及的帮助。

三、作业治疗内容

脑瘫的作业治疗涉及领域非常广泛,包括姿势控制的发育、手功能的发育、感觉统合、感知与认知、心理和情感、进食、自理和独立性、游戏、书写技巧、家长指导等。具体而言,脑瘫儿童作业治疗的内容主要包括以下几个方面。

1. **保持正常姿势**　按照儿童的发育规律,通过包括游戏在内的各种作业活动训练,保持儿童的正常姿势,这是进行各种随意运动的基础。

2. **促进上肢功能的发育**　上肢功能的发育以及良好的随意运动能力,是生活自理、学习以及将来能否独立从事职业的关键。通过应用各种治疗方法,以游戏的形式促进儿童正常的上肢运动模式和视觉协调能力。

3. **促进感知觉和认知功能的发育**　促进浅感觉、深部感觉以及认知功能的发育,改善儿童对身体部位和形象的认识,提高感知觉及认知功能。

4. **提高日常生活活动能力**　实现儿童生活自理是作业治疗的最终目的。促进运动发育、上肢功能、感知认知功能的训练,应与日常生活动作训练相结合。如训练饮食动作时需要头的控制、手眼协调、手功能、咀嚼、吞咽时相应部位的运动;进行更衣动作、洗漱动作、排泄动作、洗浴动作、书写动作等训练。

5. **促进情绪的稳定和社会适应性的提高**　身体功能障碍越重,行动范围越受限,经验越不足,社会的适应性越差。应从婴幼儿做起,调整其社会环境,通过游戏、集体活动来促进脑瘫儿童的社会性和情绪的稳定。

6. **辅助器具、矫形器、移动工具的使用**　可选择使用进食用自助具、更衣用自助具、如厕入浴自助具、家务用自助具、交流用自助具、矫形器(上肢)、轮椅。

7. **指导家长**　指导家长及家庭其他成员正视客观现实,克服各种心理障碍,勇敢地承担家长的责任和义务。很多家长只注重儿童的粗大运动,如站立、行走等,认为会走最为关键,而忽视儿童的精细运动功能,常常贻误最佳治疗时机,作业治疗师应帮助家长尽早走出误区,积极参与到作业治疗中。

四、常用的作业治疗方法

（一）保持正确姿势的训练

按照儿童的发育规律,脑瘫儿童在仰卧位、俯卧位、坐位及立位下的活动都应保持正确的姿势。坐位是脑瘫儿童进行日常生活活动、学习活动及游戏时最常用的体位。

当儿童取坐位时,一定要保证髋关节、膝关节、踝关节保持屈曲 90°,躯干伸展。需要注意的是训练中最容易忽略的是坐位时踝关节的姿势(图 4-1),如果儿童的足不能完全接触地面,儿童屈髋肌收缩,此时儿童的注意力都放在了保持平衡上。如果椅子的高度不能令儿童的双足着地,可以在其脚下放一适当高度的木板或泡沫垫,使其双脚负重(图 4-2)。

（二）上肢功能训练

针对脑瘫儿童的精细运动功能等方面存在的障碍,可采取以下方法进行训练。

1. **上肢粗大运动功能训练**　如让儿童保持肘支撑、手支撑、手膝支撑等。

2. **精细运动功能训练**　主要包括手的精细抓握训练、视觉功能训练、手眼协调能力训练等。

(1)手的精细抓握训练:可进行三指捏训练,即用拇、示、中指抓握训练(图 4-3);拇、示指指腹捏训练(图 4-4)。

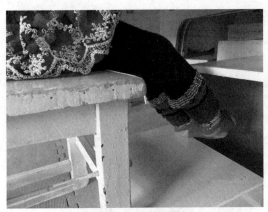

图 4-1 不正确的坐姿

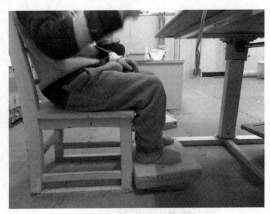

图 4-2 正确的坐姿

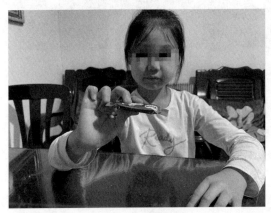

图 4-3 三指捏训练

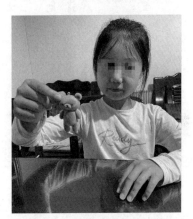

图 4-4 拇、示指指腹捏训练

(2)视觉功能训练:可以用各种色彩鲜明、背景对比清晰及反光良好的玩具。儿童取坐位,球在桌面上,从儿童左侧滚到右侧,让儿童用眼睛追踪球,再把球从右侧滚到左侧,让儿童追踪球(图 4-5);可以把球放于儿童头部上方 10cm 处,嘱儿童看球,让球自由落下,训练儿童追踪目标的能力(图 4-6)。

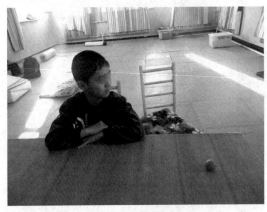

图 4-5 水平追踪球

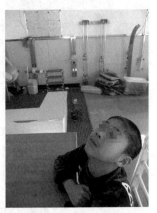

图 4-6 垂直追踪球

(3) 手眼协调能力训练:可选择让儿童撕杂志中的人物画,越贴近人物画的线条越好 (图 4-7);砸蛋游戏,儿童取坐位,桌面放一砸蛋玩具,治疗师让儿童砸蛋(图 4-8),如儿童能 很好地完成,可增加难度,嘱其砸治疗师所说颜色的球。

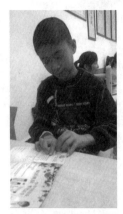

图 4-7 撕人物画训练

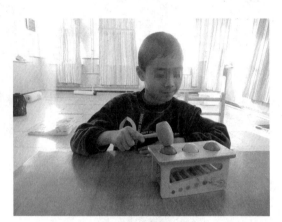

图 4-8 砸蛋训练

（三）感知觉训练

给儿童 1 个煮熟的鸡蛋,让儿童剥鸡蛋皮,在这个过程中让儿童自己体会用力的大小, 要把鸡蛋皮一点一点地剥下去,尽量不要剥掉蛋清(图 4-9)。

（四）认知功能训练

认知障碍是影响脑瘫儿童生活质量的重要因素之一,脑瘫儿童认知功能训练包含学习 能力、记忆力和注意力等方面的训练。

1. 基本色训练　用橙红、红色、绿色、蓝色、紫色、白色等颜色同周围熟悉的物体进行实物训 练。如:大海、绿树叶、蓝天、小草、白云等,让脑瘫儿童能基本正确地说出(见书末彩图 4-10)。

2. 训练认识圆形、三角形、长方形、正方形、五角形、椭圆形、菱形(图 4-11)。

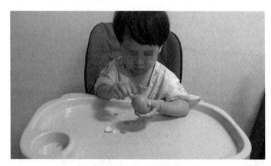

图 4-9 剥鸡蛋皮

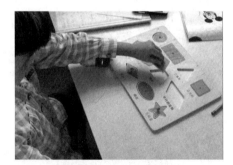

图 4-11 辨认形状训练

（五）日常生活活动能力训练

选择儿童日常生活中必须完成的动作进行训练,训练难度以儿童稍加努力即能完成最 好。训练内容包括进食、更衣、如厕、洗漱、个人卫生等多个方面。详见第三章第八节。

（六）游戏训练

游戏是儿童的天性，是儿童认识世界、学习知识、增长本领的主要内容和形式。每个儿童都享有游戏的权利，特别是由于先天缺陷或后天疾病导致功能障碍的特殊儿童。详见第三章第五节。

（七）学习能力训练

目前中国 30 万以上人口县均设有特殊教育学校，残疾儿童义务教育入学率在 95% 以上。对特殊儿童进行学习训练，使其更快适应学校，详见第三章第六节。

（八）辅助器具的应用

辅助器具的应用是康复治疗的重要内容之一，特别是对于一些功能障碍严重的脑瘫儿童，辅助器具更是发挥着重要的作用。应用辅助器具可减轻照顾者的负担，促进儿童回归家庭、参与社会。脑瘫儿童常用的辅助器具主要应用在进食、修饰、更衣、如厕、交流等方面，例如脑瘫儿童吃饭时，总是把饭舀洒，可以用一个带碗挡的饭碗，避免弄洒饭菜（图 4-12）。

脑瘫儿童吃饭时，餐具常无法固定，用有吸附盘的餐具（图 4-13），可以帮儿童固定。

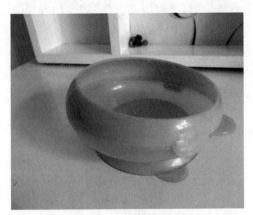

图 4-12　带碗挡的饭碗

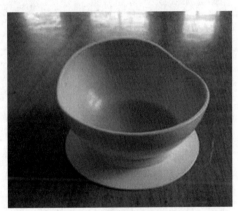

图 4-13　带吸附盘的碗

（九）指导家长

指导家长开展家庭治疗，是儿童作业治疗的一部分。儿童在医院接受作业治疗师训练的时间极其有限，而脑瘫儿童和家长在一起的时间非常充足，如何指导家长开展家庭康复就显得十分重要。如指导家长注意保持儿童的正确姿势，正确使用辅具等。可采取方法包括：①争取儿童合作，尽量吸引儿童注意力，避免强迫儿童做训练；②每次训练时间尽可能不要太长，对儿童进行训练的形式要多样；③遵循示范 - 等待 - 鼓励 - 等待 - 示范的原则，让儿童有足够的时间去反应。当儿童完成一件事情，做好一个动作，要立即给予鼓励；④让儿童有成就感，进行作业治疗活动训练时，让儿童自己完成最后的动作，增强儿童的成就感；⑤遇到儿童反抗或消极情绪时，可采用忽视疗法；⑥必须有耐心并保证时间。

五、ICF 架构下的案例分析

（一）案例介绍

刘某，男，5 岁，幼儿园中班，走路速度慢，能够独立步行，可扶一侧扶手上下楼梯。可主动抓握，手眼协调及双手协调能力欠佳，进行精细活动时伴有前臂旋前，腕关节掌屈，可独自进食,用勺吃饭由于前臂旋前食物在勺子中经常洒落,吃饭时不会用另一只手扶碗。少量辅助下可穿脱套头衫及裤子,穿袜子不分反正。可进行日常交流,能复述简短故事,认识大小、颜色,不知衣服反正,可辨别上下前后位置关系,不会区分左右,会点数。注意力不集中,不能拿到移动的物体,经常弄坏纸质玩具。

诊断:脑性瘫痪(痉挛型双瘫)

(二)作业评定结果及分析

1. 作业评定结果 格塞尔发育量表评定:适应性 DQ78(边缘)、大运动 DQ50(中度迟缓)、精细动作 DQ62(轻度迟缓)、语言 DQ87(中等)、个人-社交 DQ92(中等);Peabody 精细运动评定:发育商为 91(中等水平);儿童手功能分级系统评定:刘某目前处于 Ⅱ级水平;WeeFIM 评定:得分 110 分(基本独立)。

2. 分析

(1)活动与参与受限:刘某用勺吃饭经常洒,吃饭时不知扶碗,不能拿到移动的物体,经常弄坏纸质玩具,穿袜子不分反正。

(2)身体结构与身体功能损伤:前臂旋前,腕关节掌屈,手眼协调、双手协调功能受限,感知觉功能障碍、注意力不集中。

(3)环境因素:家庭教育方式过于溺爱,家长及学校老师没有关于脑瘫儿童家庭/学校治疗方法的经验。

(三)治疗目标

1. 短期目标

(1)刘某在 4~6 周内每次用勺子进餐洒食物小于 3 次,吃饭时另一手扶碗。

(2)刘某在 4~6 周内穿袜子时分清反正。

2. 长期目标

(1)刘某在 10~12 周内能用辅助筷子进食。

(2)刘某在 1 年内能独立完成幼儿园的全部活动,为进入学前班做准备。

(四)作业治疗方法

1. 提高作业技能的治疗

(1)降低上肢肌张力训练:该儿童把双手放在桌子上,治疗师给出指令,儿童旋转前臂做手心、手背朝上的动作;让儿童双手握毛巾,一侧腕背伸,另一侧腕掌屈,做双手拧毛巾的动作,双侧交替进行。

(2)手眼协调训练:用方块充当火车车厢,玩盖印章游戏,让儿童在车厢内盖图章,嘱儿童不要盖在车厢外,锻炼手眼协调;让儿童用勺把纸团子转运到盒子中,可提高儿童的手眼协调并且促进上肢伸展;使用贴有标签的球,将标签处向下放在儿童的手中,让其活动手指将标签转到上方;在儿童的前方放一保龄球,让儿童一手持球,砸保龄球;儿童单手持套杯,治疗师在对面桌上扔球滚向儿童,嘱儿童用套杯盖上滚动的球。

(3)双手协调训练:让儿童一手持胶水,另一手持纸质树叶,把胶水涂抹于树叶上,再贴到大树上;让儿童双手各握一根筷子,嘱其用两根筷子夹起球,放在指定位置。

(4)感觉输入训练:可让儿童揉不同质地的纸张,感受纸张对手掌的刺激,增加感觉输入;把球放在盛有水的盆中,儿童向下压球,让其感受水的浮力。

(5)注意力训练:桌面上放 1 个红色小球和 2 个倒放的杯子,治疗师拿起 2 个杯子,快速用1个杯子扣住小球,来回移动2个杯子,让儿童追视带小球的杯子。

2. 提高日常生活活动能力的治疗　进行穿袜子训练,如给儿童一双袜子,在正面贴上标签,让儿童观察袜子的正面特征,逐步减少标签,让儿童独自分清袜子的正反面;使用辅助筷子等辅助具进行进食训练。

3. 指导家长　开展多种形式的家长培训,指导家长改变家庭教育方式,避免过于溺爱;将治疗计划及进展及时反馈给家长,指导家长在自然情境中进行家庭康复治疗。

（徐　磊）

第五章
脑血管病的作业治疗

第一节 概 述

一、定义

脑血管病(cerebrovascular disease),又称脑血管意外,俗称脑卒中,是由各种血管性病因引起的脑部病变的总称,主要病理过程是在血管壁病变基础上出现血液成分和血流动力学异常改变,引起脑血管突然闭塞或破裂,导致局部缺血或出血改变的一组疾病。根据病理特点,儿童脑血管病可分为缺血性(梗死性)和出血性 2 大类。梗死性脑血管病包括脑血管内血栓形成和脑栓塞,以血栓形成最多见。出血性脑血管病可发生在脑实质、蛛网膜下腔、硬膜下和硬膜外。儿童脑血管疾病的流行性病学显示儿童梗死性脑血管病和出血性所占比例基本相等。

二、临床表现

儿童脑血管病发病率相对较低,但致残率和病死率较高,是临床上最常见的致残性疾病之一,半数以上脑血管病儿童留有认知和／或运动残疾。临床多表现为急性偏瘫、语言障碍、惊厥、意识障碍、颅内压增高等。梗死性脑血管病是儿童致残率增高的重要原因,本章重点介绍儿童梗死性脑血管病。

(一)脑动脉血栓形成

脑动脉血栓形成(artery thrombosis,AT)是脑梗死最常见的类型,出现一系列相应的神经系统定位体征,如惊厥、肢体瘫痪或失语,急性偏瘫是最主要的临床症状。

1. 临床特点　可见于任何年龄,但以 6 岁以下多见,年长儿首发症状常以偏瘫居多,部分伴有惊厥;婴幼儿多以惊厥发病,然后出现偏瘫。早期还可有偏身感觉障碍、偏盲、中枢性面瘫、意识障碍、发热、肢体不自主运动、小脑共济失调、锥体外系症状、头痛、语言障碍等临床特点。

2. 临床分型

(1)根据发病形式分为卒中型、急性型、亚急性型、间歇型。

(2)根据梗死部位分为颈内动脉梗死、大脑中动脉梗死、大脑前动脉皮质支梗死、大脑后动脉梗死、椎 - 基底动脉梗死。

(3)根据发病原因分为颅内动 - 静脉畸形、颅脑创伤、颅内感染、颅内动脉瘤以及晚发性维生素 K 缺乏症、先天性心脏病、颈内动脉海绵窦瘘等所致脑血管病。

（二）烟雾病

烟雾病（moyamoya disease）是一种以颈内动脉虹吸段狭窄或闭塞及脑底动脉环各深穿支增生和扩张而形成异常血管网为特点的慢性非炎性反应性颅内血管闭塞。Suzuki 和 Takaku 根据脑血管造影时脑底部呈现许多密集成堆的小血管影，似抽烟时喷出的烟雾，故将该病形象地命名为"烟雾病"。

1. **临床特点**　起病年龄多在 10 岁以下。临床表现各异，主要为脑缺血或出血产生的脑损害症状，儿童以脑缺血表现为首发症状，成人以出血为主要表现。常为突然起病，主要症状为反复的暂时性脑缺血发作（transient ischemic attack，TIA）、肢体无力、一过性偏瘫或交替性偏瘫、癫痫发作、头痛、认知障碍，其中运动障碍最常见。临床症状及其严重程度取决于侧支循环的代偿能力，如果能维持足够的脑血流灌注，则表现为无症状或只有短暂的 TIA 发作或头痛表现。

2. **临床分型**

（1）TIA 型：最多见，约占 70%，反复发生一过性瘫痪，多为偏瘫，也可发生交替性偏瘫，发作后运动功能完全恢复。

（2）梗死型：急性脑卒中，导致持久性的神经系统异常，如偏瘫、失语、视觉障碍和认知障碍。

（3）癫痫型：频发的癫痫发作，部分性发作或癫痫持续状态，伴脑电图痫性放电。

（4）出血型：成人病例常以颅内出血为首发表现或主要表现。

三、功能障碍特点

1. **运动功能障碍**　一侧肢体运动功能障碍最常见。除下肢功能障碍外，上肢功能障碍也很常见。上肢功能受损会不同程度地影响儿童的精细运动、日常生活活动、游戏及学习能力，但又常常被家长忽视，贻误最佳时机。

2. **感觉功能障碍**　部分儿童出现偏身感觉障碍、偏盲症状。

3. **认知功能障碍**　通常包括感知障碍（忽略症和失认症）、任务组织障碍（失用症）、注意障碍、记忆障碍、语言和交流障碍、智力障碍和执行功能障碍，临床上以注意障碍、记忆障碍多见。认知功能障碍是影响儿童整体预后的重要因素。

4. **社会适应能力障碍**　由于运动障碍，儿童活动范围受限，与同龄儿童接触、游戏的机会少；或由于被过度照顾，参加社会活动时也十分被动，对社会的理解不够，缺少必要的社会生活体验。儿童多以自我为中心，常不能适应社会环境。

第二节　作业评定

一、作业评定目的

通过综合评定的方式，发现及分析作业表现障碍，指导临床治疗，判断治疗结果及判定治疗效果,指导进一步的治疗或预后总结。

二、作业评定内容

1. 一般情况评定　包括生长发育史、现病史、个人史、既往史、家族史、辅助检查及结果等,了解儿童及家长的作业需求。

2. 作业技能评定　包括运动、感觉及认知功能评定等。

(1)手与上肢运动功能评定

1)肌力评定:对包括手握力及指捏力在内的手臂各肌肉力量进行评定。

2)肌张力评定:对静止性肌张力、姿势性肌张力、运动性肌张力进行评定。

3)关节活动度评定:对手臂各关节活动度进行评定,包括主动和被动关节活动度评定。

4)手操作功能评定:包括粗大和精细的运动。粗大抓握包括钩状抓握、柱状抓握、球状抓握以及手移动搬运物品能力;精细抓握包括指腹捏、指尖捏、侧捏、三指捏等动作。

(2)感觉功能评定:对浅感觉、深感觉、复合感觉以及某些特殊感觉,如视觉功能等进行评定。通过对视觉功能评定,判断儿童感受存在的光线和感受视野刺激的形式、大小、形状和颜色等方面的障碍及程度。

(3)认知功能评定:对意识状态、注意、记忆等功能进行评定。

3. 作业活动表现评定　包括日常生活活动能力评定、社会适应行为评定、生活质量评定等。

(1)日常生活活动能力评定:对儿童更衣、进食、洗漱等生活自理能力、功能性活动、家务、交流等能力进行评定。

(2)生活质量评定:对躯体功能、精神心理功能、社会功能、疾病特征与治疗进行评定。

4. 环境评定　包括家居环境、学校环境以及社区环境评定。

三、常用作业评定方法

(一) 作业技能评定

1. 手与上肢运动功能评定　包括手与上肢关节活动范围评定,肌力、肌张力评定,手操作能力评定。

(1)肌力评定:可用徒手肌力评定法对包括手握力及指捏力在内的手臂各肌肉力量进行评定。

(2)肌张力评定:采取改良 Ashworth 量表(modified Ashworth scale,MAS)对静止性肌张力、姿势性肌张力、运动性肌张力进行评定。

(3)关节活动度评定:应用关节量角器测量肩关节、肘关节、前臂、腕关节及腕掌关节,各掌指关节、指间关节活动范围。测量时注意患侧及健侧均需测量,进行双侧对比。

(4)手操作能力评定:在儿童日常活动中观察粗大抓握与精细抓握动作。也可选用以下量表进行评定。详见第二章。

1)Peabody 运动发育量表 -2(PDMS-2):适用年龄 0~72 个月,可评定儿童的手抓握能力和视觉 - 运动整合能力。

2)Melbourne 单侧上肢评定量表(MA):适用年龄 2.5~18 岁,中文版 MA 可评定单侧上肢的运动活动能力,如伸手、抓握、释放和操作物品的能力。

3）Carroll 手功能评定：又称上肢功能试验（upper extremity function test，UEFT），该量表将与日常生活活动有关的上肢动作分成 6 大类共 33 项，主要检查手的抓握及对指等功能、上肢整体功能及上肢协调功能。

2. 感觉功能评定　除用儿童神经系统检查方法对儿童的辅助感觉功能、视觉功能和痛觉进行评定外，还可采用以下方法。

（1）辅助感觉功能评定：包括前庭功能、本体感觉功能、触觉功能评定，常用儿童感觉统合发展评定量表（sensory integrative schedule，SIS）和婴幼儿感觉功能测试表（the test of sensory function in infants，TSFI）。

（2）视觉功能评定：可采用视觉诱发电位和眼科检查方法进行视觉功能评定。随着年龄的增长和大脑皮质功能的发育，儿童的视觉功能不断完善，可根据视知觉发育水平进行评定。

（3）痛觉评定：儿童疼痛行为量表（the face，legs，activity，cry，consolability behavioral tool，FLACC），适用年龄 2 个月 ~7 岁，主要根据儿童哭闹和体态动作等判断疼痛是否存在。

3. 认知功能评定　常用韦氏智力测验量表、中文版儿童作业治疗认知功能动态评定量表等进行评定。

（1）韦氏智力测验量表：根据儿童的年龄选用适当的韦氏智力测验量表。①韦氏儿童智力量表第 4 版（WISC- Ⅳ）：适用年龄 6~16 岁；②韦氏幼儿智力量表第 4 版（WPPSI-Ⅳ）：适用年龄 2 岁 6 个月 ~6 岁 11 个月。

（2）中文版儿童作业治疗认知功能动态评定量表（DOTCA-Ch）：适用年龄 6~12 岁儿童，具有良好的信度和效度，可作为一种有效测量工具评定儿童的认知功能。包括 5 个领域、22 个项目、56 道题目，总分 142 分。

（二）作业活动表现评定

1. 日常生活活动能力评定　常用量表包括脑瘫儿童日常生活活动能力评定表、儿童功能独立性评定量表（Wee-FIM）、儿童生活功能量表（PEDI）等。

2. 儿童适应行为能力评定　常用婴儿 - 初中生社会生活能力评定量表及儿童适应行为评定量表。

3. 生活质量评定　常用儿童生活质量评定量表（the pediatric quality of life inventory，PedsQLTM）、生活质量量表（SF-36）、儿童少年生活质量量表（QLSCA）、少儿主观生活质量问卷（ISLQ）、生活质量核心问卷表（QLQ-C30）等进行评定。

（三）环境评定

可通过访谈法或实地考察，对儿童家居环境、幼儿园或学校环境、社区环境进行评定，并提出整改意见，为儿童提供安全、舒适、可达的活动环境。

第三节　作 业 治 疗

一、作业治疗原则

1. 作业治疗贯穿于儿童治疗的全过程，做到循序渐进。

2. 时机合理,尽早介入。早期以预防并发症为主,中期以恢复儿童功能为主,末期以提高生活质量和社会参与为主。

3. 以 ICF-CY 理念为导向,作业治疗与日常生活活动和健康教育相结合,并有儿童的主动参与及家属的配合。可选择一对一训练、小组训练及家庭训练相结合的方式进行。在儿童活动和锻炼中,能够提高儿童的躯体功能,增加儿童的独立性,鼓励儿童进行社会参与性活动。

4. 积极防治并发症,如肺部感染、压疮、深静脉血栓、肩关节半脱位等。

二、作业治疗目的

通过以作业疗法为主的综合干预措施,防治并发症,减少后遗症,调整心理状态,促进儿童运动、认知、社交等技能发展,提高生活自理、学习、游戏等活动与参与能力。

三、作业治疗方法

(一)早期作业治疗

作业治疗应在儿童的病情稳定后尽早开始。此期作业治疗应根据儿童的病情、年龄、有无并发症等,结合评定结果,制订个性化作业治疗方案,主要包括以下内容。

1. 指导儿童在各种卧位下正确摆放肢体以及变换体位的方法　包括定时翻身、增加偏瘫侧感觉刺激的偏瘫侧卧位、仰卧位和健侧卧位注意事项以及患侧上肢被动活动等。主要注意患侧肢体受压,预防患侧肢体发生痉挛或出现共同运动的异常模式。以上肢为例,要保持患侧肩胛骨前伸、肩关节外旋或中立位、肘关节伸直、前臂旋后或中立位。

2. 指导儿童进行维持和改善关节活动度的活动　如果儿童意识清醒,病情允许,可以指导儿童进行自主肢体运动。包括双手叉握上举活动、双侧上肢或偏瘫侧上肢肩肘关节功能活动、双手中线活动并与日常生活活动相结合的训练。还可利用各种物理因子促进肌肉收缩或关节活动,达到早期活动的目的。

3. 指导儿童进行早期自理活动　包括进食、排便、更衣等的体位和方法。

4. 病情允许的情况下尽早取床上或床边坐位,并注意保护患肢尤其是患侧肩关节的稳定。

5. 防治各种并发症,如肺部感染、压疮、深静脉血栓等。

6. 指导家长克服心理障碍,采取正确的方式与儿童相处。

(二)中期作业治疗

此期儿童上肢屈肌协同运动和下肢伸肌协同运动明显,可做到某些肌肉关节的独立运动。此期的作业治疗主要是抑制协同运动模式,训练肌肉、关节的独立运动,提高关节的协调性,结合日常生活活动,进行恢复功能的作业治疗,以最大限度恢复儿童功能和日常生活活动能力。

1. **上肢功能训练**　以恢复肩臂和手功能为目的。根据相关作业治疗理论设计活动,常用的有 Bobath 方法、神经肌肉本体感觉促通法(PNF)、Rood 方法、运动再学习方案等。通过活动达到抑制粗大原始的共同运动、诱发随意运动、建立正常的运动模式、改善随意运动的协调与控制、增加双手的协调性及灵活性的目的;同时改善躯干平衡及控制能力,提高自理能力。还可采用限制性诱导运动疗法、运动想象疗法、镜像治疗、双侧训练技术、任务导向训练、虚拟现实技术、上肢机器人辅助训练等改善儿童的上肢功能。

（1）改善手功能的训练：患手触觉及本体感觉刺激输入，提高双上肢的游戏功能，改善儿童的双手功能、协调能力和功能独立。如套圈、按压球、拍球、穿雪花片游戏（图5-1~图5-4）。

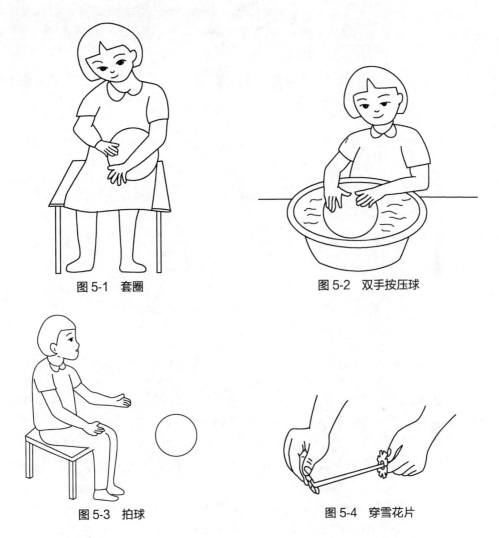

图 5-1　套圈　　　　　　　　　　　　　图 5-2　双手按压球

图 5-3　拍球　　　　　　　　　　　　　图 5-4　穿雪花片

（2）改善痉挛的训练：抑制上肢痉挛模式、躯干紧张和痉挛，伸展躯干，促进和改善躯干活动性，控制上肢痉挛。

（3）关节训练：主要是对儿童的关节位置摆放与关节运动进行训练。在患手活动期间，停留在任意一个角度并保持在此位置片刻，以提高患侧上肢的空间控制能力。进行肩关节、肘关节的各方向的自主运动，腕、指的自主运动，以及肩带的活动训练（图5-5，图5-6）。

（4）坐位、站立训练：通过患侧上肢支撑训练、左右前后重心移动训练、站立平衡训练等，增强儿童重心转移和患侧承重能力。如进行患手向前推物、双手撕纸等活动训练（图5-7）。

（5）辅助器具训练：通过坐姿矫正椅、夹板、特制剪刀、辅助杖等辅助器具的运用，帮助儿童提高患手的运动技能，防止患侧手畸形发生。

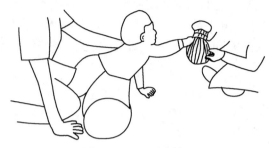

图 5-5　上肢控制训练

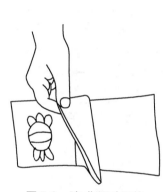

图 5-6　腕、指活动训练

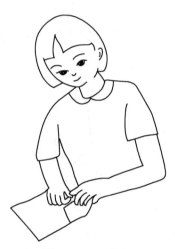

图 5-7　双手撕纸

2. 感觉功能训练

（1）浅感觉训练：主要是进行拍打、摩擦皮肤等刺激。

（2）深感觉训练：应与运动训练相结合，即进行感觉 - 运动训练，促通外周肌腱、关节感受器与中枢神经系统，如患肢关节负重训练、手法挤压关节、肢体在一定空间位置的保持训练、应用 PNF 技术以及平衡功能训练等。

（3）作业活动：改善感觉的作业活动如在一个宽平的容器中放置沙子、大米、玉米粒、黄豆等，让儿童在其表面画图案或从其中拣出埋入的物品或从布袋中摸找指定的物品，或在木钉外侧缠绕各种材料（如砂纸、棉布、橡皮泥、铁皮等）进行木钉作业，对于偏盲者可练习向患侧转头做跨越中线的视觉搜索作业等（图 5-8）。

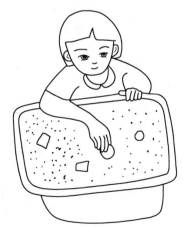

图 5-8　决明子中找玩具

感觉训练要循序渐进，避免刺激过强而加重痉挛。物质越粗糙对于皮肤的刺激越大，故应根据儿童的障碍程度选择训练材料。感觉丧失和迟钝者容易造成烫伤、创伤，要让儿童了解其障碍并指导其运用代偿方法。

3. 认知功能训练　认知功能训练是脑卒中后儿童认知

能力再学习的过程,包括基本技能再训练和将教育和训练的成果应用到日常生活中的训练,以改善实际生活活动能力。还可借助先进的科技产品进行训练,以激发儿童的兴趣。

(1)注意力训练:应考虑儿童各方面神经心理功能和日常生活需求,包括信息处理训练、以技能为基础的训练、分类训练等。

1)信息处理训练:包括兴趣法、奖赏法、示范法。

2)以技能为基础的训练:不仅需要注意力集中,而且需要一定的理解力和判断力。可选择猜测游戏、删除作业、时间感和数目顺序等。

3)分类训练:多以纸笔练习形式进行,要求儿童按指示做出适当的反应。包括连续性注意训练、选择性注意训练、交替性注意训练、分配性注意训练。

(2)记忆训练:记忆训练的目的是逐步延长刺激与记忆的间隔时间,使儿童在相对较长的时间后能准确回忆或再现。记忆训练常用的方法包括环境适应、外在记忆辅助、内在记忆辅助。

1)环境适应:通过环境重建,满足其日常生活需求。

2)外在记忆辅助:是利用身体外的辅助物品或提示来帮助记忆障碍者的方法。适用于记忆问题不严重且其他认知障碍较少的儿童和功能性记忆障碍儿童。外在记忆辅助工具分为存储类和提示类2种。

3)内在记忆辅助:是通过调动自身因素,以损害轻或者完好的功能代替损伤的功能,以达到改善或补偿记忆障碍的一些对策。包括无错误学习和助记术。

(3)概念认知训练:包括对物品、颜色、形状、数字的认识等,训练物品、颜色、形状、数字配对、辨别、命名等,认识物品的性状,将物品分类,学习"量的概念"如大与小、多与少、长与短,顺数倒数,手-口对应数数,数序训练,一一对应等。

(4)思维训练:思维训练是指借助思维技巧,比如匹配、选择、一一对应、顺序排列、找出不合理因素、分类、问与答等方法,训练儿童的分析思考能力。

4.日常生活活动训练 从最简单、基本的日常生活活动开始,并通过借助生活辅具及自助具等学会日常生活活动的自理方法和技巧。

(1)自我照顾性训练:包括如厕、穿衣、进食、梳洗、收拾个人物品及一般家居技能等训练。

1)进食训练:先训练儿童用手拿饼干或水果入口,掌握后再进行用勺进食训练。在碗中(可使用吸盘碗或带碗挡的碗)留3~5勺食物(初期可准备儿童喜欢的食物,处理成黏稠糊状),辅助儿童拿起勺子插入食物中,舀起并喂入口中;逐渐减少辅助,直至完成用勺独立进食(图5-9)。

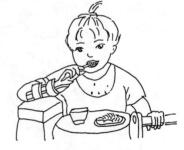

图5-9 进食训练

2)穿脱衣训练:先训练脱衣,再训练穿衣;先训练穿脱宽松衣物,再训练穿脱紧身衣物;先训练穿脱宽松开衫和裤子,再训练穿脱套头衫;拉链、扣子可作为独立项目进行训练。

(2)家务活动训练:6岁以上的儿童,可让儿童在家中做力所能及的家务活动,如收拾玩具、擦桌子、给阳台上的花浇水等。

(3)社会活动训练:帮助儿童积极参与家庭生活,尽可能体现出在家庭担当角色的相应行为和能力；与儿童及其照顾者一起讨论、学习新的知识技能；指导儿童积极参与有益的集体活动，丰富自己的社交生活；指导训练儿童在社交中必需的功能活动，如上街购物、乘坐交通工具，进餐馆就餐、到公共场所娱乐等；对有语言障碍的儿童应训练其交流能力，帮助他们掌握用言语、手势、文字和图画等任意种方式来理解和表达自己的意思，提高与他人沟通和交流的能力。

（三）末期作业治疗

此期儿童可以在很大程度上使用患侧肢体。作业治疗目的在于如何更加自如地使用患侧，如何更好地在日常生活中应用通过训练掌握的技能，提高 ADL 能力，在保证运动质量的基础上提高速度，最大限度提高生活质量。

作业治疗方法主要是巩固、提高前一阶段的训练内容，并运用到日常生活中。根据儿童需求和功能水平，结合其家庭及社区环境等，经过与儿童及照顾者协商确定回归场所，并进行相应家庭指导、入学前训练、提出环境改造以及辅助器具的选择和使用建议等，为儿童提供可以利用的社会资源，帮助其参与社会生活。

四、ICF 架构下的案例分析

（一）案例介绍

李某，女，4 岁 5 个月，因突发头痛、左侧肢体不灵活入院。诊断为烟雾病。该儿童认知理解及表达能力可，能独立走、跑、跳，手指精细活动欠佳。

（二）作业评定结果及分析

1. 身体结构和身体功能

（1）生长发育评定：李某发育史正常，Gesell 发育量表评定结果为轻度发育迟缓。

（2）Carroll 手功能评定：左手抓握及指捏能力欠佳，手功能分级 2 级。结果详见下表（表 5-1）。

表 5-1　Carroll 手功能评定结果

项目		左手	右手
抓握（18 分）	抓握	11	12
	圆柱体抓握	5	6
捏（54 分）	侧捏	3	3
	抓捏	3	3
	拇示指捏	3	12
	拇中指捏	0	12
	拇环指捏	0	12
	拇小指捏	0	12
放置（6 分）		4	6
旋前旋后（18 分）		16	18
书写（3 分）		0	3
总分		45	99

注：手功能分级：左手 2 级；右手 6 级（1 级：微弱；2 级：很差；3 级：差；4 级：部分；5 级：完全；6 级：最大）。

(3)感觉功能:左手触觉功能减弱。

(4)认知功能:正常。

2. **活动和参与**　日常生活活动评定:WeeFIM 量表评定 116 分。生活基本自理,但左手及上肢参与度极低,速度慢。

3. **环境**　通过与家长进行访谈了解到,李某的家长和学校老师对其情况都比较了解,会进行鼓励式教育,利于李某树立信心并积极进行康复治疗。

(三) 作业治疗目标

1. **短期目标**　李某在 4~6 周内可用左手抓握黄豆大小物品并放入指定容器中。

2. **长期目标**　李某在 10~12 周内可以较快的速度完成吃饭、穿衣等活动,回到幼儿园,可以在幼儿园老师辅助下参与幼儿园的部分活动。

(四) 作业治疗方案

1. **手功能训练**　包括手的精细运动、操作能力以及双手使用能力的训练。拇示指、拇中指捏蘑菇钉、小丸等;单个手指按开关、按钮类玩具等;双手拼插积木、串珠子、拧螺丝等。

2. **感觉功能训练**　在放置了沙子、玉米、决明子等物品的容器中画图案或找玩具;在木钉外侧缠绕各种材料(如砂纸、棉布、橡皮泥等)进行木钉作业。

3. **日常生活活动训练**　进食训练,重点训练左手作为辅助手扶碗,用手抓握馒头等食物;穿脱衣服训练,先穿简单的宽松开衫再穿套头衫。

4. **社会活动训练**　通过家庭角色游戏、小组游戏活动等帮助儿童积极参与家庭生活和集体活动;帮助他们掌握用言语、手势、文字和图画等方式表达需求和与他人沟通。

5. **家庭指导**　了解家长的需求,对家长进行培训和指导。

(五) 训练形式和训练时间

1. **训练形式**　一对一训练与小组训练相结合,布置任务,指导家长。

2. **训练时间**　每日 1 次,每次 30 分钟。

(台国俊)

第六章

孤独症谱系障碍的作业治疗

第一节 概 述

孤独症谱系障碍(autism spectrum disorder,ASD)是一类发生于儿童发育早期的神经发育障碍性疾病,世界各国报道其患病率有递增趋势。2023 年,美国疾病预防与控制中心(CDC)最新报告,ASD 的患病率已上升到 2.8%(1/38),男女比例为 3.8∶1;我国最新 8 省市 6~12 岁 ASD 流行病学研究表明,ASD 的患病率为 0.70%(1/142),男女比例为 4∶1。据报道,我国 ASD 患者可能超过 1 000 万。迄今为止,临床上缺乏识别 ASD 的特异性生物学标记物,亦无特异性的医学治疗方法,致残率非常高,已成为需全球紧急关注的公共卫生问题。ASD 儿童存在以社会交流为主的多方面功能障碍,极大影响其日常生活活动、游戏以及学业活动,严重阻碍发育期儿童综合能力的发展。

一、定义

ASD 是以孤独症(autism)为代表的一组异质性疾病的总称,美国精神医学学会《精神障碍诊断与统计手册第 5 版》(*diagnostic and statistical manual of mental disorders*,*5ᵗʰ*,DSM-5)中 ASD 具有新的含义,即 ASD 是以社会交往和社会交流缺陷以及限制性重复性行为、兴趣和活动(restricted repetitive behaviors,interests,and activities,RRBs)2 大核心表现为特征的神经发育障碍性疾病。包含孤独症、阿斯伯格综合征(Asperger syndrome,AS)、儿童瓦解性障碍(childhood disintegrative disorder)及广泛性发育障碍未分类(pervasive developmental disorder-not otherwise specified,PDD-NOS)。《国际疾病分类第十一次修订本》(*International statistical classification of diseases and related health problems*,ICD-11)也将原来的广泛性发育障碍(pervasive developmental disorder,PDD)统一更名为 ASD,与 DSM-5 一致。先前独立的 4 种障碍实际是 1 种障碍在 2 大核心特征方面不同程度的表现。除上述核心表现外,还涉及感知、认知、情感、思维、运动功能、生活自理能力和社会适应等多方面的功能障碍,病情严重者生活常不能自理,大都不能回归社会,给家庭和社会带来沉重的经济和精神负担。

二、主要临床表现

ASD 起病于 3 岁前,其中约 2/3 的儿童在出生后逐渐起病,约 1/3 的儿童经历了 1~2 年正常发育后退行性起病。临床表现在儿童发育的不同时期有所不同。

1. 社会交往障碍 在社会交往方面存在质的缺陷,不同程度地缺乏与人交往的兴趣,也缺乏正常的交往方式和技巧。具体表现随年龄和疾病严重程度的不同而有所不同,以与同龄儿童的交往障碍最为突出。①缺乏社交性微笑;②缺乏社交性凝视;③与家长亲之间缺乏安全依恋性关系;④共同注意(joint attention)缺陷;⑤不会交朋友,难以建立友谊;⑥不能进行正常游戏。ASD儿童的游戏一般停留在练习性游戏阶段,在游戏中很少出现自发的象征性游戏,对于合作性游戏缺乏兴趣,常常独自嬉玩、拒绝参加集体游戏;⑦不能遵守社会规则,表现为不理解规则,不懂得约束自己的言行。

2. 交流障碍 在言语交流和非言语交流方面均存在障碍,其中以言语交流障碍最为突出,通常是儿童就诊的最主要原因。

(1)言语交流障碍:①言语发育迟缓或不发育。常常表现为语言发育较同龄儿晚,有些甚至不发育。有些儿童可有相对正常的言语发育阶段,后又逐渐减少甚至完全消失。②言语理解能力不同程度受损。③言语形式及内容异常。最大问题是"语用"障碍,即不会适当地用语言沟通,存在答非所问,人称代词分辨不清,即刻模仿言语、延迟模仿言语等表现。④语调、语速、节律、重音等异常。

(2)非言语交流障碍:常拉着别人的手伸向他想要的物品,多不会用点头、摇头以及手势、动作、表情、眼神表达想法,也不能理解他人的姿势、面部表情等的意义。

3. 兴趣狭窄和刻板重复的行为方式 倾向于使用僵化刻板、墨守成规的方式应付日常生活。

(1)兴趣范围狭窄和不寻常的依恋行为:迷恋于看电视广告、某个视频或天气预报,旋转、排列物品,听某段音乐、某种单调重复的声音等,对非生命物品可能产生强烈依恋,如瓶、盒、绳、玩具车轮、电源线等都有可能让儿童爱不释手,随时携带。

(2)行为方式刻板重复:儿童常坚持用同一种方式做事,拒绝日常生活规律或环境的变化,如坚持走一条固定路线,坚持把物品放在固定位置,拒绝换其他衣服或只吃少数几种食物,坚持固定座位等。

(3)仪式性或强迫性行为:常出现刻板重复、怪异的动作,如重复蹦跳、转圈、拍手、将手放在眼前扑动和凝视、用脚尖走路、反复闻物品或摸光滑的表面等;刻板重复地运用物品,如开关门、撕纸、排列物品、反复按电源开关等。

(4)感觉系统异常:包括触觉、痛觉、前庭平衡觉、本体感觉、听觉、视觉异常。常表现为对疼痛不敏感或过敏,着迷光亮,对某些运动有视觉上的迷恋,喜欢嗅、尝或触摸物体,排斥某些声音,喜欢长时间转圈且不晕等。

4. 共患病 ASD儿童共患病的患病率明显高于正常儿童。同一个ASD儿童可能伴有1种或多种共患病;是否存在共患病以及共患病的分布并非一成不变;目前没有并不代表以后不发生,在不同时期或不同年龄阶段可出现不同的共患病。

ASD儿童常共患注意缺陷多动障碍(ASD最常见的共患病)、癫痫、抽动障碍、睡眠障碍、胃肠道功能紊乱、饮食营养问题、对立违抗障碍等。共患病的存在会影响ASD儿童的表现,增加康复干预的难度,甚至影响ASD儿童的预后。

5. 其他表现 常伴有自笑、情绪不稳定、多动、冲动攻击、自伤等行为;认知发展多不平衡,音乐、机械记忆、计算能力相对较好甚至超常。

三、功能障碍特点

1. 日常生活能力障碍 ASD儿童的日常生活自理能力较差,表现在日常生活的各个方面,如交流、就餐、穿脱衣、洗漱、如厕、洗澡等基本的生活技能学习困难。

2. 精细运动功能障碍 ASD儿童的精细功能障碍表现为手眼协调能力差,手部小肌群肌力低,小肌肉运用不协调,拇示指对捏的灵活性差,手指分离动作差,手部操作笨拙等。

3. 认知功能障碍 绝大多数ASD儿童认知水平落后于同龄的正常儿童,表现在基本技能学习能力差,对事物推理能力及问题解决能力均偏离正常,注意力不集中,观察能力、分析能力、知觉辨别能力、空间感知能力、创造力、想象力和动手操作能力均受到不同程度的影响。

4. 感觉统合功能障碍

(1)整合感觉信息障碍:无法同时运用触觉、听觉、视觉、味觉、嗅觉等多种感觉刺激,无法正确解释、分辨和整合各种感觉信息。

(2)感觉调节障碍:触觉防御、听觉防御、重力不安全感、寻求特定感觉刺激等感觉统合障碍的比例非常高,以触觉防御、听觉防御的发生率最高。

(3)肢体运用障碍(动作计划能力差):不会玩玩具、游戏,学习新玩法有困难,倾向固定玩法及走固定路线等;动作笨拙、模仿能力发展不佳、不会模仿动作及面部表情、互动参与能力弱;语言障碍,口腔动作(面部表情)发展缺失;缺乏探索新事物的能力。

5. 游戏功能障碍 一般停留在练习性游戏阶段,即对各种动作的简单重复再现;缺乏象征性游戏;缺乏角色扮演性游戏,不会构建和模仿社会性或生活性的游戏内容;缺乏规则性游戏,不会遵守公认的游戏规则;缺乏合作性游戏能力,难于理解游戏的意义,常常拒绝参加集体游戏。

(姜志梅)

第二节 作业评定

有针对性、科学的作业评定,可以更客观地了解ASD儿童各项功能发育水平、存在的潜力、功能障碍以及具体的行为问题表现,是科学制订作业治疗计划的客观依据。

一、作业评定目的

(一)了解ASD儿童功能发育、活动与参与水平

ASD儿童可出现多个领域的功能发育障碍,各功能领域发育存在不均衡,且个体差异明显。如ASD儿童的社会交往功能及沟通功能发育水平可严重落后于实际年龄,生活自理能力中度落后,而精细运动功能轻度落后。选择恰当的作业评定可以明确ASD儿童当前的功能发育、活动与参与水平,分析各个功能领域存在的发展潜力。

(二)明确ASD儿童的功能障碍与问题行为表现

不同的功能障碍可引起ASD儿童的活动、参与受限。如口语理解与表达障碍可以导致社交活动受限、参与同龄儿童游戏活动受限。作业评定可以明确功能障碍的性质、程度及具体表现形式。ASD儿童的问题行为表现多样,如刻板行为、自我刺激行为、攻击行为、自伤行为等;此外,很多ASD儿童还伴有情绪调节障碍。作业评定可以明确上述问题,为开展针

对性的作业治疗提供客观依据。

（三）为制订科学的作业治疗方案提供依据

根据儿童的功能发育水平、发展潜能、功能障碍以及问题行为表现评定结果,确定作业治疗的长期目标与短期目标。目标应涵盖该儿童评定结果中所包含的全部领域,且应有明确的核心目标。其他目标围绕核心目标进行制订,尽可能保证较强的关联性。围绕目标,选择恰当的作业治疗内容、作业治疗活动、作业治疗形式以及时间安排,形成个性化的、科学的作业治疗方案。

（四）判定作业治疗效果

依据作业治疗方案实施作业治疗后,需在该阶段选择恰当的评定工具实施中期评定与末期评定。各个阶段的评定结果是修订下一步作业治疗方案的重要依据。它可以客观有效地提示当前的治疗目标是否恰当,治疗的方法是否与目标一致,是否有效。通过客观的评定结果对比分析作业治疗的康复效果,明确下一个阶段的治疗方案或转归。

（五）规范医疗文书

ASD儿童作业评定是其病历及康复档案的重要组成部分,是具有法律效力的医疗文书。在临床科研中,完整的病历资料是科学研究的重要素材,对探索ASD儿童诊疗方案优化、合理分配康复治疗资源、判定疾病预后转归等起着至关重要的作用。

二、作业评定内容

应紧密围绕ASD儿童的主要功能障碍及各功能领域的发育情况进行作业评定,明确ASD儿童的整体功能水平、优势与劣势、可能的发展趋势及早期干预的相关内容。ASD儿童所表现出的问题往往呈多样化,且这些问题在儿童的不同发育阶段表现可能不同,因此,应从多个角度开展ASD儿童作业评定。

（一）一般情况评定

ASD儿童一般情况评定包括:①发育史、现病史、既往康复史等;②日常生活活动情况,包括与照顾者的沟通交往模式、社交互动情况、生活自理表现及异常行为表现等;③家庭带养情况,包括主要照顾者、照顾方式等;④家庭情况,包括家庭的类型、家庭成员受教育程度、家庭经济状况、对疾病相关知识及相关社会支持的了解情况等;⑤结合儿童当前状况,家庭成员最希望解决的切实问题。

（二）作业技能评定

1. 社会交往技能评定　针对ASD儿童的社会交往技能障碍,可选择的作业评定包括:适应行为评定、情绪情感认知评定、沟通技能评定、人际关系发展评定、亲子依恋关系评定等。

2. 精细运动功能评定　结合精细运动功能发育需具备的要素及ASD儿童精细运动功能障碍特点,可选择的作业评定包括:手的感知觉评定、上肢(手)肌力与肌张力评定、姿势控制和上肢(手)控制能力评定、眼球控制能力与手眼协调能力评定等。

3. 认知功能评定　可选择基础性概念、常识及语言理解能力、记忆力、注意力、空间运用、辨识能力、分类能力与排列能力、思维能力等方面的评定。

4. 感知觉评定　相关评定主要包括:感觉处理、视觉、听觉、触觉、平衡觉、本体感觉、空间位置关系、视觉整合、图形背景分辨、深度分辨、形状分辨、地点定向、动作企划能力、感觉统合发展能力等评定。

5. 心理行为评定　可选择的心理行为评定包括情绪、自我意识、心智解读能力评定,以及多动、冲动、攻击性行为等相关行为评定。

（三）作业活动表现评定

1. 日常生活活动能力评定　由于认知功能、社会交往技能、精细运动功能等发育障碍,ASD儿童在学习交流、进食、更衣、洗漱、如厕等基本生活技能时,存在很大的困难。可从以下4个方面进行日常生活活动能力评定。

（1）自理能力评定:①进食评定,除了常规的使用餐具、咀嚼及吞咽功能评定外,还须关注ASD儿童的进食行为,如对食物种类、食物质地的选择是否存在异常,是否能安坐进食等;②穿脱衣物评定,包括穿脱各式上身衣物、下身衣物,解、系纽扣,拉拉链,穿脱拉带鞋,系鞋带等,此过程中应注重观察儿童对衣物的质地、款式是否有特殊要求;③个人卫生评定,包括刷牙、洗脸、洗手、洗澡、洗头等;④如厕功能评定,包括大小便控制、进出卫生间、穿脱衣裤、便后清洁、冲厕所等。评定过程中应注意儿童是否存在一些特殊的行为表现,如对冲厕所的声音过分关注或恐惧,对如厕的地点存在特殊要求等。

（2）功能性活动能力评定:评定内容包括交通工具的使用等。

（3）家务活动评定:包括儿童个人物品的归纳与整理、简单的物表清洁、垃圾处理、简单家用电器的使用等。进行个人物品归纳与整理评定时,同时关注儿童自我意识的发展,即是否能区分自己与他人的物品,是否有物主的概念等。

（4）交流能力评定:包括沟通动机、手势语与口语的理解与表达、阅读能力、书写能力、交流技巧等。此外,还应注意ASD儿童特殊的语言行为表现,如刻板的语音语调、延迟性仿说、无意义的语言或发声等。

2. 游戏活动能力　可对其游戏的发展阶段、游戏方式、游戏技巧、游戏活动能力障碍表现等进行评定。

3. 学业活动　学业活动评定的主要内容包括:认知功能、记忆力、注意力、物品操作能力、社交技能、行为等相关评定。

（四）环境评定

需对ASD儿童的居家环境、校园环境、社区环境进行评定。环境评定可以明确ASD儿童生活环境因素中的有利因素与不利因素。初始阶段的环境评定将用于作业治疗计划的制订;儿童入园、入学前的环境评定是儿童转衔评定的重要组成部分,对ASD儿童能否继续融合教育至关重要。

三、常用作业评定方法

用于ASD儿童的作业评定方法很多,部分评定方法并非专门为ASD儿童设计,但仍可采用。评定方法的适用范围、评定重点有所不同,因而应根据儿童的实际情况选择恰当的评定方法。当次评定仅反映儿童当前的表现,必要时,可在不违反评定工具使用原则的前提下,分次、分阶段进行评定,以确保评定结果的客观性与准确性。

（一）发育评定

发育评定可了解ASD儿童的实际发育水平,明确其与正常儿童发育水平(包括但不限于社交、认知、交流、情绪行为等)的差异,并根据具体问题选择相应的发育评定。可用于发育评定的量表有丹佛发育筛查测验(DDST)、格塞尔发展诊断量表(GDDS)、贝利婴儿发育量表(BSID)、格林菲斯发育评定量表等。此外,儿童发育里程碑也是常用的发育评定方法。

(二) 作业技能评定

1. 智力评定　常用的智力测验量表有韦氏智力测验、Peabody 图片词汇测验,瑞文渐进模型测验(Ravens progressive matrices,RPM)等。使用上述量表进行评定时,还应充分考虑 ASD 儿童发育特点,必要时可对测试程序做适当调整以获得符合实际的评定结果。

2. 行为评定　Achenbach 儿童行为量表(CBCL)适用于 4~16 岁儿童。评定内容包括社会能力和行为问题 2 部分。社会能力包括 3 个因子,共计 7 项:活动情况因子(参加运动、参加活动、参加家务劳动),社交情况因子(参加课余爱好小组、交往、与人相处力),学校情况因子(在校学习)。因子分超过国内常模第 200 百分位数时即确定该因子异常,该项社会能力发育异常。行为问题共 120 个测题,按照 0、1、2 三级评分,分为 9 个行为因子,因子分超过国内常模第 98 百分位数时即确定该因子异常,儿童存在相应的行为问题,且分数越高问题越严重。

3. 心理教育评定量表(psycho-educational profile-3rd edition,PEP-3)　适用于 2~7.5 岁儿童,由发展与行为副测验(172 个测试项)与儿童照顾者报告(38 个测试项)2 部分组成。发展部分副测验包括认知、语言表达、语言理解、小肌肉、大肌肉、模仿 6 项内容。儿童照顾者报告包括问题行为、个人自理、适应行为 3 项内容。通过评定明确儿童的强弱项,以此作为制订康复计划的依据和参考。

(三) 作业活动表现评定

1. 日常生活活动能力评定　常用于 ASD 儿童的日常生活活动能力评定,主要包括儿童功能独立性评定量表(WeeFIM)、儿童生活功能量表(PEDI)。

2. 游戏能力评定　ASD 儿童游戏能力的评定可采用作业活动分析法:将儿童在自然情境下的游戏活动进行分析,参照儿童游戏功能发育里程碑,记录儿童游戏活动表现所处的发展阶段、游戏方式、游戏技巧及具体障碍表现等。也可采用帕顿/皮亚杰游戏量表或豪威斯同伴游戏量表。详见第三章第五节。

3. 学业能力评定　ASD 儿童学业能力的评定可采用语言行为里程碑评定及安置程序(verbal behavior milestones assessment and placement program,VB-MAPP)中的相关评定部分。该评定适用于语言技能发育水平小于 48 个月的 ASD 及其他发展性障碍儿童。VB-MAPP 包括里程碑评定、障碍评定与转衔评定 3 部分。①里程碑评定:包含了集体和教室技能、早期学业在内的 12 个技能评定,对应 3 个发展阶段(0~18 个月,18~30 个月和 30~48 个月);②障碍评定:包含对 24 个常见于 ASD 儿童及其他发展性障碍儿童的学习和掌握语言方面的障碍;③转衔评定:包含 18 个评定领域,用于判断儿童是否已经具备在一个较少限制的教育环境中学习的技能。18 个评定领域为里程碑评定测量总分、障碍评定测量总分和 16 项独立测评领域。16 独立测评领域包括消极行为、教室规则和集体技能、社交技能、独立的学业、泛化、强化物的转变、技能获得的等级、记忆、自然环境学习、转换技能、对改变的适应性、自发性、独立玩要、普通的自我服务、如厕技能和进餐技能,可体现儿童适应集体生活各项必备技能的发展水平。

(周 雪)

第三节　作 业 治 疗

一、作业治疗原则

根据 ASD 儿童的发育特点,作业治疗应遵循以下原则。

1. 客观性与科学性　通过临床观察及客观评定,了解 ASD 儿童的发育水平与功能障碍,以此为基础科学制订作业治疗目标,选择适宜的作业治疗方法,制订个性化的作业治疗方案。

2. 家长参与　为 ASD 儿童制订作业治疗方案之前,应了解 ASD 儿童及其家长对日常生活活动等作业治疗的需求,由作业治疗团队与家长共同完成作业治疗计划的制订,以家长为主的照顾者参与作业治疗全过程。

3. 以活动、参与为主导　以发展可提高生活质量的活动能力为出发点,以有意义的作业活动为治疗手段,以提高 ASD 儿童日常生活活动等的有效参与为目的,循序渐进地开展作业治疗。

4. 注重环境因素　ASD 儿童作业治疗最好在真实的家居环境中进行。以实物操作为基础,增加生活经验。还应充分调动 ASD 儿童及其家长主动参与的积极性,将所学技能在家庭与社区环境中充分泛化、反复实践,以取得最佳的治疗效果。

5. 作业治疗实施的有效性　作业治疗应选择在 ASD 儿童注意力集中、可听指令行事、情绪稳定、状态良好的时段进行,以保证作业治疗实施的有效性。

二、作业治疗目的

1. 促进 ASD 儿童的社会化发展　通过不同形式的作业治疗,培养 ASD 儿童参与集体及社会活动的意识,提高社交技能,促进其社会化发展。

2. 改善 ASD 儿童的功能障碍　改善 ASD 儿童的精细运动功能、感知觉及认知功能、多系统调节功能等作业技能障碍,通过辅具应用、环境改造代偿 ASD 儿童部分功能障碍。

3. 提高 ASD 儿童的日常生活活动能力　提高 ASD 儿童进食、穿衣、如厕、自我修饰等自理技能及家务劳作、社会交流、游戏等日常生活活动能力。

三、作业治疗方法

ASD 儿童作业治疗计划的制订要依据病史采集、临床观察、作业评定综合分析,围绕最需解决的问题设定合理的治疗目标。然后结合儿童的背景因素,围绕目标选择合适的治疗方法与治疗形式。选择的作业治疗方法尽量有循证医学证据支持,以确保治疗的科学性与有效性。ASD 儿童往往存在多功能领域的发育落后及功能障碍,因而在选择治疗方法时,应注意多种方法的有机结合。在治疗实施一段时间后,还应进行中期评定,以明确治疗是否达到预期效果,治疗方案是否需要进一步调整等。

（一）早期干预方法

ASD儿童早期干预的重点为模仿能力、沟通能力及游戏能力，早期干预是一个生态模式，更是一个跨越医疗、教育与社会的模式，尤其强调家长的参与。常用的早期干预方法包括地板时光（floor time）、早期干预丹佛模式（early start Denver model，ESDM）、自然情景教学法（natural education training，NET）等。

1. 地板时光　地板时光是一种基于发展、个体差异和人际关系模式（developmental，individual-difference，relationship based，简称DIR模式）的基本策略。它强调及早开始干预治疗，认为儿童在ASD相应症状还没有完全显现之前，尽早接受治疗，可以让儿童追赶上正常发育水平的可能性更大。当照顾者或临床工作者在儿童发育的早期阶段，发现其可能存在的可疑表现，就可以立即着手治疗。干预过程中，以儿童为中心，成人为引导者，采用高密集的游戏方式作为干预方法，并反复强调"家庭优先"原则。成人在配合儿童活动的同时，不断制造变化、惊喜和困难，引导儿童在自由愉快的时光中提高解决问题的能力和社会交往能力。干预活动分布在日常生活的各个时段。

2. 早期干预丹佛模式（ESDM）　ESDM适用于12个月至学龄前社交障碍儿童。该方法的核心特征包括：在自然状态下应用ABA、正常发育顺序、家长积极参与、用互动游戏分享鼓励。重点强调人与人之间的互动和正面影响，帮助儿童在积极、有感情基础的关系中学习语言和沟通技巧。覆盖领域：语言、联合注意、社交互动、精细运动、粗大运动、模仿、认知、游戏、生活自理。

3. 自然情景教学法（NET）　NET指在日常生活情景或在干预中模拟一段情景，运用自然语言介入的方法，引发ASD儿童的兴趣与动机，感知干预内容，从而获得新的技能，同时泛化原有技能，调节情绪或改善不良行为的教学方法。在ASD儿童发育的早期阶段，即可采用NET进行干预，对青少年ASD人士也同样适用。NET着重强调在一种可控的自然环境中开展教学。通过环境的调整，调动ASD儿童的沟通兴趣与动机，并结合ASD儿童的自身特点，设定个性化的干预内容，引导ASD儿童主动进行沟通，从而实现沟通教育的最终目标。

（二）日常生活活动能力训练

1. 干预内容　针对ASD儿童的日常生活活动能力训练的主要内容包括：个人自理能力训练与社会能力训练。如进食、穿衣、如厕、洗漱、沐浴等个人自理能力的干预，使用交通工具、去超市购物、外出就餐、寻找公共卫生间等社会能力的干预。

2. 干预方法　常用方法包括但不局限于以下方法。

（1）分解式操作教学法：分解式操作教学法（discrete trail teaching，DTT）将1个具体的作业技能或作业活动分解成最小的任务步骤，再将这些任务步骤逐一教给儿童，每个步骤都要通过一定的辅助，反复几个回合，循序渐进，逐步完成，最终达到学会完整个技能或活动的目标。

（2）视觉策略：视觉策略（visual strategy）包括视觉提示、图片交换交流法（picture exchange communication system，PECS）（图6-1）、结构化教学（treatment and education of autistic and communication handicapped children，TEACCH）等。进行ADL训练时，可将ASD儿童要学习的技能或活动的每一个步骤以实物、图片或字卡的方式按顺序进行展示，可以帮助ASD儿童更好地理解活动内容及程序。

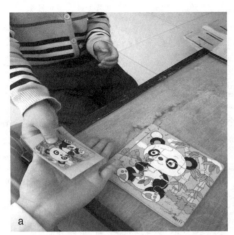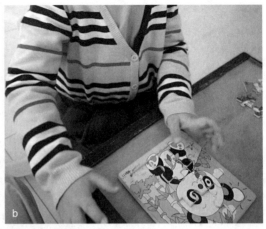

图 6-1　图片交流交换法

a. 提出要求；b. 得到物品。

（3）社交故事：社交故事（social story）以讲故事的方式，向 ASD 儿童仔细描述一个特定的作业活动或社交处境，令他们明白在处境中应有的行为，从而引导他们模仿正确的社交行为和态度（图 6-2）。

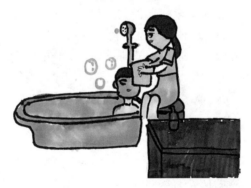

如果洗发水泡泡流到脸上、眼睛或耳朵里，
我可以怎么做？

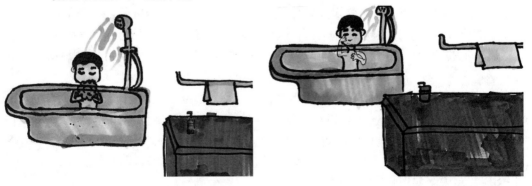

洗头发时，我们通常会低下头，
洗发水泡泡会和水一起流下去。

有时候泡泡或水可能流到脸上、
眼睛或耳朵里。

这时候，我可以尝试告诉大人，
大人会帮助我擦掉泡泡。　　　　　　　　　　　这样我会感到舒服一些。

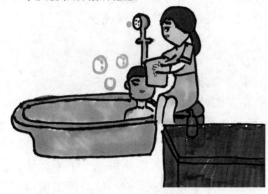
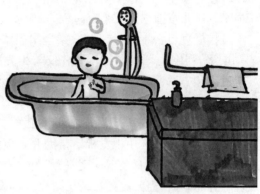

图 6-2　社交故事《如果洗发水泡泡流到脸上、眼睛或耳朵里，我可以怎么做？》

3. 具体应用举例

（1）穿外套：练习独立穿开衫。

1）干预方法：可采用 DTT、视觉提示、TEACCH 等方法。

按如下顺序将任务分解并制成图片：把衣服放在桌子上，前面朝上；先穿上外套左袖；把外套拉到右肩上；穿上外套右袖；扣上纽扣。在图片提示下，对各个步骤进行逐一练习，完成后将图片按穿衣顺序练习排序，再按图片顺序练习完整的独立穿开衫活动。

2）注意事项：系扣子可作为独立项目进行练习；练习过程中注意衣物的摆放，并严格顺序学习；可利用结构化教学中的个人独立工作系统与日程表将所学的内容在学习与生活中反复练习。

3）扩展项目：脱开衫，穿脱、套头衫、裤子等。

（2）去超市购物：理解并练习购物这一社会交往技能。

1）干预方法：可采用 NET、DTT、视觉提示、社交故事等方法。

可以使用社交故事帮助 ASD 儿童理解购物相关常识及购物的流程。在带儿童购物的过程中讲解每个细节，让儿童完成购物中的一个环节，如将需要的物品放入购物车内，让儿童感受购物的快乐，理解其意义，感受成功。一个环节巩固以后，运用 DTT 结合视觉提示完成更多购物环节的训练，并再次通过自然情景教学法让儿童学会独立购物。

2）注意事项：每个购物环节均可作为一个独立的项目来训练；应从最易突破的环节开始；让儿童体会成就感，愿意参与；还可运用购物游戏进行练习；注意游戏过程中社交性语言的运用。

3）扩展项目：选择不同时间、场所、购物内容进行泛化练习。

（3）乘坐交通工具：练习独立乘公交车。

1）干预方法：可采用 NET、DTT、视觉提示、社交故事、行为塑造等方法。

通过社交故事帮助 ASD 儿童理解乘公交车的相关常识，如买票或刷卡与乘车的关系、乘车的过程等。经常带儿童乘公交车，在乘车过程中讲解每个细节。使用自然情景教学法让儿童学会识别公交站牌、乘车方向等。在成人陪同下，让儿童完成上车买票或刷卡的过程；在远处监视让儿童独立完成乘车过程；和儿童一起总结乘车规则与注意事项，引导儿童体验能够独立乘公交车的成就感。

2)注意事项:开始干预时,乘车路线应简单固定,待儿童完全理解乘车过程后,再逐步提高难度。让儿童独立完成乘车过程时,应在儿童身上挂好联系卡片,以保证安全。

3)扩展项目:购买公园门票、乘坐出租车等。

(4)餐厅用餐:学习餐厅用餐礼仪与相关社交技能。

1)干预方法:可采用 NET、视觉提示、社交故事、行为技能训练法等方法。

利用社交故事帮助儿童了解、学习餐厅用餐相关的社会性常识与社交礼仪。再通过示范、指导、演习和反馈等行为技能训练相关方法帮助儿童练习参与模拟情境下的用餐活动。这一过程中可适当运用视觉提示帮助儿童更好地理解学习内容。在儿童能够较好地完成上述干预活动后,带儿童在餐厅就餐,示范向服务员索要物品,并向儿童讲解每个细节,帮助儿童理解有需要时,需向服务员请求帮助。创设一个需要向服务员索要物品的具体情境,如餐具不够。辅助儿童完成向服务员索要物品的过程或其中一个环节,如呼叫服务员等。任务完成后,反复强调交往的意义,真诚地赞美儿童,让其感受社会交往带来的成就感。

2)注意事项:以上方法可在多次就餐中完成;成人示范要到位,让儿童可以充分理解;还可运用假想性游戏进行练习,注意游戏过程中社交性语言的运用;多鼓励赞美儿童,减少胆怯、焦虑的情绪;每次在餐厅就餐时均给儿童创造机会,帮助其反复练习体验。

3)扩展项目:在不同时间、场合练习餐厅就餐。

(5)寻找公共卫生间:使用询问他人的方法找到公共场所中的卫生间。

1)干预方法:可采用 NET、视觉提示、游戏治疗、行为技能训练等方法。

首先可采用视觉提示与游戏活动帮助儿童认识公共场所各类卫生间的标志、理解描述地点常用的词汇与短语,然后可以通过"寻宝游戏"等游戏活动反复练习按听到的地点描述信息,寻找正确的地点。在完成上述学习内容后,设立具体情境,如"在超市购物时想要上卫生间",帮助儿童理解需要解决的问题是"找到卫生间",解决问题的方法是询问别人"卫生间在哪";给儿童做示范,并解释询问获得的内容,如"阿姨告诉我们卫生间在前面";按照获得信息的内容解决问题,对儿童强调询问的作用;让儿童模仿练习,并观察指导、进一步总结。在儿童熟练掌握询问获得信息的要领后,可带其到公共场所进行自然情景教学,反复练习使儿童可独立完成使用询问他人的方法找到公共场所中的卫生间。

2)注意事项:让儿童理解询问得到的信息可以解决问题是干预的重点,这有助于儿童体会人际交往在日常生活中的重要作用,促进交往动机的产生;帮助儿童对活动情况进行分析、总结要有针对性,且简明易懂,便于操作,如总结在各类公共场所中对应的求助对象有哪些,选择恰当的求助对象可以提高成功率等。

3)扩展项目:问路,在公共场合借用物品等。

(三)游戏治疗

游戏治疗可以促进 ASD 儿童认知、语言、情绪情感以及社会交往等方面能力的发展。游戏为 ASD 儿童创造了一种安全、自由、可接纳的环境,通过游戏这一媒介,ASD 儿童能够充分表达自己的各种想法,学会处理焦虑和冲突,获得愉快的情绪体验,促进社会化功能的发展。

1. 了解 ASD 儿童的游戏特征　在选择游戏活动时,要充分考虑 ASD 儿童的背景因素,包括儿童的游戏水平、感知觉特征、优势领域、兴趣、对游戏材料的偏好、注意力水平和配合度等。①了解 ASD 儿童的感知觉特征和优势领域,可以从儿童擅长的领域入手,选择儿童力所能及的活动,让他们获得成功的体验;②对 ASD 儿童游戏水平进行评定,有助于选择更适合儿童能力水平的游戏活动,以进一步提高他们的游戏水平;③选择 ASD 儿童感兴趣的游戏活动和材料,更容易引起儿童的主动参与;④ ASD 儿童游戏的配合程度往往与其注意力水平密切相关,对于存在注意缺陷的 ASD 儿童,需要综合儿童的感知觉特征和优势领域选择游戏活动,如儿童擅长运动,则可以根据儿童的运动能力水平,选择以钻、爬、跑、跳等运动元素为主的游戏活动,有助于提高 ASD 儿童的游戏能力。

2. 选择游戏类型 不同类型的游戏可以发展 ASD 儿童不同领域的能力,可以根据上述 ASD 儿童的游戏特征为其选择适合的游戏类型,全面提升 ASD 儿童的综合能力。

(1)感觉运动游戏(练习性游戏):最初的游戏形式是以儿童自己的身体作为游戏中心,逐渐地摆弄与操作具体物体,不断反复练习已有的动作,如反复将自己能触及的物品抛向远方,再仔细观察物品掉落的位置,以此探索空间知觉。该阶段游戏的主要形式为徒手游戏或重复操作物体,如在背景音乐下,引导 ASD 儿童模仿身体韵律操,感知、认识自己的身体部位;为儿童提供手摇铃等发声玩具,引导其模仿练习此类玩具的玩法等。

(2)操作性游戏:是 ASD 儿童发展独立游戏的基础,对自我意识的建立非常重要。可选择的常用操作性游戏包括:串珠子、镶嵌板、撕贴纸、修理东西等。儿童在操作的过程中,发展了日常生活所需的精细运动能力,儿童能够很好地控制手和物品,手眼协调能力得到进一步提升。

(3)运动性游戏:运动性游戏可以锻炼 ASD 儿童在游戏过程中身体感知与协调能力。通过设置相应情景来激励儿童参与运动,如练习打开他/她差一点就可以摸到的水龙头、与儿童玩抛球游戏等,都可以帮助儿童体会到运动的乐趣。

(4)社交性游戏:在社交性游戏中,ASD 儿童可以通过观察和模仿他人的行为进行学习,获得互动轮流的体验,进而与他人建立起社交关系。在对 ASD 儿童实施早期干预时,即可选择恰当的社交游戏,帮助其建立及发展恰当的社交技能。例如,与儿童玩躲猫猫游戏,引导儿童将注意力及视线集中于成人的面部;在操作性游戏的过程中加入轮流等待的环节,锻炼儿童观察他人行为、适时等待、积极参与;对于有口语的 ASD 儿童,可以设计一些问答游戏,在发展儿童社交互动能力的同时,也能增强其口语交流能力。

(5)假想性游戏:可以促进儿童发挥想象能力,锻炼儿童思考与解决问题的能力,并且激发他们的创造力。可以选择一个社交主题作为假想性游戏的内容,如"到超市购物""招待客人"等,也可以将儿童熟悉的绘本故事变成假想性游戏的剧本;然后选择道具、分角色进行表演游戏;游戏过程中,不断地为儿童设置符合情境的问题,引导其独立思考并学会用恰当的方式处理和解决问题。

(四) 认知干预

1. 干预内容 改善认知功能的作业治疗内容包括:基本学习技能、建立常规、生活常识、比较能力、记忆能力、推理能力、数学能力、空间知觉、创造能力、分析能力、思维能力等方面的干预,如涉及形状知觉、大小知觉、方位知觉、记忆、注意等相关内容的作业活动设计。

2. 具体应用举例

(1)基本学习技能:"颜色+事物"两元素指令理解与执行。

1)干预方法:ABA、游戏治疗。

准备红色雪花片、绿色雪花片各1片,小狗玩偶、小猴子玩偶各1个。将雪花片置于儿童面前,小狗和小猴子置于治疗师面前,然后对儿童说:"把红色的饼干给狗狗吃。"给予儿童适当辅助,帮助儿童正确完成并及时表扬,如:"狗狗吃到了,狗狗说谢谢你!"然后继续进行下一回合游戏活动,反复练习,帮助儿童完成学习目标。

2)注意事项:儿童应具备认识玩偶与颜色的能力,但听理解能力较差;完成1个回合的练习后,要及时将物品归位;表扬即为社交性强化,应尽量符合目前游戏情境。

3)扩展项目:"大小+事物"/"大小+颜色"两元素指令理解与执行等。

(2)建立常规:按顺序独立完成学习任务。

1)干预方法:TEACCH。

应用TEACCH,帮助儿童建立个人独立工作系统。如将儿童可独立完成并较为喜欢的几项作业活动设计为需独立完成的学习任务(如拼图、串珠子等),并按照结构化教学的要求将所需用具摆放至任务区,用形状贴纸作为区分标记。然后将同样的标记制作成任务条,置于工作区,并在任务条结尾处,贴1张代表奖励的贴纸。帮助儿童学习按照从左到右的常规顺序取下任务条上的贴纸,到任务区寻找对应的任务取回到工作区,在工作区完成该项学习任务后,将任务盒放回完成区。按相同方式直至完成全部学习任务,取下奖励贴纸兑换奖励。

2)注意事项:应用TEACCH帮助儿童建立常规的初始,尽量选择儿童喜爱、可独立完成的操作活动;干预方法要准确应用,辅助恰当、适时。

3)扩展项目:作息日程表等生活常规的建立。

(3)生活常识:认识下雨天。

1)干预方法:社交故事、视觉策略、游戏治疗。

通过社交故事、动画视频帮助儿童感知下雨的天气,理解并回答故事中相应的问题,如下雨的时候可以使用哪些雨具、下雨前小动物们会做哪些事情、下雨天相关的安全常识等。还可利用小动物的头饰及雨具模型角色扮演,进行假想游戏,增强对学习内容的记忆与理解。

2)注意事项:学习内容要符合儿童当前的认知理解水平,不宜过深;集体干预形式可在学习生活常识的同时,促进儿童社交功能的发展。

3)扩展项目:认识其他常见的天气类型及相关常识等。

(4)比较能力:大、中、小排序。

1)干预方法:游戏治疗、行为塑造法。

准备外观一样的大、中、小3只小熊的卡片与大、中、小3件衣服的卡片。先将小熊按从小到大的顺序排列好,排列过程中反复强调大、中、小的概念,然后向儿童出示1张小衣服的卡片,对儿童说:"小熊穿小衣服,你来找一找这是哪只小熊的衣服?帮它穿好衣服吧。"辅助儿童进行观察,并将小衣服放到小熊的身上。按同样方法练习大、中、小的匹配。在儿童可以独立完成匹配后,要进行选择的练习。在儿童面前摆好3件衣服,然后指着其中的1只小熊,请儿童在3件衣服中选择适合的。在儿童可以完成大、中、小的选择后,让其将小熊或衣服进行从小到大的排序或从大到小的排序练习。

2)注意事项:需严格遵从匹配、选择、排序这一学习过程。

3)扩展项目:形状贴纸游戏、选择配色游戏等。

（5）记忆能力：记忆看过的图像。

1）干预方法：游戏治疗、行为塑造法。

将 3 张单面实物卡片摆放于桌子上，让儿童识记数秒后，翻扣在桌面上，然后让儿童根据听到的实物名称指出对应的卡片。在儿童可独立完成后，将卡片逐渐增至 6~8 张，进行相同的练习。

2）注意事项：难易程度适当，活动过程中通过社交强化帮助儿童体验成就感。

3）扩展项目：数列复述游戏、速记解决问题游戏等。

（6）推理能力：找规律。

1）干预方法：游戏治疗、视觉策略。

与儿童用蘑菇钉板玩"种树、种花"游戏。在蘑菇钉板上按规律插好不同颜色的蘑菇钉 2 组，如红、绿、绿、红、绿、绿，然后引导儿童仔细观察，按这个规律将剩下的蘑菇钉插好。插好后，帮助儿童总结观察，如"看，我们的花园布置好了！小树小花按规律排得整整齐齐的，都是 1 朵小花、2 棵小树。我们再种一些别的，好吗？"然后引导儿童继续几组相近的游戏活动。

2）注意事项：难易程度适当，活动过程中通过社交强化帮助儿童体验成就感。

3）扩展项目：排列图形游戏、编小故事等。

（7）数学能力：5 以内数量对应关系。

1）干预方法：游戏治疗、视觉策略、行为塑造法。

准备 5 张图片，图片上分别有 1~5 只小猪；准备 1 盒相同颜色的砝码或雪花片，邀请儿童玩小猪喂食的游戏。先向儿童出示 1 只小猪的图片，然后对儿童说："1 只小猪吃 1 块饼干，你喂给它吃 1 块饼干吧。"结合手势语强调数字 1 的概念，并用适当的辅助形式帮助儿童拿出 1 片砝码放在小猪上面，并假扮吃饭的动作，增加游戏的趣味性。用同样的方式引导儿童理解 5 以内数量的对应关系。

2）注意事项：游戏过程中注意引导儿童自主观察能力与思考能力；可设计适当的互动环节，增加儿童的社交参与。

3）扩展项目：数量连线游戏、根据物品数量画出对应的圆圈等。

（8）空间知觉：形状知觉。

1）干预方法：游戏治疗、视觉策略。

将几何图形镶嵌板的所有子板取下来，然后引导儿童随意拿 1 个子板，通过观察将其放回母板中；儿童逐个把子板放回母板中；儿童听治疗师指令，按要求找出子板，并把它放回母板中。

2）注意事项：图形的认识顺序先为圆形、方形、三角形，然后再认识椭圆形、菱形、五角星形等；游戏过程中，注意同时锻炼儿童的手眼协调能力。

（9）创造能力：绘画创作。

1）干预方法：ABA、视觉提示、NET。

将绘画主题的实景图片向儿童展示，并以提问互动的形式帮助儿童理解图片的内容、感知色彩等；鼓励儿童根据自己的理解与想象进行创作，并在创作过程中给予适当辅助，帮助其形成完整的作品；作品完成后，引导并帮助儿童进行作品的表述及自我评价（见书末彩图 6-3）。

2)注意事项：绘画主题选择应特征明显；适当辅助，以提高其创造能力、激发想象力、提高动手能力为目标，对作品创作不进行过多干预。

3)扩展项目：手指画创作、轻黏土创作等。

(10)分析能力：使用工具解决问题。

1)干预方法：ABA、NET。

准备1张印有苹果树轮廓线的图画纸、被塑封在袋子里的蜡笔、数枚小苹果贴纸以及3件工具：铅笔、剪刀、棒胶。邀请儿童一起玩涂色贴画游戏。将图画纸出示给儿童并指向3件工具说："现在我们需要把这个苹果树的轮廓描出来，看一下要选什么物品来描？"在儿童完成后，拿出塑封在袋子里的蜡笔和苹果贴纸，让儿童选择工具把它们取出来。儿童将苹果树涂好颜色后，让其选择工具，将小苹果贴在树上。与儿童共同欣赏作品，总结创作过程中是如何选择工具的。

2)注意事项：以分析问题、解决问题能力为目标，同时注重动手能力与社交能力的培养。

3)扩展项目：选择工具进行轻黏土创作等。

(11)思维能力：假想游戏。

1)干预方法：游戏治疗。

准备2个玩偶模型、1个游乐场情境模型。与儿童分角色扮演，进行邀请小伙伴去游乐场玩的假想性游戏。游戏过程中可以有目的地设置问题或困难，引导儿童想办法回答或解决，如："你想玩什么游戏呀""我不想玩这个""现在天要黑了，我们要做什么呢"……

2)注意事项：游戏过程中尽量以问句引导儿童进行自主交流；通过分析问题、解决问题提高儿童的思维能力。

3)扩展项目：其他主题的假想游戏等。

(五)行为矫正

ASD儿童常见的行为问题包括：自我刺激行为、刻板行为、攻击性行为、破坏性行为、逃避/拖延任务行为、获取具体实物机会的不当行为(指儿童为了得到心仪的玩具、食物、活动机会的行为，多在没有掌握社会沟通手段的情况下发生，即儿童用一些不恰当的行为获得具体实物或机会，表现为推、抢、哭等形式)。对ASD儿童实施行为矫正，不仅指上述问题行为的矫治，还包括学习和建立新行为的方法、增加良好期望行为的方法及改变不良行为习惯的方法。具体方法参见第三章第七节。实施行为矫正时，还应遵守下述原则。

1.了解问题行为的产生原因　客观地分析问题行为存在的因果关系。如触摸丝袜可能是儿童在寻求触觉刺激，而他/她认知理解能力的发展程度还不足以让他/她对这种生理需求有一个恰当的行为控制。

2.抓住时机，适时教导　选择恰当的时机对于管理ASD儿童的问题行为或学习、建立新的行为至关重要。如在问题行为发生之前便采取有效行动来预防这种行为的发生，或在这种行为刚刚开始的时候就立即采取行动，比问题行为发生以后再进行惩罚更为有效；在儿童产生沟通动机时进行沟通技能的学习，可以取得更好的干预效果。

3.以儿童可以理解和接受的方式进行行为矫正　对儿童进行行为矫正时，应充分考虑到儿童沟通交流的方式，以其可以理解和接受的方式进行管理。帮助儿童进行积极、有建设性的活动，可以减少儿童的抵触情绪，便于行为矫正的开展。

4.注重家庭干预　帮助ASD儿童家长学习行为矫正技术，积极开展日常生活活动情境中的行为矫正,统一养育观念,以保证行为矫正的实施效果。

(六) 感知觉治疗

根据 ASD 儿童的感知觉特点,尽可能多地运用直观操作器具,以帮助其更好地理解和参与当前的活动。可有针对性地设计不同的干预内容,在干预过程中提供感觉刺激,促进感知觉发展。

1. 视觉干预　视觉集中、光线刺激、颜色视觉、找出物体长短等。

2. 听觉干预　声音辨别、找出声源、跟着节拍干预、听觉集中、听音乐等。

3. 触觉干预　袋中寻宝,分出冷、温、热物体等。

4. 整体知觉和部分知觉干预　先练习认识客体的个别部分,然后练习认识客体的整体,最后练习既认识客体的个别部分又认识客体的整体。

5. 空间知觉干预　包括形状知觉、大小知觉、方位知觉练习。形状学习顺序是圆形、方形、三角形、椭圆形、菱形、五角形、六角形、圆柱形,方位知觉学习顺序是上下、前后、自己身体部位的左右。

(七) 感觉统合治疗

对于存在感觉统合障碍的 ASD 儿童可采取针对性的感觉统合治疗,详见第三章第四节。

(八) 家庭干预指导

1. 提供有效的家庭干预支持　通过规范、定期的家长培训和家庭指导帮助 ASD 家庭:①正确面对并理解 ASD 儿童,客观分析和判断儿童的能力,建立合理的目标和期望值;②明确家庭成员的角色和任务,积极参与干预;③深入了解儿童的干预计划,掌握能够帮助 ASD 儿童的恰当的家庭干预方法;④积极参与干预计划的调整,确保儿童接受科学有效的干预。

2. 家庭干预实施要点　①指导家长根据儿童康复进程配合机构,积极参与康复干预,强化和巩固相关干预内容;②帮助家长了解 ASD 相关知识,学习必要的干预方法,学会与儿童沟通并教其学会恰当的沟通方式,让儿童在生活中学习,在生活中提升各方面能力;③明确家庭干预应贯穿于干预的全过程,强调在日常生活中帮助儿童建立生活常规,培养儿童的自理和自立能力,提高生活质量,而不是仅在家中继续重复与机构相同的干预。

四、ICF 架构下的案例分析

(一) 案例介绍

孙某,男,5 岁 6 个月,以"说话少,语言难以被理解,不和小朋友玩"为主诉就诊。主要表现为:呼其名无反应,缺乏目光对视,不合群,不会分享,可表达需求,但极少求助,不会参与游戏,缺乏适当的情感反应;可表达 3~4 个词句,多为仿说或自言自语,且发音音调异常;能理解较简单的生活中的指令,极少听从;外出路线固定,活动很难被干扰打断,发生改变后易发脾气,情绪平复困难;喜欢偏着头旋转、快速抖动双手,经常爬上爬下,跑进跑出,不听劝阻;不怕危险,对疼痛反应迟钝;自己用勺吃饭,无法用正确姿势使用筷子进餐,拿杯喝水,可穿脱衣裤,不会系扣子,可自己如厕(小便)。偏食,只吃吃过的食物。无法适应幼儿园生活。

诊断:孤独症谱系障碍。

(二) 作业评定结果及分析

1. 作业评定结果　孙某 PEP-3 评定结果:各领域发展均落后,其中小肌肉和大肌肉的发展落后程度分别为中度和轻微,语言理解和表达能力为重度落后,其他领域如认知能力、模仿、情感表达、社交互动、行为特征都处于中度落后程度。Gesell 发育评定结果:适应性发展年龄为 48 个月水平,粗大运动功能正常,精细运动功能 55 个月水平,语言和个人 - 社交为 36 个月水平。Wee-FIM:65 分(运动功能评分 57 分,认知功能评分 8 分),中度依赖。感觉统合功能评定:①本体感觉寻求:主要表现在手部的反复摆弄,肢体的自我刺激;②触觉迟钝:主要表现在口腔内,偏爱硬质的食物。

2. 分析

(1)身体功能受限:孙某在认知、语言理解、表达、模仿、社交、精细及适应能力等方面均明显落后于同龄水平。情绪不稳定,易发脾气,存在本体感觉寻求等感知觉障碍及刻板行为与自我刺激行为等行为问题。

(2)活动受限和参与局限:缺乏行为动机,故表现出较低的社交兴趣,不能灵活运用社交技能,导致其无法参与全部适龄儿童游戏,入学困难。

(3)环境因素:①有利因素:自幼由家长亲抚育,家庭氛围良好;②不利因素:家庭经济欠佳,由外地转院就医,社交环境单一,家庭干预实施存在一定困难。

(三)作业治疗目标

1. 短期目标

(1)孙某在 4~6 周内能进行简单的交流以表达个人需求;能理解并执行生活中常用的简单指令。

(2)孙某在 4~6 周内能模仿简单操作物品;打开各种食品的外包装;能使辅助筷子进餐。

(3)孙某在 4~6 周内能目测 10 以内点卡并完成数字排序。

2. 长期目标

(1)孙某在 10~12 周内能理解并回答生活中的简单问题;能理解简单的看图故事;能在生活中理解并执行较远距离的简单指令;能在与其他儿童一同活动时,观察并模仿同伴的玩法;行为问题有明显改善。

(2)孙某在 1 年内能在日常生活中简单沟通无障碍;能遵守集体秩序,参与集体活动时,情绪稳定。

(四)作业治疗方法

1. 提高作业技能的治疗

(1)提高沟通能力的治疗:①应用 ABA 与游戏治疗的干预方法帮助儿童理解并执行含有"里、外""上、下""前、后"等空间词汇的四元素指令,提高理解性沟通能力(图 6-4);②应用 ABA、社交故事与游戏治疗的干预方法帮助儿童完成:在语言及手势语辅助下,可使用短句回答带有图片的初级问题:"什么""谁""干什么"的学习目标,提高表达性沟通能力(图 6-5)。

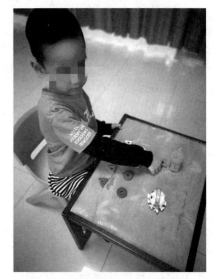

图 6-4　四元素指令理解与执行

(2)提高认知能力的治疗:应用 ABA、行为技能训练法与游戏治疗等方法学习目测 10 以内点卡并完成数字排序(图 6-6),在完成上述内容后,还可进一步学习用数手指方法计算 5 以内加、减法。

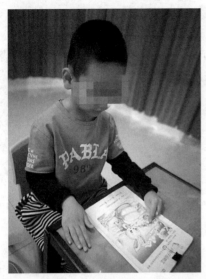

图 6-5　用短句回答带有图片的初级问题

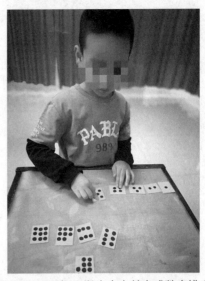

图 6-6　目测 10 以内点卡并完成数字排序

(3)提高精细运动功能的治疗:应用 ABA 与游戏治疗等方法让儿童在操作性活动中提高精细运动功能,如把橡皮泥搓成条状并进行简单操作,用手指完成曲线描画等。

(4)感觉统合治疗:根据感觉统合评定对儿童进行改善前本体觉与触觉的相关感觉统合治疗。

2. 提高日常生活活动能力的治疗

(1)提高社交与游戏能力的治疗:应用社交故事、视觉策略、行为技能训练法与游戏治疗等方法提高儿童参与相应社交与游戏活动的能力,如引导儿童观察并模仿老师的物品操作,逐步发展为跟其他儿童一同活动时,观察并模仿同伴的玩法等(图 6-7)。

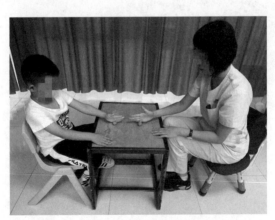

图 6-7　模仿物品操作(橡皮泥搓成条状)

(2)提高生活自理能力的治疗:应用 ABA、视觉策略、行为技能训练法与游戏治疗等方法帮助儿童学习和完成相应的自理活动,提高自理技能,如用手撕开食物盖掩式包装(例如杯装酸奶的塑料包装盖)、系开衫纽扣、使用筷子等。

3. 家庭干预　家庭干预应融入儿童的全部日常生活活动,在丰富的实践情境中进行干预；高强度集中进行干预活动，其具体时长、频次需结合儿童每日实际情况，建议每日不少于 30 分钟。

4. **注意事项**　作业治疗尽量选择可针对当前干预目标、能够激发儿童积极性的治疗活动，即活动本身即可对儿童产生强烈的内在强化；家庭治疗活动应紧密围绕机构制订的康复目标，在机构培训指导下实施。

（周　雪）

第七章

发育迟缓的作业治疗

第一节 概　述

发育迟缓（developmental delay，DD）是神经发育障碍性疾病中的一种，所表现的体格、智力、认知、语言、运动、心理等问题，对儿童的身心健康和家长的心理造成极大的影响。在0~6岁期间，尤其在2岁以前，是儿童体质发育、智力开发、性格形成和功能发育的关键时期，具有一定的可塑性和代偿性。在家庭、康复机构、特殊教育学校和社区环境中，都应强调早期发育筛查和早期干预，促进发育迟缓儿童健康成长。在ICF-CY的框架和基本理念中，更为重视发育迟缓儿童的活动和参与，使发育迟缓儿童的康复效果更为理想。

一、定义

发育迟缓指婴幼儿运动、语言或认知中有一项标志性的发育指标没有达到相应年龄段应有的水平，包括单纯的认知发育迟缓、运动发育迟缓、语言发育迟缓、体格（生长）发育迟缓和睡眠发育迟缓等。全面性发育迟缓（GDD）是指5岁以下儿童在粗大运动/精细运动、语言/言语、认知、个人/社会、日常活动能力等发育能区中，存在2个或2个以上的发育能区显著落后于同龄儿童的神经发育障碍性疾病。

发育迟缓是婴幼儿在生长发育过程中表现出来的速度减慢或顺序不当等现象。在临床上，发育迟缓具有暂时性、过渡性和预后不确定性等特征，往往与神经精神疾病高度相关。但如果病情发展或进一步检查明确诊断为智力发育障碍、脑性瘫痪、孤独症谱系障碍、遗传病及遗传代谢病等疾病时，则不再诊断为发育迟缓。最新流行病学资料显示，全球发育迟缓的发病率为1.8%~4.9%，发病率正在逐年增高，男孩患病率高于女孩。

二、主要临床表现

主要临床表现为5岁以下学龄儿童在粗大运动与精细运动、语言理解与表达、认知、个人与其他各种社会性发展、日常生活活动等各发育维度（包括领域）中，存在某一方面的发育（发展）明显落后于正常同龄儿童，发育延迟通常超过2个月以上。临床上，以粗大运动和精细运动发育迟缓最多见。

三、功能障碍特点

1. 运动发育迟缓　指粗大运动和精细运动未能达到正常发育水平，动作在协调性方面的明显损害。如 4 个月握持反射未消失,5 个月不能玩自己的手,7 个月不能翻身,10 个月不能独坐,不能抓身体附近的玩具,14 个月不会扶站,不会用手指指物等。

2. 认知发育迟缓 指儿童在注意、记忆、空间思维、颜色和形状的认识等方面存在功能障碍。

3. 社交发育迟缓 主要表现为儿童对声音或视觉刺激无反应,不会以眼神等与人交流、不能逗笑、不会笑出声、不认人、不能咿呀学语、不主动与其他小朋友交流和无社交反应等特点。

4. 语言发育迟缓 可表现为 18 个月不会说单字,2 岁时不能说词语,3 岁时不能用简单的语句交流,不会有意识地喊爸妈。语言发育迟缓不仅影响儿童的语言理解和表达能力,还会影响儿童的认知能力、社会交流能力。

5. 体格(生长)发育迟缓 指的是在生长发育过程中身高/体重发育偏离正常,小于同年龄、同性别儿童正常参照值的中位数减去 2 个标准差或低于第 3 个百分位以下的儿童。

6. 睡眠发育迟缓 包括小月龄的婴儿入睡困难,每天睡眠不足 8 小时,可伴有啼哭不安,或每天睡眠时间太长,每天累计清醒时间不足 2 小时等。

第二节 作业评定

一、作业评定目的

通过作业评定,明确发育迟缓儿童的功能障碍、活动受限、环境因素及预后趋势等,为制订合理的作业治疗计划、判定作业治疗效果提供依据。

1. 明确发育水平和功能障碍 明确发育迟缓儿童目前的发育水平,功能障碍以及活动和参与受限的程度,确定限制活动和参与的具体因素;判断是否存在其他并发症。

2. 为制订作业治疗计划提供依据 根据作业评定结果,制订具体并合理的作业治疗目标,包括近期目标和远期目标,确立明确的治疗计划。选择适当的治疗手段和方法,结合康复辅助器具改变环境因素,促进并提高功能恢复。

3. 评定治疗效果 有助于科学地评定作业治疗效果,判断是否需要针对性调整作业治疗计划及制订进一步的治疗方案。

4. 帮助判断预后 发育迟缓儿童存在预后不确定性的特征,通过定期作业评定,有利于帮助判断预后,避免家长在儿童康复过程中存在过高或过低的期望。

二、作业评定内容

(一)基本信息评定

包括发育史、现病史、既往史、家族史、用药情况等一般资料情况。

(二)作业技能评定

1. 运动功能评定 通过反射、姿势、肌力、肌张力、手眼协调等主要运动体征,结合运动发育评定、运动发育里程碑、运动功能测试等评定方法,判断发育迟缓儿童粗大运动功能和精细运动功能。重点评定儿童的精细运动功能。

2. 认知功能评定　主要包括记忆力、注意力、空间运用、分辨能力、概念判断能力和执行能力等方面的评定。

3. 社会交往能力评定　包括适应行为、人际关系和心理行为等方面的评定。

（三）作业活动表现评定

1. 日常生活活动能力评定　包括进食、穿衣、洗澡、修饰、如厕、转移、上下楼梯等方面的评定。

2. 游戏活动能力评定　通过观察儿童在游戏活动中的表现，分析儿童参与受限的影响因素。

（四）环境评定

1. 辅助器具评定　结合发育迟缓儿童在身体功能、活动和参与等方面的要求，对选用的辅助器具进行评定。通过评定判断是否具备辅助作用，是否需要调整改良，使用过程是否安全，并及时处理解决。

2. 家庭环境评定　发育迟缓儿童的主要活动环境为家庭环境，需评定儿童在家庭环境中活动受限的影响因素和存在的安全隐患。

3. 人文环境评定　包括对发育迟缓儿童接受的康复和教育程度，家庭、康复机构及社会各层次人员的态度和支持情况，以及政府及相关机构的服务、体制和政策等进行评定。

三、常用作业评定方法

1. 格塞尔发育量表（GDS）　包括适应性行为、大运动行为、精细运动行为、语言行为和个人 - 社会行为 5 个方面。该量表可用于 0~6 岁儿童发育迟缓的评定。

2. 贝利婴幼儿发展量表（BSID）　由 3 个分量表组成：心理量表 163 项、运动量表 81 项和婴幼儿行为记录 24 项。可对 2 个月 ~2.5 岁婴幼儿的发育水平进行评定，确定儿童发育偏离正常水平的程度。该量表是国际通用的婴幼儿发展量表之一。

3. 韦氏学龄前儿童智力量表（WPPSI）　共 13 个分测验，包括言语理解、视觉空间、流体推理、工作记忆、加工速度 5 个方面，可得出总智商。为国内外公认的智力发育量表。

4. Peabody 运动发展量表第 2 版（PDMS-2）　包括反射、姿势、移动、实物操作、抓握和视觉 - 运动整合 6 个分测验，共 249 个项目。适用于评定 0~72 个月的所有儿童，包括各种原因导致的运动发育障碍儿童。作业评定重点评定抓握与视觉 - 运动整合 2 部分，得出精细运动发育商。

5. 全身运动质量评估（GMs）　是一种观察早产儿、足月儿和小婴儿运动行为的神经发育功能评定方法，是自发性运动的早期预测工具。

6. 感觉统合及运用能力评估（SIPT）　通过对触觉及前庭 - 本体感觉处理能力、形状空间知觉与视觉动作协调能力、运用能力、双侧协调与顺序性能力 4 个方进行评定，分析判断儿童感觉统合功能。

7. 儿童功能独立性评定量表（WeeFIM）　包括自理能力、括约肌控制、转移、行走、交流和社会认知 6 个板块的 18 个项目进行评定，确定儿童的功能独立性。适用于 6 个月 ~7 岁正常儿童以及 6 个月 ~21 岁的功能障碍或发育落后儿童。

8. **象征性游戏测试（SPT）** 测试方法简单易操作,儿童配合度高,能快速评定儿童象征性游戏能力。

第三节 作业治疗

一、作业治疗原则

1. **个性化原则** 制订作业治疗计划需有家长的共同参与。在了解发育迟缓儿童个人基本信息、兴趣爱好、生长发育水平、功能情况和独立完成活动能力等的基础上,结合家长对儿童的需求和期望,制订个性化的作业治疗计划并实施。

2. **循序渐进原则** 根据发育迟缓儿童的评定结果,按照儿童发育水平和功能情况,选择适宜、循序渐进的作业治疗内容,逐渐增加训练的难度。

3. **贴近实际生活原则** 为使儿童能更好地适应环境,作业治疗师在进行治疗时,尽量模拟或选择贴近实际生活的真实环境进行训练。

4. **以游戏为导向原则** 治疗师应选择儿童感兴趣的游戏进行治疗,充分调动儿童参与的主动性和积极性,提高儿童完成活动的兴趣,提高作业治疗效果。

二、作业治疗目的

发育迟缓儿童在运动、语言、认知和行为等方面的发育落后于正常发育水平,治疗师可以选择有目的性、有针对性的作业活动,促进发育迟缓儿童作业技能的发育,提高作业活动能力。

婴幼儿期的作业治疗主要以感知、手抓握功能训练和社会交流为主,增加多感官刺激,提高手抓握能力和稳定坐位下的操作物品能力,改善身体功能,在游戏中发展兴趣爱好,提升自信心,增强满足感。

学龄前期儿童要提高手眼协调、注意力、记忆力、日常生活活动和学习等方面的能力,强调各感觉系统间的整合,增强儿童的独立性意识,合理安排训练,及时调整情绪,减少或减轻残疾或残障,最终融入学校生活。

三、作业治疗方法

(一) 早期干预

早期干预主要针对 0~3 岁的发育迟缓儿童。为提高发育迟缓儿童在认知、情绪、情感、社会行为等方面的充分发展,针对早期疾病预防和矫治等各种身心问题所采取的一种综合性的服务。因早期婴幼儿大脑的可塑性以及大脑发育容易被家庭养育环境所影响的特点,目前研究都将 0~3 岁作为早期辨别和早期干预发育延迟儿童的最佳关键期,越早地采取有效的干预措施,越能促进整体生长发育,避免或减轻并发症的发生,提高儿童的生活质量。详见第三章第一节。

(二) 促进精细运动发育的作业治疗方法

3 岁前是儿童精细运动发育最为迅速的时期,通过有目的、有选择的作业活动,进行上肢和手的功能训练。按照儿童抓握动作发育的特点，从建立抓握意识开始，逐渐由粗大抓握发展到精细抓握，由单手操作物品发展到双手协调操作物品，增强儿童手眼协调的能力，为独立进行日常生活活动做好准备。

1. **粗大抓握训练**　婴幼儿约 3 个月时，随着握持反射的消失，手部的动作也随之发育，通过粗大抓握的运动丰富了儿童探索周围环境的方式，让抓握动作从无意识抓握向随意抓握发育，按照尺侧抓握→全手掌抓握→桡侧抓握→桡侧抓捏→手指握物的顺序发育，是儿童进行更复杂更精细活动的基础。可按照发育顺序进行抓握训练。

（1）治疗师将手指放在儿童尺侧，让儿童用尺侧抓握的方式握住（图 7-1），可多次反复进行强化训练。

（2）将带有声响、大小适中的玩具放置于儿童手掌，训练全手掌抓握，引导儿童摇动玩具，观察儿童是否注视玩具。

（3）给儿童提供磨牙棒或磨牙玩具，训练儿童桡侧抓握或抓捏方式，将"食物"送入口中（图 7-2）。

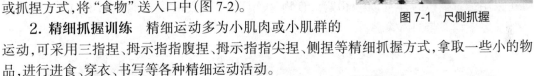

图 7-1　尺侧抓握

2. **精细抓握训练**　精细运动多为小肌肉或小肌群的运动，可采用三指捏、拇示指指腹捏、拇示指指尖捏、侧捏等精细抓握方式，拿取一些小的物品，进行进食、穿衣、书写等各种精细运动活动。

训练方法：根据发育迟缓儿童抓握意识的强弱选择对应的抓握训练方式。抓握意识偏弱的儿童以主动抓握训练为主；抓握意识一般的儿童以抓握准确度训练为主；抓握意识较强的儿童以精细抓握训练为主。训练过程可由治疗师指导和帮助，循序渐进减少协助，过渡到由儿童独立完成。

（1）让儿童用三指捏方式抓握小积木搭建不同的空间形状（图 7-3）。

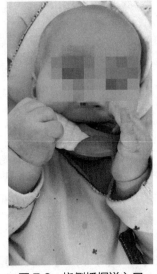

图 7-2　桡侧抓握送入口

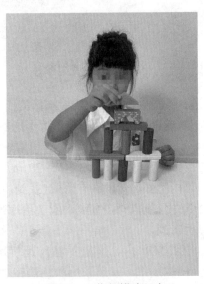

图 7-3　三指捏搭建积木

（2）用拇示指指腹捏方式拿取类似小豆子大小的辅食送入口中。

（3）用侧捏方式手拿起彩色卡,同时可进行认知练习。

3. 双手协调训练　此项训练指左右手共同配合完成一项活动,但做的是 2 种不同的动作。

训练方法:双手协调活动包括串珠子、挤牙膏、拧瓶盖等活动。以拧瓶盖为例,治疗师可以设计一个"瓶盖配对"的训练内容,选取大小、形状和颜色各不相同的瓶子,将瓶盖拧下来,随机摆放,观察儿童是否将瓶盖配对成功(图 7-4)。训练时治疗师可根据儿童的认知情况提供适当提示。

4. 手眼协调训练　指在视觉配合下手的精细动作的协调性。儿童手眼协调的能力是逐渐发展、缓慢变化的过程,发育迟缓儿童手眼协调训练难度偏大,但如果耐心培训,手眼协调的能力会得到很大发展。

训练方法:手眼协调活动包括用勺子吃饭、穿衣服、硬币投放、扣纽扣、拾取物品放入容器中等活动训练。以硬币投放为例,根据发育迟缓儿童精细运动情况,适当调整活动方式和活动难度:①可先将投币口的方向调整为横放,儿童只需手腕背伸即可完成投放;②随着儿童手功能的改善,可调整投币口的方向,由横变竖(图 7-5),增加手眼协调的训练难度;③训练可采用情景模拟的方式,如投币购买食物、投币玩游戏、投币乘车等活动,增加儿童现实生活环境中主动参与的体验感。

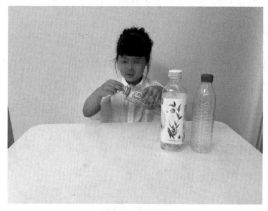

图 7-4　瓶盖配对

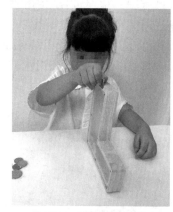

图 7-5　竖向硬币投放

（三）促进感知及认知功能发育的作业治疗方法

1. 听觉训练　通过让儿童听不同的音质、音量和音频的声音刺激,来提高儿童的听感知能力。

（1）在儿童耳边一定距离(15~20cm)处,呼唤儿童的名字或发出忽高忽低的声音,观察儿童是否可以感知声音的存在,并寻找到声源。

（2）播放不同节奏的音乐,或者治疗师用不同的节奏拍手,让儿童模仿,观察儿童拍打的节奏是否正确。

（3）让儿童听不同动物的声音,判断其是否猜出正确答案。

2. 视觉训练　一般采用颜色鲜艳、大小和形状不等的图片,或可变的灯光对儿童进行一定的视觉刺激,通过视觉追踪,进行视觉感知训练。

(1) 婴幼儿可使用黑白卡片或有声响光亮的玩具(图 7-6),吸引儿童的视觉注意力,并逐渐移动卡片或玩具增大儿童的视野范围,提升训练难度。

(2) 学龄前儿童可以通过进行视觉游戏(如用球推倒装有不同颜色涂料的水瓶),提高儿童双眼视觉跟踪的能力,同时改善双手操作物品的能力;学习并区分颜色、形状以及判断物体的空间方位,锻炼高级的视觉功能。

3. 触觉训练　对于存在触觉调节障碍的发育迟缓儿童,训练儿童通过触觉感知不同的物体,判断各种物体的软硬、冷热、大小和长短等,增强儿童的触觉感知及分辨能力。

(1) 可用毛巾、冷热水、触觉球、软毛刷等物品抚摸或拍打儿童的皮肤(图 7-7),增加其手部的感知能力。

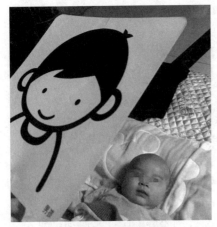

图 7-6　黑白卡视觉训练

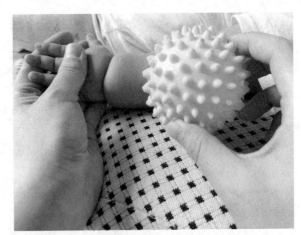

图 7-7　触觉球训练

(2) 让儿童触摸不同材质、重量、大小、软硬的物品,通过触觉来分辨物体的属性,提高儿童触觉分辨的能力。

4. 记忆力训练　调动儿童的视觉、听觉、触觉等各种感觉通道的输入,通过对人、物或事件的重复训练,强化儿童的记忆力。

(1) 运用卡片进行短暂记忆训练,给儿童看 3 张卡片后立刻收走,让儿童说出卡片名称。

(2) 治疗师给儿童讲述故事,让儿童复述故事内容。

(3) 对日常生活活动强化训练,针对活动受限的内容增加训练次数,有利于记忆的保持。

5. 注意力训练　可从视觉跟踪、视觉注视和听觉捕捉进行训练。

(1) 引导儿童进行数字连线,观察画出不同的形状和图画。

(2) 找出指定的数字、字母或形状,如在 1-7-9-3-5-3-6-2-7-1-8-3-7 中迅速找到数字"3",记录儿童完成的时间。

(3) 听到治疗师所描述的信息并快速找出指定内容,如治疗师念 5-3-2-4-6-8 这组数字,让儿童快速找出数字并按照听到的顺序摆放数字卡片(图 7-8),根据儿童情况可重复训练。

(四) 感觉统合治疗

对于存在感觉统合能力发展不足问题的发育迟缓儿童,通过有目的设计的感觉统合治疗,能够有效改善该类儿童的感觉统合失调情况。

训练方法：走平衡木运沙袋训练可以调节儿童的本体感觉失调；站在秋千上荡秋千训练可以改善前庭觉防御障碍；闭目用手找触觉球训练可以增强儿童的触觉分辨能力；爬梯子将球投入篮筐可以增强儿童的动作计划能力。详见第三章第四节。

（五）提高日常生活活动能力的作业治疗方法

作业治疗师采取一些技巧和方法，设计生活技能训练课程，增加儿童主动参与的兴趣，从而提高儿童的生活自理能力。以下举例介绍进食、穿衣和洗漱3方面内容。

1. 进食　儿童的进食技能需要建立在正常的口腔解剖结构、运动、认知和感知觉基础上，经过不断的学习和训练逐步发展成熟。

（1）认识食物并能区分不同食物的种类。

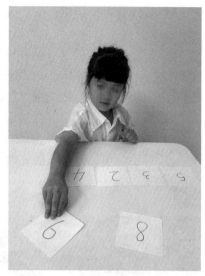

图 7-8　听数字按顺序摆放数字卡片

（2）区分食物的味道，选择酸、甜、苦等不同食物进行味觉的训练。

（3）对于婴幼儿，可训练用手拿取食物完成进食活动，根据食物的种类改变手的抓握方式，由粗大抓握逐步调整为精细抓握。

（4）家长协助儿童用勺将食物送入口中，逐渐减少协助由儿童独立完成，食物的选择由固体逐渐转变为流食。

（5）餐具的选择可随着儿童精细运动能力的提高进行调整，可适当选择辅助性餐具（图7-9），增加儿童独立进食的信心和乐趣。

2. 穿脱衣　穿衣技能的训练应遵循先脱后穿的顺序，衣物类别的选择要先简单后复杂，如先训练开襟上衣或外套，再训练套头上衣或拉链外衣。

穿衣（纽扣/拉链外衣）训练的顺序为：把衣服放在桌子上，前面朝上，上肢和手穿进正确袖管，将衣领拉到一侧肩，穿上另一侧上肢，扣上纽扣/拉上拉链。脱衣顺序和穿衣顺序相反。

发育迟缓儿童穿衣活动训练时可选取游戏模拟活动成分的训练内容，如撕掉粘贴纸游戏，将不同图案的贴纸按照由手臂往肩膀方向顺序，粘到儿童的上肢，按顺序把贴纸撕掉（图7-10），模拟上肢和手穿进正确袖管的活动成分，增加训练的趣味性。

3. 洗漱　可将洗漱步骤制作成照片，按正确顺序贴在洗手盆的上方，指导发育迟缓儿童按照正确步骤进行洗漱技能的活动训练。

洗漱的顺序为：打开水龙头→双手接水把脸（手）弄湿→挤出洗脸（手）液在脸（手）上搓洗→双手接水将脸（手）上物品冲洗干净→关上水龙头→双手拿擦脸（手）巾将脸（手）擦拭干净。

（六）游戏

以游戏的方式进行训练，引导和诱发发育迟缓儿童在运动、语言、认知和行为等方面的训练，促进大脑的发育，有效改善儿童的心理状态，增强参与的主动性，促进发育迟缓儿童身心健康成长。

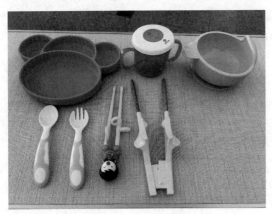

图 7-9 辅助性餐具

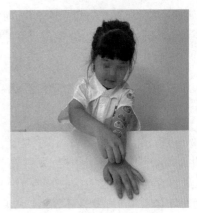

图 7-10 穿衣游戏活动

1. 感官与运动游戏 是 0~2 岁儿童最早出现的游戏形式,通过视、听、触、味、嗅等多感官的协调动作学会操作物品,从简单反复的联系中,发现和探索周围环境。训练方法:儿童直接用手接触不同颜色,勾画出各种形状。方法简单易操作,增加了儿童对颜色的认知,提高了想象空间。

2. 规则与变化游戏 按照一定规则的竞赛类游戏,可锻炼儿童在多人环境下轮流等待的能力,根据游戏奖励惩罚规则的建立,促进儿童对比赛的规则理解和竞争意识的建立。训练方法:你说我猜、找不同、老鹰抓小鸡、寻宝等游戏。

3. 情景与角色游戏 将单独的技能融汇到情景游戏中,能将实际情景和规则联系起来。设计以角色扮演和场景模拟为主的游戏方式,让儿童主动参与其中,从而提高儿童训练的积极性,提升儿童的日常生活活动能力和认知能力。

训练方法:模拟妈妈给宝宝穿衣服的情景,让儿童给洋娃娃穿脱衣服,锻炼儿童掌握穿衣的技能。还可以训练扣扣子,练习系鞋带、拉拉链等日常生活活动。

4. 团队与合作游戏 通过双人合作、多人合作和小组比赛等游戏的方式,建立儿童团体合作的意识,能够在组织中解决简单问题,能够理解自己和他人在组织中的角色。

训练方法:多人合作用积木块搭建城堡的游戏,从动手搭建中学习到事物的属性和特点,促进儿童之间的感情交流。

（七）心理健康干预

心理健康发育包括保持性格完整、智力发育、认知发育、意志的合理发育、情绪和情感适当、人格发育、态度积极等良好的状态。发育迟缓儿童多伴有不同程度的问题,缺乏自信,多有自卑、抑郁等消极情绪,影响学习和生活。

对发育迟缓儿童开展心理调查和测评,建立儿童心理档案,以沙盘、心理辅导课程和小组式游戏等多种形式进行心理健康干预,促进儿童身心的发育,提高生活自理、学习等活动与参与能力。

（八）家庭指导

1. 帮助家长正确认识儿童的发育水平及功能障碍等,克服消极情绪。

2. 采用正确的方式进行康复治疗训练,与治疗师默契配合,按照治疗师指导的当天训练内容在病房或家进行强化训练。

3. 家庭训练的方式要多样化,时间不要过长,避免儿童产生抵触情绪。

4. 在家庭环境中,避免过度协助和帮忙,为儿童提供独立完成活动的空间,适当引导和示范,鼓励儿童主动参与完成,有利于提高其社会生活能力,帮助儿童尽早融入社会。

四、ICF 架构下的案例分析

(一)案例介绍

王某,男,2 岁 8 个月,出生体重 4.5kg,孕 39 周因巨大儿行剖宫产。有新生儿低血糖,出生后无窒息,无遗传病史,无食物及药物过敏史。母亲妊娠期有先兆流产史、妊娠糖尿病史、妊娠期合并子宫肌瘤,曾应用保胎药物(阿托西班,具体剂量不详)。意识清晰,追视、追听可,呼名反应差,发音不清晰,可说"爸爸、妈妈、爷爷、奶奶、看看、宝宝",对物体的大小、颜色分辨不清。不会主动与人交流交往,指令执行可,认识家中物体名称。双手精细运动缓慢,双手操作物体不灵活,手眼协调活动受限,双手触觉不敏感;双下肢活动自如,左右姿势对称,可独走,步幅加快时易跌倒,上下楼梯需扶手,不能双腿跳。

诊断:发育迟缓。

(二)作业评定结果及分析

1. 作业评定结果

(1)Gesell 发育诊断量表:适应性、精细动作、语言、个人-社交中度发育迟缓,大运动轻度发育迟缓。

(2)Peabody 精细运动评定:抓握 33 分,视觉运动 71 分,商值 61(非常差),百分位<1。

(3)儿童功能独立性评定量表(WeeFIM):自理能力 11 分,括约肌控制 8 分,转移 17 分,行走 10 分,交流 4 分,社会认知 3 分,总分 53 分,重度依赖。

2. 分析

(1)健康状况:发育迟缓。

(2)身体结构和身体功能受限:感知及认知功能障碍(对物体的大小、颜色分辨不清,双手触觉不敏感),双手精细运动功能障碍,双手操作物体不灵活,手眼协调活动受限。

(3)活动和参与受限:不能灵活地操作玩具,不能用拇指、示指捏起较小的物品(小玩具),不能灵活使用勺子独立进食,有关感知及认知的部分游戏不能参与,不会主动与人交流交往。

(4)环境因素:①有利因素:家长在生活上的帮助、护士在病房康复护理上的帮助、康复器材的使用;②不利因素:住院的环境限制(与家庭和社会脱离)、家庭疗育实施困难。

(5)个人因素:兴趣狭窄、情绪不稳定。

(三)作业治疗目标

1. 短期目标

(1)王某在 4~6 周内能在规定时间用拇、示指捏起小豆豆。

(2)王某在 4~6 周内用勺子盛起或转移大块固体食物。

2. 长期目标

(1)王某在 10~12 周内用勺子盛起或转移固体或半固体食物,并送入口中。

(2)王某在 1 年内能独立穿上衣,并能系上扣子。

(四)作业治疗方案

1. 精细运动训练 拇指、示指捏起黏土中的豆豆,捏各种硬度的玩具,捏彩泥摆成各种形状(圆形、三角形、正方形等),拇示指抓住 10~15 粒小颗粒积木拼搭三角形框架等。

2. 操作物品训练　拔开笔帽,拧开瓶盖,拼接雪花片成各种形状,撕彩色纸做粘贴画,跟随音乐拍响小鼓等。

3. 感知及认知训练　区分物品和玩具的大小,认识红黄绿 3 种基本颜色,认识圆形、正方形和三角形 3 种基本形状,区分空间方位(上下、左右、前后),区分时间概念(可以通过进食时,区分早上、中午、晚上)等。

4. 日常生活活动训练　用勺子盛起或转移各种大小的玩具,用勺子盛起固体或者半固体食物送到口里。穿开襟上衣训练(可以先给玩偶穿脱开襟上衣)。洗漱训练,可先进行洗脸、刷牙的活动训练。

5. 感觉统合训练　袋鼠跳游戏训练,仰卧位踢大龙球游戏训练,坐滑梯拉绳子转移训练,踩平衡脚踏车配合接球游戏训练,站在积木上投篮游戏训练,海洋球池找触觉球游戏训练。

6. 家庭指导　鼓励多与其他小朋友接触、玩耍;定期召开家长座谈会,了解家长的需求;召开家长培训会,向家长讲解更多的康复治疗知识;护士在病房针对住院环境进行指导性训练。

(五) 训练形式和训练时间

1. 训练形式　采用一对一及小组课形式,结合家长培训和护士家庭护理及指导。

2. 训练时间　每天训练 2 次,每次 30 分钟,1~2 个月进行中期评定,3~6 个月进行末期评定。

(单小航)

第八章

智力发育障碍的作业治疗

第一节 概 述

一、定义

智力发育障碍(intellectual developmental disorder,IDD)指在发育时期内,智力明显低于同龄儿童正常水平,同时伴有适应行为缺陷的一组疾病。此定义在 DSM-5 与 ICD-11 没有区别,本定义包括 3 个方面:发育年龄是在 18 岁以前;智商低于正常人群均值 2 个标准差;适应性行为不能达到社会需求的标准。智力发育障碍这个术语通常应用大于 5 岁的儿童。ICD-11 中提到某些 4 岁以下的幼儿可以诊断为暂时性的智力发育障碍。

二、主要临床表现

IDD 的特征是智力功能和社会适应行为均受到限制,可伴有抑郁、焦虑、ASD、ADHD 和 CP 等。根据临床表现对 IDD 分度,可分为轻度、中度、重度、极重度。

1. 轻度智力发育障碍

(1)智商在 50~69 之间。

(2)自理和家庭生活可以达到完全独立,遇到特定困难时需要他人帮助。

(3)正常参加室内、室外活动无明显困难。

(4)理解和交流无明显困难,但对语言的理解和使用能力有不同程度的发育延迟。

(5)在普通学校就读时成绩常不及格,成年 IDD 只能完成较简单的工作。

2. 中度智力发育障碍

(1)智商在 35~49 之间。

(2)自理和家庭生活有困难,在适当监护下可以实现生活自理。

(3)独自外出活动比较困难,在家里进行某些活动无明显困难。

(4)理解和交流存在困难,需要反复进行交流儿童才能理解。

(5)学习能力低下,参与学校教育随班就读存在困难,成年后很难就业,短期的就业训练可以学习掌握相应简单的技能。

3. 重度智力发育障碍

(1)智商在 20~34 之间。

(2)自理和家庭生活存在困难,大多数情况需他人照顾或者帮助。

(3)在家里活动需要提前调整或者准备物品,很少能独立完成某项活动。

(4)理解和交流方面有障碍,即使与关系亲密的人相处也需要长时间沟通后才能表达清楚意图。

(5)接受学校教育存在困难,无法进入社会就业,无社会行为能力,很少参加社区活动,娱乐休闲比较单一。

4. 极重度智力发育障碍

(1)智商在 20 以下。

(2)生活不能自理,需要他人长期照料与监护。

(3)在家里活动有困难,如操作物品存在难度。

(4)理解和交流存在困难,不能与人交谈进行有效的沟通。

(5)不能进入学校接受教育,很少能就业并自食其力。

三、功能障碍特点

(一) 认知功能障碍

IDD 儿童的认知功能障碍主要包括注意力、记忆力、计算能力、执行能力等。

1. 注意障碍　IDD 儿童注意的范围狭窄,可接收的有效信息量少,极易受外界的干扰,难以有效地分配注意,注意保持的时间短。

2. 记忆力　IDD 儿童擅长形象记忆,逻辑记忆较差。机械记忆好于意义记忆,记忆的保持时间比较短。

3. 计算能力　轻度 IDD 儿童不能完成复杂的数学运算、推理等;中度 IDD 儿童不懂数值和符号;重度、极重度 IDD 儿童不理解数的概念。

4. 执行能力　IDD 儿童以直接判断为主,仅能处理事物的表面联系。不能独立推理,推理过程的概括性及其方式不正确,不能发现事物的本质联系。日常生活中不能有效进行时间的管理等。

(二) 感知觉功能障碍

不能有效辨别物体的形状、大小和颜色等。听觉迟钝,对语音的识别存在障碍。某些 IDD 儿童不能辨别冷热、对痛觉不敏感。存在视空间辨别障碍,不能分辨前、后、左、右等位置关系。不理解白天、黑夜、上午、下午或不能分清四季等。

(三) 社交功能障碍

缺乏与人相处的技巧。对陌生人没有防备,容易被欺骗。对周围环境辨别能力差,缺乏自我保护的本能,不知躲避明显的危险。重度、极重度 IDD 儿童存在严重社交障碍。

(四) 运动功能障碍

部分 IDD 儿童的运动功能与正常儿童存在差异,表现在平衡、运动协调、运动速度与灵巧性以及精细运动等方面落后于同龄儿童。

(五) 情绪及行为异常

IDD 儿童表达情绪的方式直接且不稳定,常常因为需求得不到满足,爆发情绪问题。不分场合地表现出冲动的行为。有一些儿童也有消极、抑郁、退缩等表现。

IDD 儿童的功能障碍特点妨碍其参与、适应日常生活、学习、游戏。影响儿童沟通交流、生活自理、与人交往,存在学习困难、学业成就低下、学习动机不足、学业受挫等。

第二节　作 业 评 定

作业治疗师需要对 IDD 儿童进行全面评定,了解儿童的作业活动表现,明确功能障碍,以便于合理设定作业治疗目标,制订作业治疗计划并实施。

一、作业评定目的

1. 了解儿童的发育水平　评定 IDD 儿童的认知、精细运动、粗大运动功能发育情况及日常活动与参与水平。确定功能障碍,判断儿童功能障碍和活动受限的程度,在不同环境中的参与情况。

2. 制订作业治疗计划　根据评定结果,结合儿童和家长的需求,制订作业治疗计划。作业治疗目标包括短期目标及长期目标,根据治疗目标、家庭需求、儿童的兴趣等,选择有目的性的活动进行治疗。

3. 判断作业治疗效果　在作业治疗过程中,通过定期作业评定判断治疗效果,确定继续治疗或者调整治疗方案。

二、作业评定内容

IDD 儿童作业评定内容包括一般情况评定、与其功能障碍相关的认知功能、行为等作业技能评定、作业活动表现评定以及环境评定。

1. 一般情况评定　评定儿童的发育史、现病史、既往病史等,IDD 儿童和家庭的作业需求,主要照顾者、家长的养育态度,家庭、社区和学校的情况。

2. 作业技能评定　包括认知、感知觉、行为及运动功能等评定。

3. 作业活动表现评定　包括日常生活活动能力、适应行为、游戏能力以及学业活动评定等。

三、常用作业评定方法

（一）作业技能评定

1. 认知功能评定　可采用格塞尔发育诊断量表,贝利婴儿发展量表,韦氏智力量表,Griffiths 发育评估量表,中国儿童发育量表,评定 0~6 岁儿童 5 个能区包括大运动、精细动作、适应能力、语言和社会行为,具有良好的鉴别力、信度,结构效度高。执行功能行为评定（behavior rating inventory of executive function,BRIEF）量表是对执行功能进行行为学评定的一系列量表,分为学前儿童问卷、学龄儿童问卷和成人问卷。成人问卷包括教师版和家长版可以评定学龄儿童的日常实际执行功能水平,成人问卷具有良好的信效度。详见第二章。

2. 感知觉评定　可选择视知觉发展测验第 2 版,视知觉发展测验 - 青少年及成人,感觉统合及运用能力评定,感觉处理能力量表等。

3. 运动功能评定　可选择 Carroll 手功能评定、Peabody 运动发育量表等。

4. 行为评定　可以采用儿童行为量表（CBCL）和青少年自评量表（youth self-report,YSR）。

（二）作业活动表现评定

1. 日常生活活动能力评定　可选用 Barthel 指数法，儿童功能独立性评定量表（Wee-FIM），儿童生活功能量表（PEDI）等。

2. 适应行为评定　评定儿童面对新问题的组织和解决能力。包括儿童适应行为量表，婴儿 - 初中生社会生活能力量表。

3. 游戏评定　采取观察法，参与他们游戏等不同方式，通过作业活动分析，评定儿童游戏的兴趣、方式、游戏技能和游戏表现等。象征性游戏测试包括 4 个独立场景和日常的微型玩具，测试儿童游戏能力。学前游戏行为量表评定学前儿童的社会性游戏和非社会性游戏行为。

4. 学业活动　通过访谈家长和教师了解儿童的学业活动情况，评定儿童早期经历与社会文化背景、儿童的智力水平、儿童的行为表现、儿童的学业水平、教育因素、书写等。

（三）环境评定

1. 家庭环境　通过调查问卷，访谈儿童及家长，或者进行家访，评定家庭成员养育态度。了解家庭设施与儿童活动的相关性，家居物品摆放等。伴随运动障碍的 IDD 儿童，还应该评定房屋结构设施。观察的主要内容包括 2 大部分，即住宅的外部结构和内部结构，主要考察楼梯、地面、浴室的安全性、电源插座的位置等安全、高效和舒适的生活环境，方便儿童在室内活动。

2. 学校环境　评定考察学校的楼梯、操场、教室等。评定学生、教师等态度，相处方式。

3. 社区环境评定　人行道、斜坡、扶手、台阶、入口、走廊、洗手间、公用电话使用等是否符合无障碍原则，便于 IDD 儿童使用。

第三节　作业治疗

IDD 严重影响儿童发育进程，作业治疗可有效促进儿童认知、精细运动、行为、社会交往等功能的发育，提高社会适应能力，对提高 IDD 儿童及其家庭的生活质量具有重要的临床意义和社会学意义。

一、作业治疗原则

1. 轻度 IDD 作业治疗原则　训练高级认知功能特别是执行功能，促进其学业活动，日常生活技能，重点是工具性日常生活活动。

2. 中度 IDD 作业治疗原则　训练基础认知功能，促进其与人交流，参与游戏活动，日常生活技能，重点是自我照顾性日常生活活动。

3. 重度、极重度 IDD 作业治疗原则　训练运动功能，认识生活中物品的名称、用途等。IDD 儿童的作业治疗与家庭康复结合，教给照顾者恰当、实用的家庭治疗方法。

二、作业治疗目的

1. 最终目的　促进儿童作业技能的发育，提高作业活动能力，提高社会适应能力，能够进入学校学习,参与社会活动。

2. 不同程度智力发育障碍儿童的治疗目的

(1)轻度 IDD 儿童的治疗目的:提高学习的动机和创造力,学习知识,增强自信心,能进入学校随班就读,成年后能进入社会从事简单劳动,实现自食其力。

(2)中度 IDD 儿童的治疗目的:提高沟通、表达能力及社会交往能力,学习生活常识,促进生活能力的发展,实现生活自理。

(3)重度、极重度 IDD 儿童的治疗目的:参与活动时保持注意力集中,有效地沟通交流和恰当辅助后完成日常生活活动。

三、作业治疗方法

(一)轻度智力发育障碍儿童

1. 认知功能训练

(1)注意力训练:轻度 IDD 儿童注意力训练侧重注意的广度、强度、持久性、转移性、分配性。包括听特定数字拍手,看图找不同,说出物品变化的训练,听指令按照顺序完成任务等。

(2)记忆力训练:选择与儿童日常生活相关的活动,多次重复、强化儿童的记忆力,增加记忆的保持时间。学龄期儿童,需培养学习兴趣,选择适合儿童的训练方法,帮助儿童理解记忆。包括分类日常物品,听故事后回忆复述,连续给儿童几个指令后儿童按照一定顺序完成指令内容。

(3)执行功能训练:培养 IDD 儿童独立思考,解决问题的能力。包括邀请朋友参加自己的生日聚会,模拟去图书馆借书,模拟搭配外出的衣服,学习一首新的儿歌等。

(4)概念的认识:学习一些简单概念包括认识颜色、形状、物品、数字、数量等。先用实物,再用图片,最后再抽象地训练。包括儿童说出几种交通工具的相同与不同,儿童在物品架上依次挑选粉红色、桃红色、紫红色、红色、枣红色的物品,数字进行排序等(图 8-1)。

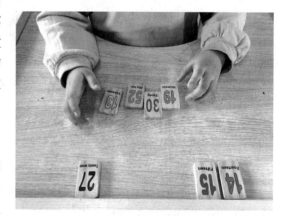

图 8-1　排列数序

2. 促进学业活动

(1)学校内外活动:调动 IDD 儿童学习的主动性,保证持续学习的时间。包括在 5 分钟内写完卡片上的数字,学习整理书包、削铅笔,按照水果清单给小动物玩偶们分发水果,参加小组课的拔河与野餐活动等。

(2)环境的认知

1)了解家庭、学校、社区周围的环境,了解与生活有关的交通常识,记住并会描述标志性建筑。包括画出家到学校路上的水果店、超市、花园等建筑物,模拟送肚子痛的同学从教室去校医院。

2)识别及规避外界环境及危险事物,如不能攀爬高处,注意使用水、电的安全等。学习台风天、雪天、雨天等情况下如何保护自己。包括劝告站在椅子上跳来跳去的小朋友停止危险动作。装有冷水、温水、热水等的瓶子，拧紧瓶盖才能移动瓶子。

3. 工具性日常生活活动训练　学习运用工具的方法、安全意识等。包括给儿童几个散开页的书本，用订书器装订。儿童学习手洗自己的袜子、薄的衣服，漂洗后晾晒。在若干钥匙中挑出自己家门的钥匙，学习用钥匙打开房门。用玩具模拟吃饭前帮助照顾者整理碗筷，吃饭后整理清洗餐具。认识钱币，使用钱币坐交通工具等。

4. 社会交往能力训练　主要包括语言表达能力培养、克服胆小和羞怯、学会分享、学会欣赏他人等。

（1）学会表达与分享：IDD 儿童与他人交往时能表达感受且会分享。儿童能用简单语言、手势、体态，交流板或用图画等方式表达想法或提要求。有需求时可以向老师、同学求助，和同学一起分享快乐、悲伤等，主动参与同伴玩耍。包括给 IDD 儿童讲童话故事，描述故事中各个角色的情绪变化。儿童写错字，治疗师引导其向他人借橡皮擦。

（2）培养儿童遵从社会规则的能力：教儿童学习遵守学校、公共场合的规则。参加集体活动时遵守活动要求。家长和教师反复强化各项规则，不同环境中给儿童学习规则的机会，儿童参与时，给予恰当的反馈。如儿童借东西后要及时归还，遵守时间等。包括治疗师用红绿灯玩具与儿童练习遵守交通规则，儿童与治疗师去医院的门诊大厅宣传公共场所保持安静等。

（3）良好的社会举止行为训练：儿童掌握必要的社会行为规范，学习基本的社交礼仪，会使用礼貌用语，会调节和处理自己的情绪等。包括治疗师碰倒 IDD 儿童的水杯，处理水渍后治疗师道歉，儿童学习运用恰当的语言进行回复。儿童向其他治疗师及小朋友打招呼等。

（二）中度智力发育障碍儿童

1. 认知功能训练　学习与日常生活相关的知识。

（1）认识形状：结合实物，训练认识圆形、方形、三角形、长方形等；平面、立体形状配对训练；从简单的形状分类到仿画各种形状。包括儿童用形状拼房子，儿童拿到形状说出生活中相同形状的水果。

（2）认识方位：以儿童身体为准进行辨别前、后、上、下、左、右等方位。包括给 IDD 儿童一些玩具，听指令放到身体的前、后、左、右。

2. 社交能力训练　增加 IDD 儿童与人交流的动机，谈话的技巧，提高安全意识。包括用照片介绍自己的家庭成员，看视频、听故事学习辨别陌生人，儿童学习倾听别人的谈话并做出恰当的表情。

3. 自我照顾性日常生活活动训练　在生活中，儿童辨认照顾者的物品，如爸妈的衣服、鞋袜、水杯等。学习穿衣服、裤子等。独立使用餐具进食，撕开有包装的食物，学习如厕等。具体方法：如把照顾者的若干衣服放在同一个袋子内，儿童辨认、挑选衣服放到特定的整理箱内；选择 5 件不同款式的儿童衣服，在衣服左侧袖口贴上标记，教儿童依次穿上、脱下 5 件衣服的左侧袖子；练习穿脱不同衣服的技巧；使用卡片学习男女厕所的标志。

4. 游戏　儿童参与集体游戏活动，学习配合、模仿、遵守规则等，包括我是小司机的游戏，儿童假装拿着套圈作方向盘开车往前跑，治疗师和其他儿童作乘客，到站上下车；治疗师藏起玩具，儿童假扮"侦探"找玩具；听到规定词拍响小鼓；儿童将一张纸分成 4 个部分，每名儿童根据纸的形状特点，画出图形等，画好后 4 个部分的纸拼成一幅画（图 8-2）。

（三）重度、极重度智力发育障碍儿童

1. 运动功能训练　粗大运动治疗性活动包括去楼下取快递、外卖，和照顾者去公园散步等。精细运动训练主要是拇指、示指对捏物品,拇指、示指、中指一起捏物。包括捏饼干,捡豆子,撕纸等,也可以结合游戏,如把雪花片排在角度倾斜的轮胎上,引导儿童用手指捏起雪花片放到杯子中(图 8-3)。

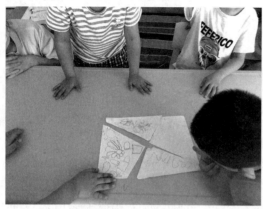

图 8-2　合作绘画

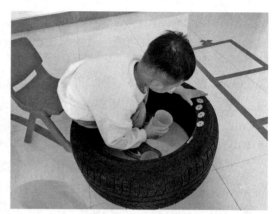

图 8-3　捏雪花片

2. 认知功能训练

(1)匹配:选择各种适合 IDD 儿童生活需要的物品进行训练。

1)形状匹配,包括形状镶嵌版训练,也可将实物平面形状、立体形状与图片匹配。

2)颜色匹配,选择 1~4 种颜色,儿童按照笔帽和笔的颜色进行配对(见书末彩图 8-4)。

(2)选择分类:儿童学习并运用辨别生活中各项物品的能力。可进行人物、动物、蔬菜、水果、衣服、交通工具等图片分类;也可将同类物品放到固定位置。

(3)学习生活常识:帮助儿童了解生活常识,增加儿童的认知功能。

1)学习区别甜味、苦味、汗味、烟味、汽油味、烧焦味、臭味、药味等。在保证安全的情况下,教儿童区分不同气味的物体,告诉儿童远离危险物体。包括准备醋、茶、可乐、水教儿童分辨味道,选择品尝苦瓜、西瓜、黄瓜、哈密瓜等。

2)认识家中的物品,家庭的房间、卫生间、厨房的位置,包括儿童到厨房取杯子给客人倒水喝,儿童和治疗师画出家里物品的位置。

3. 日常生活活动训练

(1)进食训练:重点教给 IDD 儿童认识能吃和不能吃的物品,包括认识卡片中能吃的食物;操作简单的餐具或用手完成独立进食。

(2)穿脱衣服训练:儿童懂得配合家长给自己穿脱衣物,包括用套圈模拟穿脱裤子。用穿珠子模拟打开系上拉锁。学习洗脚,用毛巾分别擦干左右脚,穿上鞋。

(3)如厕训练:懂得告诉家长有小便和大便的排泄需求等。如厕后学习洗手,涂皂液,搓洗双手,洗掉肥皂沫,擦干双手。包括用几个气球装上不同容积的水,让儿童按压气球并体会水的多少,讲解有小便要示意家长。刺破气球后水四处流出,解释并教导儿童去卫生间排尿。

(4)日常操作活动训练:包括拧开瓶盖,拧毛巾,挤牙膏等。认识自己的床和被子,会打开被子盖住身体。

四、医教结合

医教结合强调医学与教育的深度融合。医教结合促使智力发育障碍儿童入学机会增加并且能适应学校的生活。作业治疗侧重儿童的社会性认知训练、社会交往能力训练、处理问题的能力、培养良好情绪、意志和道德的发育,为 IDD 儿童接受学校教育打下基础。IDD 儿童入学前,作业治疗师需提前评定学校的环境,教师需了解 IDD 儿童功能特点、课程设置是否符合 IDD 儿童发展、提升社交能力、满足生活需要。作业治疗师指导教师规划 IDD 儿童教育方向,推进儿童进入小组学习,尽快融入班级的生活。IDD 儿童进入学校前,作业治疗侧重的是医疗中有教育,其进入学校之后,作业治疗要明确做到教育中融合医疗康复。

五、适用于家庭及社区的作业治疗

作业治疗强调儿童整体能力的发展,以儿童为中心,以家庭为中心,重视儿童的生活、学习和娱乐等独立活动状况。智力发育障碍儿童的家庭康复训练是整个系统康复训练的重要组成部分,决定着康复的疗效,建议从以下几方面做起:缓解家长的焦虑情绪,给予恰当的疏导,引导家长积极配合医院的康复治疗,建立适合的家庭康复训练环境与氛围;作业治疗计划分解成小目标,分步骤、分阶段地融入家庭康复;充分利用生活情景进行训练,循序渐进、逐步引导,坚持一贯要求、持之以恒;小步递进、适当协助,多给儿童表扬和奖励,鼓励其独立完成活动。

作业治疗指导社区提供相应的康复训练和辅助器具,完善各类无障碍设施,为 IDD 儿童提供方便的生活条件。尊重 IDD 儿童,组织其参加社区活动。为适龄的 IDD 儿童提供接受教育和成年后参加工作的机会。

六、ICF 架构下的案例分析

(一) 案例介绍

沈某,女,5 岁 9 个月,以"不会与同龄人一起玩,不能听懂上课内容"为主诉就诊。运动发育落后,不能跑、不会跳远;认知理解能力欠佳,需要说话者多次重复才能理解;有些字词发音不清晰;日常生活中需要辅助才能穿脱衣服,自己刷牙会忘记刷牙齿的内侧面;双手精细功能差,不能拧开瓶盖,不会解开扣子、鞋带;与人交往存在障碍。

诊断:智力发育障碍(中度)。

(二) 作业评定结果及分析

1. 作业评定结果　沈某粗大运动发育史正常,自幼语言、认知、精细运动发育落后于同龄儿童;Wee-FIM 儿童功能独立性评定量表:56 分,中度依赖;韦氏幼儿智力测试:IQ 45 分;儿童社会适应性行为 47 分,中度缺陷。Peabody 精细运动评定:精细运动发育商值差。

2. 分析

(1)活动与参与受限:沈某不会用筷子吃饭;不能分辨袜子的里外;不会独立完成穿脱上衣,裤子,不会系纽扣和拉锁。语言表达运用简单句式,无法描述日常生活事件。用笔姿势不正确,只能画横线、竖线,但是字迹很浅,不会写数字、画形状,按照图形卡仿画的圆形不能封口。不能合作玩游戏,不能与人进行有效沟通,不能解决身边出现的问题。

(2)身体功能受限:双上肢运动不协调,不能用拇指和示指捏物品。不能归纳物品类别,不能辨别物品与物品之间的位置和方向,不会数连续的数字到50,不能仿写数字1~10。分不清上午、下午,今天、明天等。认知理解能力落后,注意力不集中。

(3)环境因素:家长和老师不了解IDD儿童的功能特点及干预的方法。沈某在幼儿园经常被老师批评。

(三) 作业治疗目标

1. 短期目标

(1)沈某在4~6周内能捏各种小物品,按照要求放到容器的内、外、左、右等位置。

(2)沈某在4~6周内能使用水彩笔在图形内涂色不超出图形边界。

2. 长期目标

(1)沈某在10~12周内用语言提示、少量辅助下,独立脱外套、长袖T恤、松紧带裤子。

(2)沈某在10~12周内写出数字1到20。

(3)沈某在1年内可以和小朋友合作玩游戏。

(四) 作业治疗方法

1. 提升学业活动的治疗

(1)书写治疗方法:儿童在书写过程中,书写速度较慢、字迹较浅等问题,根据其需求自制或购买握笔器。教儿童正确的握笔方法,书写顺序,在大小不同的格子内,在本子不同位置进行书写。结合语言指导、示范。根据儿童的兴趣进行治疗。治疗师画出或打印出一些大小不同的圆形、三角形或者任意形状,和儿童一起用横线、竖线或者去填充,培养儿童思考和创造能力,如把涂色后的图形剪下来做成书签。

(2)提升做手工的能力:治疗师剪出太阳、白云、花朵、树木、小动物、房子、汽车等,儿童剪下来涂色,按照自然界事物的特点在桌面进行排列。

2. 提高作业技能的治疗

(1)认知功能训练:找一堆形状、大小、上面饰品不同的纽扣,让儿童蒙上眼睛触摸纽扣将其进行分类,之后把纽扣依次投入不同开口的盒内。

(2)注意力训练:治疗师说名称,儿童快速指出治疗室中的物品。看图片后说出有几种动物。治疗师用棋子摆出图形,儿童照样摆出一样的图形。

3. 提高日常生活活动能力的治疗　提高儿童的日常生活活动能力,教会儿童分辨衣服的各个部位名称,学习认识衣服正面、反面、里面、外面,了解不同季节衣服的特点,学习穿脱衣服的正确步骤。

(1)听故事,治疗师讲故事前,先提出问题,让儿童带着问题去听,回答问题。森林里的动物参加音乐会,请裁缝小斑马给动物们做礼服,治疗师讲述衣服特点要求,让儿童转述给小斑马。治疗师拿出动物们的礼物交给儿童,让儿童检查礼服是否符合动物们的要求,并指出不同之处,学习辨别不同衣服的特点。

(2)治疗师准备不同的衣服包括背心、马甲、T恤、毛衣、羽绒服等,让儿童根据穿衣服的需要,进行排序。

(3)学习穿脱衣服的步骤后,练习给玩具娃娃穿脱衣服,熟练后,选择轻的、宽松的短袖T恤,马甲,让儿童穿脱练习,再慢慢增加到叠穿其他衣服。

4. 提高社交和游戏能力的治疗

(1)准备若干彩色丝巾,在场地上画出若干圆圈,圆圈距离适合儿童跳跃。治疗师和儿童各自在后腰处系上丝巾当尾巴。儿童在前面跳,治疗师跟在后面跳,儿童依次跳过圆圈,儿童要保护好自己的"尾巴"不被抓到,当跳到最后一个圆圈时就可以反过来追、抓治疗师的"尾巴",抓到对方"尾巴"为胜。

(2)儿童和治疗师投沙包得分游戏,在地上摆放印有不同图案的盒子,儿童听口令把沙包投进盒子,5次后更换儿童发出口令,没有投入者不得分。所得的分加在一起为总分,最后总分多为胜者。

5. 开展课程培训家长及老师

定期开展讲座培训,指导家长和老师根据治疗计划及进展进行家庭和学校的干预,并且配合医院的作业治疗。

(朱 琳)

第九章

注意缺陷多动障碍的作业治疗

第一节 概 述

注意缺陷多动障碍（attention deficit and hyperactive disorder，ADHD）是儿童时期最常见的神经发育障碍之一，也是学龄儿童患病率最高的公共卫生问题之一。据统计，全球儿童 ADHD 患病率约为 7.2%，我国儿童 ADHD 患病率为 6.26%（约 2 300 万人）。60%~80% 可持续至青少年期，50.9% 持续为成人 ADHD，约 65% 的儿童存在 1 种或多种共患病。ADHD 不仅损害学习功能，还存在其他多方面、涉及全生命周期的损害。早期诊断和规范治疗可显著改善 ADHD 的预后，作业治疗是有效的治疗方法之一。

一、定义

ADHD 是以持续存在且与年龄不相称的注意力不集中和 / 或多动、冲动为主要表现的神经发育障碍性疾病，智力可以正常或接近正常，常伴学习困难、人际关系或自我评价低下，严重影响生活、学业和社会功能。ADHD 的诊断除了考虑生物因素外，还应关注家庭、学校、同伴关系、亲友、社区、医疗服务、政策、文化及年龄增长等对儿童的影响。2020 年，美国发育行为儿科学会首次提出"复杂 ADHD"的概念及复杂 ADHD 的"共存情况"，以下条目中任意 1 项阳性的儿童及青少年 ADHD 即可被定义为"复杂 ADHD"。

1. 出现 ADHD 核心症状和功能损伤的年龄为 <4 岁或 >12 岁。

2. 存在共存情况 共患病、特殊生产史及复杂的心理社会因素均可被定义为复杂 ADHD 的"共存情况"。包括：①其他神经发育障碍：全面发育迟缓、智力障碍、孤独症谱系障碍、言语和语言障碍、抽动障碍；②学习技能相关的重要问题：特定学习障碍即阅读、数学、书面语言障碍；心理健康障碍如抑郁、焦虑、对立违抗障碍、品行障碍、物质使用障碍、进食障碍；③特殊出生史或慢性疾病：超未成熟儿（出生胎龄 <23 周或出生体重 <400g）、胎儿酒精谱系障碍、癫痫、肿瘤、创伤性脑损伤、运动障碍、遗传性疾病：唐氏综合征、脆性 X 综合征；④复杂的不良心理社会因素：童年期的不良经历（创伤、忽视或贫穷）、家长心理健康障碍。

3. 存在中度至重度功能损伤。

4. 基层医生诊断不明确。

5. 对治疗反应不足（或治疗计划不明确）。

二、主要临床表现

(一) ADHD 分型

ADHD 可分为注意力不集中、多动 / 冲动和混合型 3 种类型，各型主要临床表现如下。

1. 注意力不集中型　主要表现为执行所需任务时无法抵御干扰因素、注意力保持时间短、组织实施困难等，导致无法完成任务。

2. 多动 / 冲动型　"多动"的表现是运动过度和难以保持静止，这在需要行为自控的结构化环境中表现得最为明显。"冲动"的表现是一种不考虑风险和后果，对直接刺激作出反应的倾向。

3. 混合型　注意力不集中和多动 / 冲动症状在临床上都是显著的，在临床表现中均不占主导地位。

(二) ADHD 继发临床表现

ADHD 儿童除注意缺陷、多动、冲动 3 大核心症状外，还在运动、社交技能、控制情绪、行为管理及学习上存在着不同程度的困难。

(1)运动与感知功能异常：日常生活及学习中，表现为穿衣、系鞋带、用筷子等动作笨拙。视运动功能障碍，空间位置障碍，左右分辨困难等。

(2)行为异常：不受管教、脾气暴躁、经常干扰别人、容易与人发生冲突、争吵、打架。

(3)情绪问题：过多的失败和挫折经历，会增加 AHDH 儿童的负面情绪，表现为沉默寡言；部分儿童经常烦躁、易激惹，甚至出现自伤和攻击他人的行为。

(4)人际关系问题：因品行问题导致的人际关系差，包括与家长、教师、同学难以维持良好的人际关系。

(5)学习障碍：ADHD 儿童常伴有学习障碍，但多数智力水平在正常范围内，少数伴有轻度智力发育障碍，主要还是以注意缺陷造成的学习成绩落后为主。

三、功能障碍特点

ADHD 儿童存在不同程度的注意、行为、感知与运动、情绪、社会交往、学业成就障碍，而不同年龄段的儿童 / 青少年有不同的功能障碍特点。

1. 学龄前

(1)感知与运动功能障碍：经常穿反鞋，不会拍球、用勺子吃饭不协调。

(2)注意功能障碍：容易转移注意力(玩玩具没有耐性)，似听非听。

(3)行为异常：明显的攻击行为，过分喧闹和捣乱，在家庭与幼儿园不好管理，打人等。

(4)情绪异常：遇到不高兴的事情大喊大叫，不分场合地大笑。

(5)社会交往障碍：在幼儿园不能与其他儿童建立良好的伙伴关系，不遵守游戏规则。

2. 学龄期

(1)感知与运动功能障碍：不会用筷子，左右不分，不会跳绳，书写困难等。

(2)注意功能障碍：不能完成指定任务如不能完成老师布置的简单作业等，容易转移注意力如课堂上经常"走神"，不能集中精神。

(3)行为异常：自制力差，难以等待按顺序做事情，言语轻率，影响班级正常秩序。

(4)情绪异常：脾气暴躁，激进、烦闷，可出现自伤、攻击他人的行为，多动，冲动。

（5）社会交往障碍：经常与同学、老师及家长发生冲突，不能遵守班级的规章制度。

（6）学习困难：在学业上表现为成绩波动性大，部分 ADHD 儿童学习成绩低下。

3. 青少年期

（1）感知与运动功能障碍：书写困难，共济活动不协调，空间位置障碍（表现为经常迷路等），手功能操作等困难。

（2）注意功能障碍：不能完成作业，容易转移注意力。

（3）行为异常：主观上有不安宁的感觉，难以接受约束和控制，部分青少年 ADHD 出现违抗性、攻击性和反社会性行为。

（4）情绪异常：脾气暴躁，激进、烦闷，可出现自伤、攻击他人的行为，经常参加危险性活动。

（5）社会交往障碍：与家长的矛盾进一步升级，在学校违抗教师指令，经常与同学发生冲突。

（6）学习困难：在学业上表现为成绩波动性大，影响升学。

第二节　作业评定

作业评定是准确制订治疗目标、设计治疗方案以及对治疗结果进行分析的基础。ADHD 儿童的作业评定要将儿童作为一个整体进行全面、持续的评定。

一、作业评定目的

1. 掌握 ADHD 儿童的发育水平　将 ADHD 儿童作为一个整体，从智力、运动、行为、语言、社会功能等全方面掌握其发育水平。

2. 明确 ADHD 儿童的功能障碍特点　了解功能障碍的类别、程度及范围。明确 ADHD 儿童在家庭、学校、社会方面的参与受限程度，及进行活动时的受限程度。

3. 制订治疗目标　根据评定结果制订短期目标及长期目标。

4. 设计治疗方案　参照评定结果，分析导致功能障碍，活动、参与受限的原因，制订个体化治疗方案。

5. 判定治疗效果　对儿童的功能障碍、活动及参与受限动态评定，判定治疗效果，调整治疗方案或者判定转归。

6. 比较治疗方案优劣　经过治疗后，只有通过科学的评定，才能得出客观的结果，向儿童、家属、学校以及康复机构展示治疗效果，以利于进一步治疗或治疗后判断预后。

7. 留下医疗文书依据　评定的数据和结论内容除了可以指导康复治疗外，还是具有法律效力的医疗证据文件。

二、作业评定内容

ADHD 儿童作业评定内容包括一般情况评定、与其功能障碍相关的注意力、行为等作业技能评定、作业活动表现评定以及环境评定。

1. 一般情况评定　包括生长发育史、现病史、个人史、既往史、母亲孕期情况、家族史、辅助检查及结果等；家庭、学校及社区基本情况。

2. 作业需求评定　儿童及其家长的作业需求会随着儿童年龄增长以及病情的变化而变化，须尽可能地与儿童及其家庭进行定期讨论。

3. 作业技能评定　包括注意力、行为、认知、感觉及运动功能等。

4. 作业活动表现评定　包括日常生活活动能力评定、社会适应行为评定、学习能力以及游戏能力评定等。

5. 环境评定　包括家居环境评定、学校环境评定、家长的养育态度、家庭氛围、与同学的相处情况、教师对儿童的态度等。

三、常用作业评定方法

(一) ADHD 核心症状评定

可选择 SNAP-Ⅳ(SNAP-Ⅳ)父母及教师评定量表。目前最常用的为 SNAP-Ⅳ26 项版本，1~9 项评定注意缺陷症状，10~18 项评定多动-冲动症状，19~26 项评定对立违抗症状。SNAP-Ⅳ采用 4 分评定法："完全没有"记 0 分，"有一点点"记 1 分，"还算不少"记 2 分，"非常的多"记 3 分。常使用简易评分法：对于注意缺陷、多动-冲动 2 个分量表分别计算总分、平均分或记录每个分量表得分为 2 或 3 的项目数来判断障碍程度。如某一分量表的总分 ≤13 分为"正常"，13~17 分为"轻度异常"，18~22 分为"中度异常"，23~27 分为"重度异常"；或某个分量表平均分 ≤1 分为"正常"，≥2 分为"异常"；或某个分量表中得分为 2 或 3 的项目数 ≥6 项为"异常"。对于对立违抗分量表，得分为 2 或 3 的项目 ≥4 项，判断为"异常"。

(二) 作业需求评定

可通过访谈法了解儿童及家长的需求，也可通过加拿大作业活动表现测量量表(COPM)评定儿童及其家长的作业需求。

(三) 作业技能评定方法

1. 智力测试　可选择的评定方法包括韦氏幼儿智力量表第 4 版(WPPSI-Ⅳ)和韦氏儿童智力量表第 4 版(WISC-Ⅳ)，详见第二章。需要注意的是在 ADHD 症状严重的情况下，评定结果会出现偏差，不能客观地反映儿童的真实智力水平，必须在症状得到控制后，复测智力水平。

2. 注意力评定

(1)中小学生注意力测验，该测试由 6 个分测验组成，每个分测验均由不同的符号或图形组成，个别分测验还有不同的颜色及数字排列。测试要求划掉或用括号括出目标图形，测试者需要按照每个分测验的要求准确记录测试数据。每个分测验都有测试时间限制，一般中学生测试时间 2 分钟，小学生测试 3 分钟。测试完成后，主试分别点出正确数、遗漏数、错误数、并计算出总答题数。按照测试手册上的公式，分别求出 5 个注意力因子分包括 F1(注意力的稳定性)、F2(注意的广度)、F3(注意的转移)、F4(注意的持续性)、F5(注意的集中性)以及 Fz(注意力总和)。各注意因子的原始分及注意力总分的原始分求出后，根据年龄对照常模表查出相应的量表分，常模表将量表分为 1~19 等级分，10 分为平均数，每隔 1/3 个标准差为 1 个等级。

(2)持续性操作测验(CPT)：目前常用的 CPT 测验包括视听整合持续操作(integrated visual and auditory continuous performance test,IVA-CPT)、注意力变量测验(the test of variables of attention,TOVA)、日本太田克也研发的 CPT 以及我国罗学荣等学者编制的 CPT 测试软件 3.0 版本等。

1)IVA-CPT 测试软件：适用于 6 岁以上儿童/青少年。测试在计算机上操作,主测试时目标数字与非目标数字共 500 个,要求受试者听到或看到目标数字点击鼠标,视觉与听觉数字分别呈现,整个操作过程约 20 分钟,数据库自动记录并在测试结束后显示结果,其中原始商数中的谨慎、一致性、毅力 3 个商数产生了听觉反应控制商数和视觉反应控制商数；警惕、注意集中、速度 3 个商数产生了听觉注意商数和视觉注意商数。所有的商数平均值为 100,标准偏差为 15。

2)TOVA 注意力变量测验：进行 2 种视觉刺激,每种刺激的测试时间都是 22.6 分钟。前半段为靶目标稀少型测验,受试者容易因目标刺激少而注意力不集中,漏掉靶目标造成"遗漏",也可能有"错认"；后半段为靶目标密集型测验,受试者容易将非靶目标刺激当成目标刺激而"错认",也可能对高密度刺激耐受而"遗漏"。"遗漏""错认""反应时""反应时变"被作为受试者认知操作水平的 4 项指标。遗漏减少意味着注意力增加,反之下降；错认减少意味着冲动性降低,反之增加；反应时变减少意味着反应稳定性增强,注意力维持时间延长。

3)日本太田克(2000)研发的 CPT 测试软件内容包括 3 个分测试,反应时间分测验、X 分测验、AX 分测验；5 项分测验观察指标：舍弃数、漏答率、误答率、平均反应时间和变异系数。

4)CPT 测试软件 3.0 版适用范围为 6~16 岁儿童,根据感觉通道不同分为视觉注意力、听觉持续注意力及视觉+听觉注意力测试 3 种模式。测试在计算机上操作,测试结束后报告结果并得出注意力无障碍、轻度障碍、中度障碍、重度障碍及可疑障碍的结论。

3. 感知觉功能评定 可选择儿童感觉统合发展评定量表、感觉问卷以及视知觉发展测验第 2 版进行评定。

4. 运动功能评定 包括精细运动功能评定、视觉运动整合发育测验及儿童运动协调能力评定等。

(1)精细运动评定：对于学龄前 ADHD 儿童,可根据发育里程碑评定儿童精细运动的发育年龄、Peabody 运动发育评定量表精细部分,包括抓握和视觉-运动整合 2 个亚测验。

(2)视觉运动整合发育测验(the developmental test of visual-motor integration,VMI)适用于 2~18 岁儿童、青少年,属于一种非文字型的儿童发育技能测查。VMI 测验按照图形难度顺序编排：24 个几何图形以 3 图 1 组印在 8 张测验纸上,各图下方留有与图形格子等大的空格,供被试临摹。VMI 测试可集体或个体进行。主试可用自己设计的与 VMI 测验图不同的几何图形示范临摹方法,不可提测验图的名字或用手比画暗示画法。被试者按顺序临摹各图,不能涂改,测试不限时。对小年龄被试可适当鼓励。VMI 评分为二级评分法,即通过 1 图得 1 分,失败不得分,连续 3 图未通过停止记分,原始分最高 24 分,最低为 0 分。测试结果有 3 种表示方式：标准分,年龄等值,百分位。被测 VMI 粗分低于 20 百分位为异常。

(3) 运动协调能力评定：可选择儿童运动协调能力标准化测量评定量表（the movement assessment battery for children-second edition,MABC-2）。该量表针对 3 个年龄层的不同测试：3~6 岁、7~10 岁、11~16 岁,随着年龄增加逐渐提高测验难度,或者不同的实施项目。详见第十一章。

5. 行为评定

(1) Achenbach 儿童行为量表（CBCL）：要求家长或与儿童密切接触的监护人填写,量表的评定内容包括社会能力和行为问题 2 部分。社会能力包括 7 个项目：参加运动、参加活动、参加课余爱好小组、参加家务劳动、交往、与人相处、在校学习。行为问题共 120 个测题,按照 0、1、2 三级评分。量表可分为 9 个行为因子,把每个因子所包括的行为症状的粗分相加就是因子的分数,再与标准常熟分项比较以判断是否有行为问题。如果有一个因子分超过国内常模第 98 百分位数时即确定该因子异常,若有 1 个因子异常即判定儿童有行为问题,分数越高问题越严重。

(2) Conners 评定量表：适用于 3~17 岁儿童,用于评定 ADHD 的相关行为,包括 Conners 家长症状问卷（parent symptom questionnaire,PSQ）及 Conners 教师评定量表（teacher rating scale,TRS）。① PSQ 包括 5 个因子：品行问题、学习问题、心身问题、冲动 - 多动、焦虑,采用 0~3 分四级评分法；② TRS 适用年龄为 6~17 岁,包括 3 个因子：品行问题、多动、注意力不集中 - 被动,同样采用 0~3 分四级评分法。

(四) 作业活动能力评定

1. 儿童适应行为评定量表　适用于 3~12 岁儿童,包括独立功能因子、认知功能因子、社会 / 自制因子 3 大部分构成,具体评定方法详见第二章。

2. 婴儿 - 初中生社会生活能力评定　适用于 6 个月至 14 岁儿童,用于评定儿童社会生活能力,包括独立生活（SH）、运动能力（L）、作业能力（O）、交往能力（C）、参加集体活动（S）、自我管理能力（SD）6 个部分。具体评定方法见第二章。

3. 学习能力评定　ADHD 儿童常有学习成绩低下或语言方面的问题。可选择学生学习障碍筛查量表（the pupil rating scale revised screening for learning disabilities,PRS）评定儿童的学习能力。详见第八章内容。

4. 游戏能力评定　选择适应儿童年龄的游戏,观察儿童在游戏中的表现,作业治疗师可在游戏过程中设计特定的环节（如发出声音干扰儿童注意力、令儿童失败、用严厉的语言激怒儿童等）,来重点观察儿童的行为、情绪、注意力功能。

(五) 环境评定

1. 家居环境评定　通过访谈或实地考察了解儿童的居住环境。包括家具的摆放,重点了解儿童房间内物品摆放是否在学习或进行其他日常活动时分散儿童注意力。

2. 学校环境评定　通过访谈,有条件的建议实地考察评定儿童在班级所在楼层、儿童在班级的座位位置以及班级内或儿童书桌的物品摆放是否分散儿童注意力。

3. 家庭氛围及家长养育态度评定　通过访谈了解家庭成员（父亲与母亲、家长与儿童、家庭其他成员）之间的相处模式,了解家长对儿童的养育态度。

4. 学校教师及同学对 ADHD 儿童的态度评定　通过与家长访谈,了解儿童在学校与同学之间的关系,了解教师对儿童疾病的态度以及教师对儿童的日常管理模式等。

第三节 作业治疗

作业治疗是ADHD的有效治疗方法。作业治疗师针对儿童的功能障碍特点,设定作业治疗目标、制订治疗方案并规范实施,改善儿童的核心症状,有效地建立孩子的自信心,使其更好地融入学校和社会,提高ADHD儿童及家庭生活质量。

一、作业治疗原则

1. 根据儿童年龄特点进行治疗 4~6岁ADHD儿童首选非药物治疗,6岁以后采用药物治疗和非药物治疗相结合的综合治疗,以帮助儿童以较低用药剂量达到最佳疗效。

2. 根据儿童功能障碍特点制订个体化治疗方案 每一位ADHD儿童的症状表现不同,且伴有不同的社会功能障碍或情绪问题等,作业治疗针对儿童的障碍特点,缓解ADHD儿童核心症状,改善ADHD儿童功能障碍。

3. 医院、家庭、学校多方合作,共同促进ADHD儿童健康 在ADHD儿童进行作业治疗过程中,要与康复医师、其他学科治疗师、儿童的家庭和所在学校密切合作,达到治疗目标。指导其家庭对儿童进行行为管理,学校开展学校治疗等。

4. 定期随访,对ADHD儿童进行长效管理 ADHD是一种慢性神经发育障碍性疾病,定期随访、评定,调整治疗计划,监控治疗效果和不良反应,按照慢性病管理策略进行管理。

二、作业治疗目标

1. 缓解核心症状 作业治疗结合其他治疗改善ADHD儿童多动、冲动的症状,提高注意力。

2. 提高日常生活活动能力 通过作业治疗提高儿童完成日常生活活动的效率,解决儿童丢三落四、经常忘事、做事拖延等问题。

3. 提高学习能力 通过提高ADHD儿童注意力能力,优化儿童学习习惯,提高儿童学习能力。

4. 提高社会交往能力 改善儿童冲动、易怒等行为,改变儿童与同学、家长、老师的异常交往模式,提高社会交往能力。

三、作业治疗方法

(一) 行为治疗

1. 行为矫正治疗 是指针对问题行为,有步骤地应用行为矫正和塑造技术进行干预的方式,目前大量研究证据证明行为矫正治疗对ADHD儿童预后有效。常用的行为矫正治疗包括正性强化、消退、惩罚等。

(1)正性强化:通过表扬、赞许、奖赏等方式使儿童良好的行为得以持续。正性强化应用前,应明确儿童的靶行为(不良行为)和需要建立的目标行为(恰当行为),目标行为的选择一般从易到难,逐个进行。正性强化实施前,应将计划告诉儿童,以取得其积极配合。在选择强化物的类型时,应充分了解儿童的性格和喜好,选择恰当的强化物。正性强化应用时应该注意:立即反馈,频繁反馈,突出反馈,正性强化与惩罚、消退等合并使用。

举例说明:某 ADHD 儿童经常将学习用品、玩具等随处乱扔(靶行为),当看到儿童主动将物品放到正确位置时(目标行为),立即给予正性强化,表扬说"你真棒,铅笔用完后自己放到文具盒里了",除了口头表扬外,还可以给予其拥抱、微笑或强化物(需注意强化物的使用频次、数量)。

(2)惩罚法:在一定情境下产生某一靶行为后,及时给予惩罚,在以后类似的情景下,该靶行为的发生频率就会降低。惩罚法可以通过体罚、谴责和暂时隔离的方法。应尽量避免使用体罚。

1)谴责(指责或批评):当儿童出现靶行为时,应及时给予强烈、否定的言语刺激或警告语句(也包括瞪眼、用力抓住孩子等动作),以阻止或消除靶行为的出现。需要注意谴责也要准确指出具体行为,如"你刚才故意将遥控器弄坏,妈妈很生气"。

2)隔离:是当儿童表现出某种靶行为时,及时撤除其正在享用的正强化物以阻止或削弱儿童这种不良行为的再现,或把个体转移到正强化物较少的情境中去,这种改变行为的策略称为隔离。对于儿童的一些靶行为,例如攻击、违拗、破坏、无礼貌、危险行为、不服从、大叫大哭、不听劝告等,暂时隔离是非常有效的惩罚方法。需要的必备工具是 1 个闹钟,应放置在孩子可看见可听到但拿不到的地方,闹铃响起,隔离准时结束。暂时隔离的有效性,离不开家长了解儿童喜爱的物品或喜欢的活动。

(3)消退法:是指在确定情境中,一个以前被强化的反应,若此时这个反应之后并不跟随着通常的强化,那么在下一次遇到相似情景时,该行为的发生率就会降低。我们可以通过正强化使某种目标行为的发生率增加,也可以通过消退法使某些靶行为的发生率降低。因此,消退法可以消除已建立的不良行为。例如,小新经常在没有得到想要的玩具时大哭大闹,当小新没有得到玩具且没有哭闹时,应该给予正强化(表扬、强化物等),当小新没有得到玩具大哭大闹时不予理睬,这就是消退法。

2. 认知行为疗法(cognitive behavior therapy,CBT)　CBT 是一种心理治疗方法,针对患者的不良行为和情绪问题,通过改变其思维和行为来达到治疗目的。这种疗法的主旨是改变儿童的思维形式,信念态度和意见以及达到其行为的改变。认知行为治疗首先要识别 ADHD 儿童有害的自我认识方式,通过认知行为干预消除这种方式,儿童通过训练可以养成"三思而后行"以及在活动中"停下来,看一看,听一听,想一想"的习惯,增强儿童的自我控制、自我指导、自我调节,勤思考,提高解决问题的能力。

(二) 注意力训练

1. 猜测游戏　准备 2 只不透明的杯子和 1 个乒乓球,治疗师嘱儿童盯住 2 只杯子,将 2 只杯子反扣在桌上,其中 1 只扣住乒乓球,让儿童指出哪只杯子下有球,移动 2 只杯子,再让儿童指出哪个杯子里有球。游戏难度逐步提高,增加杯子移动的速度或增加杯子的数量。

2. 删除作业　在一张纸上整齐地列出数字或其他符号,选择目标符号,嘱儿童快速准确地用笔划除目标符号。逐渐增加难度,反复练习。

3. 时间感游戏　游戏由易至难:①给儿童 1 个秒表,治疗师发出开始的指令,令其启动秒表,并注视秒表至 10 秒时按下暂停键,当儿童可轻松完成任务时,可增加至 30 秒或更长时间；②嘱儿童启动秒表后，闭上双眼，在心中默算 10 秒后按下暂停键；③在进行前 2 项时间感游戏过程中，与儿童交谈，干扰其注意力。

4. 听注意游戏　播放一段儿歌，例如《捉泥鳅》儿歌，嘱儿童握住治疗师的 1 根手指，当听到"捉泥鳅"3 个字时用力握紧治疗师的手指。

（三）社会生活技能训练

组织技能指在完成一项任务时运用到时间管理能力、计划能力和条理性，ADHD 常伴难以组织任务、条理欠缺、时间观念缺乏等问题，使日常生活受极大影响。对 ADHD 儿童采用多模式社会生活技能训练，包括自理能力训练、整理儿童自己的学习区域及生活区域、作业或游戏活动时间管理等。

1. 自理能力训练　指导儿童进行穿衣、洗漱、如厕等活动。参见第三章第八节。需要注意的是，部分 ADHD 儿童伴随运动协调障碍，应重点训练儿童系扣子、系鞋带等。ADHD 儿童经常在进行穿衣、吃饭等活动时因注意力不集中或多动导致活动时间延长，在训练过程中也要强调时间管理。

2. 教会儿童整理自己的学习区域及生活区域　ADHD 儿童经常丢失学习、活动所必需的物品，培养儿童独立整理学习用品及生活用品的能力十分必要。由简单到复杂制订目标，训练儿童将物品分类，放置在正确的位置上，例如书本放在书架上，铅笔、橡皮等放在文具盒中，鞋放在鞋柜里，脱下来的衣物放在指定的位置。学龄前儿童可选择分类游戏进行训练。训练时结合行为矫正治疗，当儿童完成任务时给予正强化。

（四）治疗性体育活动

选择合适的体育活动是治疗 ADHD 的一种安全、有效、低成本的方法。可以选择体能类体育活动、技能类体育活动以及体育项目。

1. 体能类活动　包括肌肉力量体能活动，如仰卧起坐、深蹲、俯卧撑、引体向上等；肌肉耐力体能活动，如长跑、游泳、自行车等；心肺耐力体能活动，如健步走、慢跑等各类有氧活动；柔韧性体能活动，如瑜伽、舞蹈等。

2. 技能类活动　包括粗大/精细技能活动，如举起、拾起、推、拉、搬运、抓住等；基本动作技能活动，如走、跑、跳、投、攀、爬等；移动/转移技能活动，如步行、移动自身、交通往来等。

3. 运动项目类　包括竞技类和休闲类。竞技类包括篮球、足球、排球、网球、乒乓球、羽毛球、游泳、自行车等；休闲类包括徒步、瑜伽、普拉提、健身体操、太极拳、跑步、飞镖、毽球、台球、保龄球、高尔夫、马术、户外活动等。

有研究证明运动可改善 ADHD 儿童的认知神经能力（尤其是抑制功能）、运动能力和情绪社会能力，且以开式动作技能（需要根据环境变化不断调整以作出适应反应的球类、跆拳道、体感游戏等）为主的运动较闭式动作技能（事先计划进行的跑步、游泳等）为主的运动对 ADHD 儿童抑制功能的改善效果更好。

（五）感觉统合治疗

ADHD 儿童常常伴有感觉统合失调，可以对儿童进行前庭功能、触觉及本体觉的强化训练。详见第三章第四节。

（六）家长培训

通过对 ADHD 儿童家长定期指导，传授其管理 ADHD 不良行为的方法，包括如何关注儿童的正面行为,忽视负面行为;如何利用正强化法对良好行为作出反应;如何使用消退法、暂时隔离法等温和的惩罚方式来管理不当行为。目前常用的家长管理模式包括新森林育儿组合(new forest parenting package,NFPP)、3-P 正性育儿项目(the triple P-positive parenting program,PPP)和亲子交互性治疗(parent-child interaction therapy,PCIT)。

(七) 家庭干预

根据美国精神病学协会关于循证实践的指导方针,家庭干预是治疗 ADHD 的有效方法。

1. 构建良好的家居环境　将儿童的学习桌放在房间的角落里,远离门窗,书桌上只放学习用品;儿童的房间内,移走所有影响儿童注意力的物品(玩具、电子产品等);儿童学习时,关闭电视、手机等,营造安静的环境。

2. 协助儿童管理时间　家长与儿童共同制订活动时间表,并监督儿童按照时间表完成日常活动。

3. 帮助儿童完成家庭作业　作业治疗师指导家长选择合适的方法帮助儿童有效地完成家庭作业。①设专人看管儿童完成作业;②分割家庭作业,例如家庭作业是 10 道数学题,可让儿童先完成 5 道,休息 5 分钟(可短暂活动,避免看电视、手机等电子产品),再完成剩下的 5 道题;③必要时用荧光笔提醒儿童作业的重点内容。

4. 安排合适的家务劳动　家长根据儿童的年龄可以选择拖地、帮家长搬动桌椅等,消耗儿童过剩的精力,缓解儿童多动的症状。

5. 睡眠干预　部分 ADHD 儿童伴随睡眠障碍,可采取睡眠卫生措施和行为干预措施,以保持健康的睡眠习惯。①避免在 15∶00 以后午睡;②建立规律的睡眠时间;③营造舒适的睡眠环境,包括黑暗的卧室、舒适的床、保持安静;④避免在睡前使用电子产品,如需要家长陪同入睡,家长应避免在卧室使用手机等。

(八) 学校干预

学校应当对 ADHD 儿童开展综合性干预措施,由特殊教育学家、心理专家、教师、医师、治疗师、家长共同制订综合化干预方案。医师、康复治疗师、心理专家需要对学校教师进行培训,增加其对 ADHD 儿童的认识,了解简单的行为治疗方法,在学校规范儿童的行为。

对 ADHD 儿童开展作业治疗时需要注意,要采取"医院 - 学校 - 家庭"充分协作的综合干预。对年长儿进行干预时,还需要理解和尊重他们的目标和偏好,鼓励其积极参与干预治疗并开展自我管理。复杂 ADHD 的治疗应包括全生命周期、适应个体需求、持续及规律的监测,遵循慢病管理,定期检测,特别要重视涉及关键发育阶段(如升学及就业阶段)的监测及管理。

(九) 配合作业治疗的药物

1. 中枢性兴奋剂　中枢神经兴奋药是目前治疗 ADHD 的首选药物。主要有哌甲酯、盐酸哌甲酯控释片、苯异妥英等。

2. 非中枢兴奋药　托莫西汀作为我国 ADHD 防治指南中的主要推荐药物之一,用于治疗成人及 7 岁以上儿童的 ADHD。

3. α_2- 肾上腺素能受体激动剂　可乐定(clonidine)为治疗 ADHD 的二线用药,常与哌甲酯一起用于治疗活动过度、有攻击行为、伴抽动的 ADHD 儿童。现有可乐定透皮贴片,使用更方便。

4. 三环抗抑郁药　只有当哌甲酯和阿托莫西汀无明显疗效,并且非药物治疗已经实施且无明显疗效时使用。

5. 用药时间　症状和功能完全缓解 1 年以上,可在慎重评定症状、共患病和功能各方面表现后谨慎尝试停药,且停药期间定期随访检测病情变化。

四、ICF 架构下的案例分析

(一) 案例介绍

张某,男,8 岁,小学 2 年级,以"上课不注意听讲,经常扰乱课堂 1 年"为主诉就诊。主要表现为在课堂上注意力不集中,经常在座位上扭来扭去,偶尔会在上课时未经老师允许离开座位;不能完成老师布置的课堂任务,完成家庭作业困难,学习成绩波动大,期末考试各科平均成绩为"C";经常丢失橡皮、铅笔、直尺等文具。张某扰乱课堂秩序,不能遵守学校、班级及社会交往中的规则;经常与同学发生冲突,偶尔有攻击行为;在家庭中违抗家长。

诊断:注意缺陷多动障碍(混合型)。

(二) 作业评定结果及分析

1. 作业评定结果　张某发育史正常;韦氏智力测试结果正常;注意力测试(TOVA)ADHD 分值:–2.58,注意力存在问题;儿童感觉统合评定:前庭觉重度失调,本体觉轻度失调,学习能力发展不足;行为评定 Achenbach 儿童行为量表:粗分 58 分,多动与交往不良因子异常;运动协调能力评定(MABC-2):手灵巧度 17 分,动静态平衡 24 分;婴儿 - 初中生社会生活能力评定:边缘水平。

2. 分析

(1)活动与参与受限:张某在学校不能遵守规章制度,扰乱课堂秩序,不能跟同学融洽相处;不能完成课堂学习任务及课后作业,学习成绩落后;家庭人际关系不融洽;行为能力异常。

(2)身体功能受限:注意力功能受限;感知觉功能、运动协调功能受限。

(3)环境因素:家庭教育方式过于溺爱,家长及学校老师没有关于 ADHD 儿童家庭 / 学校治疗方法的经验,因经常与同学发生冲突,受到同学的孤立。

(三) 作业治疗目标

1. 短期目标

(1)张某在 4~6 周内能在规定时间完成课后作业。

(2)张某在 4~6 周内在学校安静地坐在座位上听课,不扰乱课堂秩序。

2. 长期目标

(1)张某在 10~12 周内能与同学和家长相处融洽。

(2)张某在 1 年内能在课堂上专心听课,提高学习成绩(平均成绩可达到 B 以上)。

(四) 作业治疗方法

1. 改善异常行为的治疗

(1)应用行为矫正治疗强化正确行为,惩罚或消退不正当行为。除在作业治疗室中应用,作业治疗师应指导家长、老师,在家庭和学校同时开展行为矫正治疗。当儿童在课堂上能安静坐在椅子上,上课能认真听讲时老师应该给予正强化,反之应用消退法;当儿童在 1 天内没有扰乱课堂秩序,与同学关系融洽应给予正强化(表扬、强化物等),反之应用惩罚或消退法。在家庭中,当儿童出现好的行为(如按时完成作业、正确整理个人物品)时,给予正强化,反之应用消退法。

(2)认知行为治疗:治疗师可根据儿童近期出现的问题,设置5~10个问题(例如,当同学不小心将你的书碰掉,怎么办?)。前3~5个问题,让儿童将解决方法写在纸上,然后再读出来,后面的问题可让儿童思考1~2分钟,再回答,养成儿童"三思而后行"的习惯,改善儿童冲动的症状。当儿童症状略有改善后,改为模拟场景,让儿童处理问题。当儿童回答或执行正确时,给予正强化;当儿童给予错误答案或出现不当行为时给予纠正。

2. 提高日常生活活动能力的治疗 对儿童吃饭、穿衣、洗漱、写作业等日常生活活动进行时间管理,强化时间观念,训练时可用闹钟辅助进行。指导儿童整理自己的学习用品及生活用品。训练时结合行为矫正治疗。

3. 提高作业技能的治疗

(1)运动协调性训练:作业治疗师指导家长针对儿童的兴趣爱好选择篮球、羽毛球运动项目,提高儿童运动协调能力。

(2)注意力训练:可选择猜测游戏、删除作业、时间感训练以及数字顺序训练。

(3)感觉统合治疗:根据儿童感觉统合评定结果,对其前庭觉及本体觉进行感觉统合治疗。

4. 培训家长及老师 将治疗计划及进展及时反馈给家长及老师,指导家长和老师应用行为矫正治疗,配合作业治疗。

(孙瑞雪)

第十章

学习障碍的作业治疗

学习障碍是儿童时期最常见的神经发育障碍之一,不仅影响儿童学习成绩,还会影响其参与各种活动的水平。因此,作业治疗师需要帮助学习障碍儿童更好地完成参与活动,如学业学习、日常生活活动、社会参与、游戏、工作和家庭生活等。此外,作业治疗师要早期识别和预防儿童学习方面的问题。

第一节 概　　述

一、定义

学习障碍(learning disability/learning disorders,LD)是一组听、说、写、推理以及教学能力获得和使用方面明显障碍的多种异源性失调综合征。即智力正常儿童在阅读、书写、拼字、表达、计算、思考等基本心理过程存在 1 种或 1 种以上的特殊性障碍,常伴有社会交往和自我行为调节障碍。

二、主要临床表现

LD 儿童总体智商在正常范围内,且不存在感觉器官和运动功能缺陷,非原发性情绪障碍或教育剥夺所致,主要临床表现如下。

1. **阅读障碍**　包括字母辨认和拼读、阅读理解和流畅性等障碍。可伴有运动、语言及其他方面的发育延迟,阅读能力明显落后于同龄儿童。无性别差异,母亲平均智商往往偏低,家庭社会经济条件较差。

2. **数学计算障碍**　包括计算障碍和解决问题障碍。主要表现在基本数学知识、原理、方法的掌握,数学运算能力以及实际生活中数学应用等出现问题。

3. **书写表达障碍**　包括书写障碍、拼写障碍和写作障碍,不一定与阅读困难共患,可能与发育迟缓、注意力缺陷和视听障碍等有关。拼写困难可能持续终生。

4. **其他**　非语言学习障碍包括视觉组织障碍、动作协调障碍、社会技能障碍、执行功能障碍和推理、思维及概括困难等。

三、功能障碍特点

学习障碍有时被叫作"隐藏的障碍",LD 儿童看似完全正常,甚至在某一方面表现得很聪明,但是不能在某些领域(尤其是学业)达到所期望的水平。LD 存在的功能障碍导致他们无法组织和进行正常学习。

1. 认知功能障碍　从信息加工论的观点看,学习过程实际上是个体对外来知识信息接收、编码、提取以及运用信息与策略解决问题的过程,而认知加工能力的缺陷是 LD 儿童不能正确产生或根本不产生解决问题的计划、在遇到困难之后不能进行有效调节的主要原因。主要包括以下几方面。

(1)记忆功能障碍:LD 儿童的短时记忆和长时记忆方面均存在不足。前者与信息的比较、组织、加工和编码中存在的问题相关,而后者与 LD 儿童缺乏记忆策略有关。如他们不能像其他学生那样自发地使用记忆策略,自然无法保持对学习材料的识记,更不能在需要时及时提取和在线所获得的信息。

(2)学习策略缺失:在学习过程中,学习策略运用不足。儿童既不了解自己在学习情景中的优势和不足,又不能运用系统、有效的学习策略;在学习过程中分不清主次,抓不住重点,把时间浪费在细枝末节上,如不能在学习材料中找到主要的信息,不知道哪些材料是必须掌握的。除此之外,儿童不能将一种情景中学习到的学习策略迁移到另一种场景中,更无法将在某一学科中学习到的策略泛化应用到其他学科。

(3)解决问题和思维技能贫乏:LD 儿童概括水平较低,不善于将知识进行分类,不善于建立知识之间的联系,也不能够掌握知识的连贯性和顺序,更不能为自己制订适当的学习计划。

2. 感知觉障碍

(1)视知觉障碍:LD 儿童常见视觉辨识和视 - 动整合障碍。很多数学困难的儿童不能用手指远处物体、按顺序逐一清点,只能凭借接近物品并用手碰触点数;视 - 动整合障碍的 LD 儿童不能把几何图形视觉作为一个整体,主要表现为不能精准临摹几何图形、数字、字母,如经常把"6"看成"9""23"看成"32";还有 LD 儿童不能有效快速地检测对象、符号或形状分类的差异,造成阅读文字、区分相似形状时出现问题。

(2)感知空间关系障碍:主要表现在缺乏空间方位感,如经常在公园或者学校里迷路、去某个地方找不到特定的房间、上下学找不准回家的路等;另外,对一些概念性的空间关系也很模糊,如在带有单位长度和数字的数轴上,LD 儿童不清楚"6"和"7"中,哪个与"10"更接近。

3. 书写写作障碍　书写写作过程主要包括转录(transcription)和写作(composing),同时,二者均影响写作能力的发展。LD 儿童的写作障碍主要包括书面水平和意义水平上的写作障碍。

(1)书面水平上的写作障碍:主要表现为所写作文错字连篇,标点符号使用错误,字迹潦草,文章很短且枯燥乏味等等。

(2)意义水平上的写作障碍:主要表现为所写作品缺乏组织性,前后文不连贯,文章中有很多无关信息,整体质量较差。

4. 行为障碍　LD 儿童由于在学科学习上存在能力缺陷,如在课堂上跟不上老师的教学节奏,听不懂教学内容等,容易出现课堂问题行为,如上课睡觉和扰乱课堂纪律等。

LD 儿童主要包括 2 个方面的行为问题:①外向性行为问题,主要表现包括与他人争吵、推撞、挑衅等攻击性行为;在公共场合高声喧哗等破坏秩序行为;②内向性行为问题,主要表现包括依赖、退缩等行为,如上课心不在焉、注意力涣散、胡思乱想、害怕提问、抑郁孤僻以及不与同学交往等。

5. 社会交往障碍　由于 LD 儿童在情绪方面的各种问题,其社会行为和社交能力缺乏,更容易出现不友好的人际交往,所以,经常被同伴认为鲁莽、轻率。如当同伴已经开始显得窘迫或者恼怒时,仍继续不合时宜地开玩笑,或是随意打断他人谈话,很难注意周围人是否对话题感兴趣。

第二节　作业评定

一、作业评定目的

每位 LD 儿童的功能障碍表现不尽相同,遗传或神经生物学因素的影响不仅阻碍了儿童学习的基本技能发展,还可能干扰更高层次技能的出现,如事务组织、时间规划、情绪管理、长期或短期记忆和执行功能等。通过作业评定明确主要的功能障碍以及严重程度,了解儿童活动及参与受限的程度,为进一步制订治疗计划打好基础。

二、作业评定内容

1. 一般情况评定　包括发育史、现病史、既往史等,了解 LD 儿童及家庭的作业需求。

2. 作业技能评定　包括感知觉、认知功能、行为、社会功能等。

3. 作业活动表现评定　包括学习能力评定、书写技能、日常生活活动能力、游戏活动等。

4. 环境评定　包括家庭环境、家庭成员养育态度、学校老师、同学态度,儿童在班级的位置等。

三、常用作业评定方法

(一) 作业技能评定

1. 感知觉评定　日常生活中的异常行为表现、临床观察和标准化工具评定,其中包括视觉相关以及感觉统合相关评定。

(1) 视觉感知技能测试:主要评定儿童的视知觉能力,包括视觉注意、视觉区辨、视觉记忆、空间关系、形状恒常、顺序记忆、图形背景、视觉完形,适用于 4~12 岁儿童。

(2) 非运动视知觉测试(motor-free visual perception test-fourth edition,MVPT-4):主要评定儿童的视知觉能力,包括形状恒常、视觉区辨、视觉记忆、视觉完形、空间关系,适用于 4~11 岁儿童。

(3) 视觉发展测验(DTVP):主要评定儿童的视知觉与动作统合能力,包括手眼协调、视觉图形背景、物体恒常、空间位置、空间关系，该量表适用于 4~12 岁儿童。

（4）视觉 - 运动整合发展测试（VMI）：主要评定儿童视知觉与精细动作的统合能力，包括视觉感知、运动协调、视觉运动整合，适用于 2~14 岁儿童。

（5）儿童感觉统合能力发展评定量表，主要评定儿童的前庭觉功能、触觉调节能力、本体感知、学习能力发展和大年龄儿童的问题，该量表适用年龄 6~11 岁。

2. 行为评定

（1）行为观察：针对儿童具体行为，采用行为评定问卷和应用行为分析法，进行连续性观察和记录。

（2）心理行为评定：主要采用标准化评定，其中常用的智力测验量表有韦氏智力测验、Peabody 图片词汇测验、瑞文渐进模型测验等。

（二）作业表现评定

1. 学业成就评定

（1）学习障碍筛查量表（PRS），是一种快速筛查 LD 的测试方式，由言语和非言语 2 个类型评定表及 5 个行为区（即听觉理解和记忆、语言、时间和方位判断、运动和社会行为）构成。

（2）Peabody 个人成就测验（PLAT-R）：其分测验的内容包括数学、阅读再认与理解、书面表达、常识。

（3）学业进展测验：其分测验的内容包括数学、阅读、拼写。

（4）考夫曼儿童成套评估测验：其分测验内容包括阅读编码与理解、数学、拼写。

（5）Wood Cock-Johnson 成套测验 - 成就测验：其分测验内容包括词汇、人脸与地点、算术、阅读理解。

（6）Wood Cock 阅读掌握测验：其分测验的内容包括单词、单词辨认、理解、段落理解、视听学习。

（7）青少年语言测试 -2：其分测验的内容包括听、说、读、写、词汇、语法等。

（8）语言能力测试（TLC- 扩大版）：其分测验的内容包括意图表达与解释。

（9）KEY MATH 算术诊断测验（KM-R）：其分测验的内容包括数概念、运算与应用。

（10）中国小学生数学能力测试量表：其分测验内容包括运算、规律、视觉跟踪与空间知觉。

（11）书面语言测验：其分测验内容包括主题、词汇使用、文体、拼写、字迹。

2. 书写活动评定　　选取符合儿童年龄的汉字、数字或拼音，让儿童抄写或听写，小学 3 年级以上儿童，可让儿童自行写一段小作文，评定儿童的完成情况，分析影响其书写活动的因素。

3. 日常生活活动能力评定　　可选择 WeeFIM，PEDI 进行评定。

4. 适应行为能力评定　　适应行为评定量表有婴儿 - 初中生、社会生活能力评定量表以及适应行为评定量表。

第三节　作业治疗

作业治疗对 LD 的干预可以起到积极肯定的效果，作业治疗师要结合"以学校为基础的合作式服务"，重视学龄前的早期干预，同时在医疗机构进行以儿童为中心的作业治疗，并要求家长积极配合,促进儿童活动与参与能力的发展。

一、作业治疗原则

一般原则是以接纳、理解、支持、鼓励为主,实施时注意个体化原则,切忌高起点、超负荷的治疗方案。治疗不仅要针对提升有困难的能力,更要着眼于如何利用已有的正常能力,以达到对学业成就带来的最小化影响。

二、作业治疗目标

针对 LD 儿童的作业治疗,作业治疗师既要准确、全面评定儿童的活动参与表现,又要完成合理的治疗方案以及相应改善。

1. 日常生活方面 提高儿童基本的自理能力(BADL)(如穿衣、进餐和个人卫生),以及获得技能日常生活活动(IADL)(如使用公共设施等)。在家庭和学校环境,有效利用通信设备、网络平台或者自动化学习设备。

2. 学习技能方面 以及通过有效的信息处理、提高组织能力、制订计划流程提升儿童的学业学习能力,提高阅读、数学、书写和书写技能等,完善个人应对学校学习环境需求的能力。

3. 游戏及社会交往方面
培养自我调节能力,改善人际互动不足,以及识别和遵守社会规范。

三、作业治疗方法

(一) 提高认知功能的治疗方法

1. 认知策略训练 所谓认知策略是指处理信息的方法和技术,作用在于是否能够帮助我们更好地理解以及掌握所学的相关知识。为了儿童能够更好地理解并运用所学知识,可选择的认知策略训练活动包括:①将文字结构拆分成不同卡片,引导儿童找出匹配的结构,合成符合要求的文字;②用不同材料制作成的手工作品拍成图片(例如橡皮泥捏成的小老鼠、染料画的小猫以及纸张折成的小狐狸等),引导儿童通过图片,说出 / 选择所用材料;③引导儿童将故事补充完整,例如治疗师说"有一只绿色的蜥蜴,它看见一头……",然后停下来让儿童接出任意一个角色,例如儿童说"一头犀牛",治疗师接着说"它看见一头犀牛,然后蜥蜴对犀牛说……"再次停顿,让儿童接故事内容。

2. 工作记忆训练 常用的工作记忆训练方法主要有视觉 - 空间记忆训练和数字广度训练等。

(1)视觉 - 空间记忆训练:训练方法包括:①口头问答听觉呈现的空间题目,要求儿童不能在草稿纸上演算,直接回答,例如"大雁在天空飞翔,1 只在前,4 只在后,你能说出这群大雁共有多少只,是什么样的队形吗";②治疗师摆出一组图片,让儿童尽量记住图片内容,然后再摆出另一组,让儿童说出和刚才那组图片相比,缺少哪一张或哪几张;③将一面是不同颜色,另一面是相同图画的卡片,规律摆放,治疗师随机翻开 2~3 张卡片,引导儿童按照按颜色呈现顺序找出对应卡片。

(2)数字广度训练:训练方法包括:①给儿童念无规则数字如"8754",儿童在听后凭记忆写下听到的数字,数字的多少以及正背还是倒背依儿童的实际情况而定;②数字划销:在

1张卡片上随机排列数字0~9,每一行的第1个数字比它后面的数字要大些,要求儿童把每一行中与第1个数字相同的数字划去;③计算速度:给儿童1个基线数字,让其连续加或减去1个较小数字;如递加,让儿童从1开始递加,每次加3,递减,让儿童从100开始递减,每次减3。

（二）提高感觉统合能力的治疗方法

对LD儿童来说,感觉统合训练,尤其是视觉与前庭觉以及本体辨别与听觉之间的整合能够帮助其克服空间问题、听写错误和数学障碍,从而建立良好的学习方式和提高学习效率。主要活动有:①临摹、连线、走迷宫和找不同等;②模仿动作(如依照"火柴人"姿势,做出相应动作)、翻滚过程中配合接抛沙包(图10-1);③按照听到的描述,做出相应动作;④引导儿童重复拍手的次数和节律。

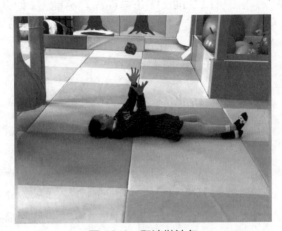

图10-1　翻滚抛沙包

（三）纠正行为问题的治疗方法

对LD儿童的行为矫正,除了消除特定的不良行为,还要培养和发展其良好的行为。

1. 课堂行为的矫正策略　采用行为矫正的方法,对不良行为进行"消减""暂停"以及"反应代价",同时,对出现良好的行为进行强化、塑造和发展,直到良好行为表现趋于稳定。

2. 执行能力训练

(1)建立组织和排序能力:提前计划,根据学校时间表整理背包、午餐和其他工具,避免早上的匆忙和慌乱。

(2)按计划完成任务:列出可视化清单,帮助儿童更独立地参与和完成任务,如建立收拾文具步骤的时间表,将任务分解成更小的、更易于管理的内容等。

(3)配合学校管理:辅助儿童建立一个合理的日程安排,如写下放学后的活动安排和及时检查作业,把家庭日程安排与学校要求保持一致。

（四）提升书写及阅读技能的治疗方法

1. 保持良好姿势　在课堂上或在家里时,确保孩子们的脚在坐下时得到支撑。当双脚悬空时,可能会发生不良的姿势和平衡,引入活动来增加核心和肩膀的稳定性环境的适应。

2. 书写技巧方面　书写技巧离不开手部精细运动能力,特别是触觉辨别、本体觉辨别等能力的支持,主要有以下活动:①屏蔽视觉下,手部操作的活动,如儿童佩戴眼罩后,将手中的橡皮泥捏制成规定的形状；②为了提高手指灵活性，还可以引导儿童在手指上绘画，然后用手指充当人物角色来演绎故事。

3. 视觉感知技能训练 视觉感知技能的训练对存在阅读和书写障碍的 LD 儿童至关重要，主要有以下活动：①颜色标识，可采用彩色的笔书写文字的偏旁，引导儿童通过颜色的不同，增加对文字结构的识别；②视觉搜索，尽量又快又准地在众多相似文字中圈出指定的目标，这些目标一般有字母、汉字和图形 3 种，儿童从一系列干扰的刺激中快速识别出目标字母、汉字或图形动作。

4. 阅读策略干预 除了以上方式，还可以在文章中通过设置不同的标记来帮助儿童正确地断句和停顿。

（五）辅助器具的应用

多媒体和电子产品的使用可以帮助 LD 儿童提高理解能力；计算机和文字处理器可以减轻书写负担，让学生能够更独立地完成作业；可使用带有相机的设备拍摄照片，代替从白板上抄写信息；对于工作记忆困难的 LD 儿童，可考虑选择录音笔等。以下是常见的辅助设备及其作用说明（表 10-1）。

表 10-1 辅助技术说明

名称	功能
语音模式化的文字	借助计算机等设备，听到里面电子文本被自动朗读
语音识别	能够在计算机等设备上，通过儿童的阅读，进行矫正和训练
平板电脑或手机	提供视听结合的学习模式，采用不同的应用程序完成不同学科的学习任务
图片搜索	通过图片在主页搜索儿童想要获取的资料（如查找生词含义），而不仅限文字
电子书	提供儿童感兴趣的书籍，并配合语音播放模式
特定的识字软件	能够识别儿童的手写文字等，并进行矫正和正确示范书写过程

（六）家庭及学校干预

作业治疗师与家长保持沟通，将新的教育理念和方法及时有效地传递给家长，通过及时进行心理咨询与指导的方法，建立家长正确的教养态度和方法。定期开展家长培训，帮助家长与儿童建立良好的关系，学习管理孩子的有效方法，从而使家长能理解他们的孩子，帮助儿童纠正不良行为从而改善亲子关系，恢复家长信心和缓解家庭矛盾。

家庭干预的主要内容可以分为以下两点：第一，要让家长正确认识和理解自己的孩子。作业治疗师就儿童的情况与家长进行沟通，分析孩子的优缺点，对于儿童的优点要及时进行鼓励，增强其自信心。对于儿童出现的问题做到一起努力找到解决问题的方法，必要时可以寻求专业人士的帮助。第二，帮助家长重新认识对子女的教育方式。不同的孩子，教育方式也不尽相同。家长要认识到在孩子成长过程中，家长应当是与孩子共同成长的。

四、ICF 架构下的案例分析

（一）案例介绍

陈某，男，8 岁，小学 2 年级，以"在学习方面吃力，成绩一直不理想 1 年"为主诉就诊。

在学校上课时容易分心、东张西望,爱玩一些小东西。经常随意打断老师讲课,但老师让他回答问题时,他却不能准确理解问题。和同学做游戏、进行其他课外活动时,表现得很机灵,但是,一旦涉及学习,就会很吃力。语文阅读能力较差,说话经常词不达意,有时还要想很长时间,在写生字时磨蹭、马虎,很容易将生字偏旁写颠倒,或者多笔画、少笔画;而完成数学作业时,经常发生读不懂要求和题目意思的情况,导致只会算术,但不能很好完成应用题等题型。所以,每次测试的结果,成绩都不理想。

诊断:学习障碍(书写和阅读困难)

（二）作业评定结果及分析

1. 作业评定结果　陈某发育史正常;韦氏儿童智力量表第 4 版(WISC-Ⅳ),结果显示认知发展不均衡,知觉推理领域明显低于正常范围;学习障碍筛查量表(PRS),提示可疑学习障碍;儿童感觉统合能力发展评定量表结果显示,听觉辨别和视觉运用能力不足;儿童汉语阅读障碍量表(DCCC),结果显示主要存在注意力缺陷、视知觉障碍、书写障碍以及意义理解障碍。提示存在阅读障碍。

2. 分析

（1）活动、参与受限:书写和阅读困难,导致各科目学习问题,在班级学习过程中,不能按要求完成学习目标。

（2）身体功能障碍:注意力功能、视知觉以及其他感觉统合能力问题。

（3）环境因素:妈妈比较严厉,且课外活动较少;因总是不能很好地完成学校作业,而缺乏学习动力和自信心。

（三）作业治疗目标

1. 短期目标

（1）陈某在 4~8 周内,能够独立完成抄写类作业,且达到 10 个字,最多发生 2 个错误。

（2）陈某在 4~8 周内,能够理解简单、典型的数学题目的表达。能够独立完成听写文字类活动,10 个最多出现 2 个错误。

2. 长期目标　陈某在 8~12 周内,能够独立、连续至少 20 分钟,书写学校布置的作业,1 周至少实现 4 次,且作业水平能达到 A 以上。

（四）作业治疗方法

1. 改善注意力的治疗　通过数字类游戏、划销作业(如在一张布满文字的纸上,找出所有目标文字,并划掉)、视听整合游戏(如儿童闭眼时,治疗师双手各拍几次桌子,引导儿童算出双手拍的次数总和;治疗师用示指在空中划出文字的轨迹,引导儿童快速说出念什么)。

2. 提高阅读能力的治疗　通过讲故事,为儿童提问题的方式,让儿童对故事的主角、时间、地点以及发生的事件进行简单复述,也可以用笔,在故事书上圈出答案。

3. 增加书写能力的治疗

（1）促进视、听觉整合能力发展:通过听、讲故事等方法增强视觉记忆和听觉记忆,给该儿童播放有声故事录音带,或者无声动画,之后让该儿童给治疗师讲故事。过程中要采取循序渐进的办法,1 分钟的故事,一遍讲不出来就再放一遍,但绝不强求,在该儿童能够熟练地讲出故事后,再慢慢增加长度、难度。

（2）提高精细活动水平:通过平板电脑的游戏小程序等,让该儿童用手操作一些和生字、形状、字母或者数字相关的闯关类游戏;借助孩子喜欢足球的特点,安排桌面足球,由上肢完成足球比赛。

4. 培训家长及老师 在儿童学习时,要尽量创造安静、刺激较小的学习环境。尽量不粘贴图画,或摆放造型奇特、颜色鲜艳的物品。声音也要尽量控制,不要有电视或其他声音干扰。此外,要增加家庭中的父亲陪伴,可以让儿童和爸爸一起完成模型制作等需要视知觉和阅读说明书等机会的亲子活动。对于该儿童,妈妈应该给予鼓励式教育,提高儿童在学习方面的自我效能感以及学习的主动意愿。

(刘晓佩)

第十一章

发育性协调障碍的作业治疗

第一节 概 述

1994 年,美国精神医学学会(American psychiatric association,APA)将以往的轻度脑障碍(minimal brain dysfunction,MBD)正式定义为发育性协调障碍(developmental coordination disorder,DCD)。发育性协调障碍是儿童时期特殊的发育障碍性疾病,严重危害儿童身心健康。目前,国际上认可的学龄期儿童 DCD 的患病率为 5%~6%。中国近年来流行病学调查结果显示,学龄期儿童的患病率为 5%~10%,但性别差异明显,男女比例为 4∶1。早产被认为是导致 DCD 的最主要原因。

一、定义

发育性协调障碍(DCD)是指由于运动能力和运动协调能力不足,导致儿童日常生活能力和学习成绩受到影响的一组神经发育障碍性疾病,又称笨拙儿童综合征(clomsy child syndrome)、运动技能障碍(motor skill disorder)、发育性运用障碍(developmental dyspraxia)和运动失调(dyspraxia)等。作为儿童期的慢性神经系统障碍,DCD 严重影响了儿童的身心健康,可导致儿童运动计划和协调障碍,如不治疗会持续终身,影响学习和日常生活活动。

DSM-5 对 DCD 的定义和诊断做出了明确的规定,4 项标准均满足才可以诊断,包括:①在有机会进行技能学习的情况下,协调性运动技能的获得和执行远低于年龄预期水平;②运动技能障碍严重干扰日常生活活动,并影响学业/学校表现、职前和职业活动,以及休闲和娱乐活动;③发病时间为发育早期;④运动技能困难不能用智力发育障碍、视力受损或其他影响运动的神经系统疾病来解释。

二、主要临床表现

发育性协调障碍主要表现为精细和大运动能力发育受损,因此可产生一系列有碍于儿童生长发育的异常表现。如粗大运动发育落后、运动不协调、动作笨拙、身体意识和姿势稳定性差等,故儿童常常不愿意运动,运动少则可能导致儿童肥胖和抵抗力低下等问题;精细运动发育落后、执笔姿势异常、读写困难等,可导致儿童学业成就不理想,进而产生焦虑、抑郁、社会适应能力不良等一系列心理问题,严重阻碍儿童的身心发育。在得不到及时干预时,发育性协调障碍可一直持续到青春期和成年期。

不同年龄阶段的儿童临床表现也不尽相同,婴幼儿及学龄前儿童常表现为运动发育里程碑迟缓,例如坐立、爬行和走路晚于同龄儿童;动作不协调;平衡感和节奏感差,很容易绊倒;爬楼梯、骑脚踏车或玩球困难;拉拉链或扣纽扣困难;无法完成拼图游戏或沿线裁剪;难以按计划完成任务等。学龄期儿童常表现为书写困难;手眼协调能力差,包括玩球的技巧;本体感觉差;使用餐具困难;与同龄人相比,他们在掌握某项技能时速度慢且显得笨拙、精准度差,进行体育活动时也会面临更多的挑战。

三、功能障碍特点

作为儿童时期特殊的发育障碍性疾病,发育性协调障碍以运动障碍为主要特征,多数DCD 儿童会同时伴有其他功能障碍。

（一）运动障碍

1. 运动协调障碍 在高级运动技能障碍中主要表现为协调性不足,使用高级运动功能时的协调障碍,如骑三轮车/自行车、跳绳、接球、跨步、跳跃等活动不协调;运用精细运动功能时的灵活性欠佳,如手指不灵活,无法完成分离动作,系纽扣和鞋带困难,使用剪刀时动作笨拙等。也有部分儿童表现为使用单一运动技能尚可,但同时使用其他运动技能困难。

2. 姿势控制困难 DCD 儿童在运动过程中姿势变换困难,表现为姿势控制能力欠佳。大多数 DCD 儿童在行走时姿势不对称,在行走过程中姿势控制不良。此外,姿势控制障碍还包括体位控制障碍和身体平衡能力差。

3. 视知觉障碍 DCD 儿童往往视力正常,但视觉空间的感知能力存在障碍。例如在整理书桌或储物柜、写家庭作业或者控制书写间距时有障碍。不能快速地处理运动中出现的变化,不能准确地判断运动后出现的结果,不能严谨地采取相对应的策略,尤其是在兼顾速度和精确度的某些特定运动技能方面。

（二）合并其他疾病或功能障碍

1. 学习障碍 约 50%~70% 的 DCD 儿童共患学习障碍(LD),部分 LD 儿童表现为书写障碍,即不能完成工整书写或一般书写,书写不准确、不整齐,还有部分儿童表现为学业障碍,如数学计算障碍、拼音拼写障碍、阅读障碍或书面表达障碍。伴有 LD 的 DCD 儿童一般病情比较严重。

2. 注意缺陷多动障碍 约 50%~70% 的 DCD 儿童共患注意缺陷多动障碍(ADHD),表现为注意缺陷、多动和冲动行为。

3. 特定性语言障碍 部分 DCD 儿童存在特定性语言障碍(specific language impairment, SLI),表现为言语理解问题,存在与语言有关的视空间知觉、知觉 - 运动功能、工作记忆、推理能力等方面的损害。

4. 情绪行为异常 主要包括社交退缩、挫败感、缺乏自尊,甚至焦虑、抑郁以及易疲劳等。随着年龄的增长,行为问题可能更加突出,如对挫折的低耐受性,逃避与同龄人交往,尤其在运动场所中。严重者可终生伴有情感,行为和社会交往障碍等症状。

第二节 作 业 评 定

一、作业评定目的

1. 全面掌握儿童的基本信息 通过与照顾者面谈,获取 DCD 儿童相关的基本信息。如家庭背景、学校背景、角色与活动,以及既往史和治疗经过等。

2. 量化儿童当前的功能水平,明确儿童当前的功能状态 通过对相关指标的量化,对 DCD 儿童书写、学习、体育和游戏娱乐活动的任务分析和活动分析,结合完成作业表现的背景,从个人、环境和作业活动 3 方面因素明确 DCD 儿童当前的功能障碍,为治疗师设计儿童治疗方案提供有效依据。

3. 制订治疗计划,预测治疗效果 初期评定能帮助作业治疗师明确 DCD 儿童的功能障碍,制订作业治疗方案。而中期评定和末期评定,除了便于治疗师及时地修改治疗方案外,还有助于治疗师及儿童家属对前期治疗效果进行一个量化的判定。

二、作业评定内容

(一) 基本信息的评定

包括 DCD 儿童的现病史、个人史(出生史、发育史、喂养史、预防接种史)、既往史(高危因素、早期症状、既往检查和用药情况)、社会史和受教育史等。此外,与儿童相关的日常生活活动能力、社会交往情况、家庭情况、周边环境情况、幼儿园及学校情况,主要照顾者与父母的养育态度,作业治疗经历等,也是基本信息评定的内容。

(二) 作业技能评定

作业技能评定主要包括 DCD 儿童的粗大运动功能、精细运动功能、协调能力、感知觉能力、心理行为能力以及适应性行为能力等。

(三) 作业活动表现评定

1. 日常生活活动能力评定 DCD 儿童多数能达到生活自理,在完成日常生活活动的质量与速度上表现出与同龄儿童的差别,重点观察儿童完成系纽扣、系鞋带、跑跳和上下楼梯台阶能力等的活动表现。

2. 游戏能力评定 评定游戏过程中的敏捷性与思维能力,以及游戏过程中的参与能力和角色扮演能力等。

3. 学习能力评定 评定儿童的书写能力、思维能力和判断能力等。

(四) 环境评定

通过走访儿童家庭、就读学校以及社区,获取与 DCD 儿童功能障碍有关的环境信息,如家庭背景、照顾者的养育方式、学校老师及同学的态度以及社区对特殊儿童的支持情况等。

三、常用作业评定方法

DCD 儿童的功能障碍与作业表现相对于其他疾病更为复杂,单次评定并不能获取儿童的所有信息。明确当次评定的主要目的,选择目的明确的量表,才能更有针对性地评定。

1. 一般情况评定 通过问诊及医生转介过来的病历,进行基本信息的采集,包括孕产史信息,背景信息和既往相关检查诊断与治疗。可应用加拿大作业评定量表(COPM)对作业治疗需求进行评定。

2. 作业技能评定

(1)儿童运动协调能力标准化测量评定量表(MABC-2):是目前应用最广泛的DCD标准化评定工具,包括成套的运动测试和主观评定量表,被认为是判定儿童运动表现的"金标准"。适用年龄3~16岁,可分为3个年龄段(即3~6岁、7~10岁、11~16岁)。我国3~6岁儿童的评定共包括8个项目:投币、串珠、描画、双手接袋、单手投袋、脚尖走路、单腿平衡和限制跳跃。总分<56分提示运动协调能力异常,57~67分为可疑,>67分为正常。MABC-2具有评定儿童轻、中度运动损伤的能力,特别适合学龄前儿童及学龄期儿童早期运动协调问题的筛查。

(2)Peabody运动发育量表(PDMS-2):适用于0~6岁儿童的运动发育评定工具,可以得出DCD儿童精细运动的发育商,并明确对应的问题。详见第二章。

(3)Bruininks-Oseretsky动作熟练度评测第2版(Bruininks-Oseretsky test of motor proficiency,BOTMP-2):是北美常用的DCD评定工具之一,适用年龄4~21岁,用于评定DCD儿童的粗大运动和精细运动功能,常用来评定运动中的轻、中度动作缺陷。BOTMP-2共包括8类53个项目:精细动作精准度、精细动作整合、灵巧动作、双侧协调、平衡能力、跑步速度和敏捷性、上肢协调和力量素质。

(4)身体平衡协调能力评定:可以选用指鼻试验、指指试验、跟膝胫试验、轮替动作、闭目难立征、上肢准确性测验以及手指灵巧性评价等测试。详见第二章。

(5)儿童感觉统合能力发展评定量表:该问卷由DCD儿童家长或照顾者根据儿童近1个月的情况如实填写。详见第二章。

(6)发育性协调障碍问卷(developmental coordination disorder questionnaire-revised,DCDQ-R):适用于5~15岁儿童,通过运动控制、精细运动技能/书写、粗大运动/计划能力、整体协调性评定DCD儿童的运动技能。中文版问卷分幼儿园版和小学版,包括15个与儿童年龄相关的动作发育项目。

(7)格里菲斯神经发育评估量表中文版(Griffiths mental development scales-China,GDS-C):该量表适用于0~8岁中国儿童(图11-1)。能得出DCD儿童各领域发育年龄和百分位。结合生理年龄,可计算各领域发育商。详见第二章。

(8)认知功能的评定:DCD儿童一般不伴有认知功能障碍,如果存在认知障碍,可选择对应的量表进行评定。常用评定儿童认知功能的量表有韦氏儿童智力量表(WISC-Ⅳ)、韦氏幼儿智力量表第4版中文版(WPPSI-Ⅳ-CN)和儿童作业治疗认知功能动态评估量表中文版(DOTCA-Ch)等。详见第二章和第四章第二节。

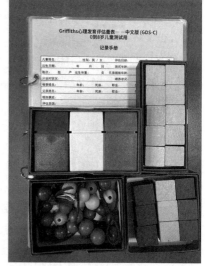

图11-1 格里菲斯神经发育评估量表中文版

3. 作业活动表现评定

(1) 日常生活活动能力评定：可选用儿童功能独立性评定量表（Wee-FIM）、儿童生活功能量表（PEDI）等。详见第二章第三节。

(2) 知觉效能和目标设定系统（perceived efficacy and goal setting system，PEGS）：是反映儿童日常作业能力的自我报告式评定工具，用于设立治疗目标及评定治疗结局。代表性测验有：Oseretsky 动作熟练测验、Frosting 运动技能测验、Gibson 螺旋迷宫测验和 Hamm-Marburg 测验。

(3) 视觉 - 动作整合发展测试：可用于评定 DCD 儿童在学习过程中有目的的操作活动，如视觉感知和手部运动相互协调配合能力。通过让儿童仿画 24 个指定的几何图形，了解其视觉运动统合能力发育水平。

(4) 书写评定：关于 DCD 儿童的书写问题，前面章节已有相关具体的介绍。对 DCD 儿童而言，书写能力的评定主要包括：身体结构与功能的评定（如书写过程中躯干的稳定性，小肌肉功能和协调性等）、握笔姿势的评定和字符空间结构的评定，以及书写的实际操作（如抄画，字母与汉字的书写等）评定等。

(5) 其他量表评定：常用 DCD 儿童作业活动表现评定量表、婴儿 - 初中生社会生活能力评定和文兰德适应能力量表（VABS）等。详见第二章。

4. 环境评定 主要针对 DCD 儿童的学校、家庭以及社区等环境。对其实际生活环境进行实地考察、分析，以了解儿童在实际生活环境中活动的完成情况及安全性，向儿童所在的家庭、社区（包括幼儿园、学校）及政府机构提供环境改造的适当建议，最大限度地提高其参与能力。

(1) 家庭环境评定：可使用调查问卷，或进行医患访谈，获取家庭环境评定结果，必要时可开展家访。

(2) 社区环境评定：主要评定 DCD 儿童能否利用各种社区服务。

(3) 人文环境评定：主要评定 DCD 儿童接受康复和教育的机构中的人文环境，如机构中各类人员的态度，政府及相关部门的法律、法规及政策等。

第三节 作业治疗

一、作业治疗原则

根据 DCD 儿童的功能障碍特点，在实施作业治疗的过程中，需遵循以下原则。

1. 以评定结果为依据，结合 DCD 儿童的特点实施作业治疗。

2. 所选作业活动的性质与难易程度，需与 DCD 儿童的实际障碍相适应。

3. 循序渐进，以实物操作为基础，逐步增加生活经验，最终泛化到 DCD 儿童的日常生活中。

4. 尽可能在现实环境中开展作业治疗。

5. 在 DCD 儿童的作业治疗过程中，应更多地关注家庭康复的重要性，以机构康复为引导,以家庭康复为主体。

6. 明确家庭指导在 DCD 作业治疗中的重要性,实时地对 DCD 儿童的家长和教师进行有针对性的培训。

二、作业治疗目标

DCD 儿童的作业治疗,除了能解决其在生活、学习、体育运动中所遇到的困难,帮助其在各种环境中顺利完成社会交往,提高感觉统合、粗大与精细运动能力外,还包括生活自理、游戏技巧、学习等方面的干预。作业治疗目标的准确与否直接关系到治疗效果的优劣,DCD 儿童在实施作业治疗的过程中,应达到以下几个目标。

1. 改善 DCD 儿童的运动的协调性,减少协调能力不足对特定运动技能和高级运动技能的影响。

2. 提高 DCD 儿童的姿势控制能力,使其在姿势转换过程中更灵活。

3. 改善 DCD 儿童的视空间感知能力,提高其书写能力,从而提高儿童的学业成就。

4. 减少协调能力不足对 DCD 儿童日常生活活动的影响,提高其日常生活活动能力。

三、作业治疗方法

在 DCD 儿童的作业治疗过程中,治疗师要因材施教,对每个作业活动进行任务分析与活动分析,并清晰明确地告知儿童,在儿童充分理解并掌握训练的目的和要求后,循序渐进完成。训练过程中,可适当给予辅助。

(一) 提高运动技能的作业活动

DCD 儿童的运动技能障碍主要表现在运动技能的使用、统合和执行上,针对上述问题,就常用提高运动技能的作业活动介绍如下。

1. 骑行平衡脚踏车活动

(1)目的:改善 DCD 儿童的动态平衡调整能力和四肢协调运动能力。

(2)活动前准备:足够大且安全的空间,平衡脚踏车。

(3)方法:让儿童抓住平衡脚踏车的把手,双下肢交替踩踏,配合双上肢的协调运动,驱动平衡脚踏车前行。治疗师可在旁辅以安全保护,可适量给予帮助(图 11-2)。

2. 小跑踢球

(1)目的:提高儿童的运动控制能力,改善儿童的运动协调性。

(2)活动前准备:空旷安全的空间,中等大小的球。

(3)方法:让儿童从空间的一侧,不停顿地小跑到中等大小的球前,使用适当力度将球踢向指定的某一个方向。

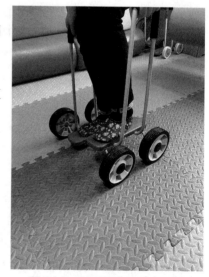

图 11-2 骑行平衡脚踏车活动

3. 跳"房子"

(1)目的:提高儿童的跳跃能力,改善儿童的控制能力。

(2)活动前准备:空旷安全的空间,若干积木块。

(3)方法:在空旷空间将积木一字排开,每两块积木之间间隔一定距离,儿童自始至终保持单侧下肢负重,另外一侧下肢不接触地面,依次将积木踢向某个指定的方向。

4. 跳跃障碍

(1)目的:改善儿童的平衡能力、跳跃能力和方向控制能力。

(2)活动前准备:空旷安全的空间,一定高度的泡沫块。

(3)方法:治疗师给予部分辅助,帮助儿童从泡沫障碍的一侧跳到另外一侧。跳跃的过程中,要求双足必须同时离地,同时落地。跳起高度在15cm以上(图11-3)。

5. 跳远游戏

(1)目的:提高跳跃和弹跳能力以及平衡能力。

(2)活动前准备:空旷安全的空间,2块泡沫块。

(3)方法:治疗师需提前将2块泡沫块按一定的距离摆好在空旷的地面上,儿童需要从1块泡沫块的后方跳起,并稳定地落在另一块泡沫块的前方(图11-4)。

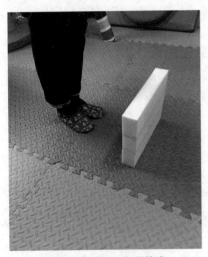

图11-3 跳跃障碍游戏

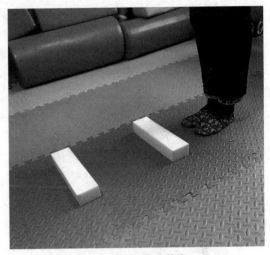

图11-4 跳远游戏

6. 袋鼠跳游戏

(1)目的:提高儿童的跳跃能力,弹跳能力,平衡能力和运动耐力。

(2)活动前准备:空旷安全的空间,泡沫块若干。

(3)方法:在空旷空间将泡沫块按一定的距离摆开,要求儿童像袋鼠一样,通过连续跳跃,跨过摆好的泡沫块(图11-5)。

(二) 改善姿势控制的活动

1. 走"独木桥"

(1)目的:提高儿童的平衡能力与姿势控制能力。

(2)活动前准备:空旷安全的空间,独木桥拼接配件。

(3)方法:治疗师将独木桥拼接配件组合成稳定的独木桥,治疗师辅助儿童从独木桥的一端缓慢稳定地走到另一端(图11-6)。

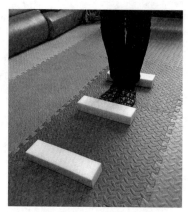

图 11-5　袋鼠跳游戏

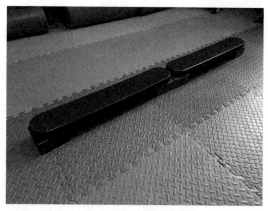

图 11-6　走"独木桥"

2. 抛接球游戏

(1)目的:改善儿童的平衡功能和四肢的协调性,提高姿势变换过程中的稳定性。

(2)活动前准备:空旷安全的空间,平衡板,合适大小的球。

(3)方法:嘱儿童稳定地站在平衡板上,治疗师与儿童面对面保持一定的距离。在开始指令发出后,治疗师从不同的方向向儿童扔球,要求儿童在接住球的同时,维持平衡板上稳定的站立姿势。活动过程中,家长可在儿童身旁给予保护。

(三)改善视觉空间感知与手眼协调能力的活动

DCD 儿童的视觉空间感知障碍会影响儿童的感知动作发育。存在视觉感知障碍的儿童,在翻滚、走平衡木、荡秋千这些活动中会表现出一定的障碍。当障碍表现在追视、注视能力上,儿童的阅读能力、书写能力以及文字知觉广度也会受到影响。

1. 跳跃接球游戏

(1)目的:改善儿童手眼协调能力、视知觉能力、神经运动的协调能力,促进儿童前庭功能的统合。

(2)活动前准备:空旷安全的空间,彩色小球若干,儿童需具备一定的跳跃能力和前庭感知能力。

(3)方法:治疗师向儿童头顶扔出彩色小球,高度约为儿童伸手可及高度上 20cm 处。让儿童由地面跃起,双手接住彩球,儿童尽量保持头后伸,配合手眼协调能力才能完成这项游戏。家长可在旁边给予安全辅助。

2. 吊床接球游戏

(1)目的:调节儿童前庭感觉系统的统合能力,提高儿童视觉联想、视觉记忆、手眼协调、视觉追踪能力,改善手眼协调能力。

(2)活动前准备:空旷安全的空间,吊床,不同颜色的球若干,球筐。

(3)方法:将儿童俯卧位置于帆布吊床中,头、双手、腿后半部分置于吊床外,治疗师在儿童侧面控制吊床前后左右摆动,要求儿童从地上捡起置于一侧的指定颜色的球,并稳定地放到另外一侧的球筐中。

3. 穿越障碍游戏

(1)目的:提高儿童的视觉运动统合能力,改善儿童平衡协调能力。

（2）活动前准备：空旷、安全的空间，不同颜色的障碍物，羊角球，儿童需具备一定的跳跃能力。

（3）方法：让儿童直接骑坐在羊角球上，利用羊角球的弹性和自身的跳跃能力向前移动，治疗师可以将不同颜色形状的障碍物，按顺序在地板上摆成圆形、弧形、"之"字形等，让儿童穿越障碍，从一侧的起点到达另一侧的终点。也可将障碍物改为数字。可根据儿童的能力水平，设置不同的难度，如按照指定的数字进行穿越，也可以与他人玩双人游戏，以最终达到终点者为胜。

4. 立体搭建练习

（1）目的：提高儿童的视觉空间感知能力、视觉空间记忆能力，改善儿童的手眼协调能力。

（2）活动前准备：适宜的空间环境，合适高度的桌椅，不同颜色的积木块若干。

（3）方法：儿童取稳定舒适的坐位，治疗师先用不同颜色的积木块搭建一个建筑物模型，让儿童依据已经搭建好的模型，重新搭建一个一样的建筑物。可根据儿童的能力，调整搭建的难易程度（图 11-7）。

5. 平面模式制作练习

（1）目的：提高儿童的视觉空间感知能力、视觉空间记忆能力和手眼协调能力。

（2）活动前准备：适宜的空间环境，合适高度的桌椅，不同颜色的积木块若干，绘有不同模式的图册。

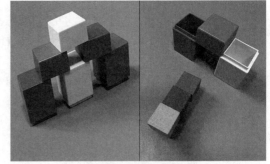

图 11-7　立体搭建练习

（3）方法：儿童取稳定舒适的坐位，治疗师根据儿童的能力水平，选取适合的模式制作手册，让儿童按照模式制作手册的样式，用积木块搭建相同的模型（见书末彩图 11-8）。

（四）提高日常生活活动能力的训练

通过日常生活活动能力的干预，能够帮助儿童调整活动方式，以提高儿童的 ADL 参与程度和自理能力，最大程度地帮助其融入社会。在设计 ADL 活动方案时，作业治疗师可以结合儿童当前的优势与劣势，以及儿童所处的环境与情景，使用 PEO 模式或 ICF 框架进行分析。通过与儿童及其家庭的密切合作，共同确定 ADL 治疗目标，协助儿童及家庭一起参与 ADL 的治疗过程。

DCD 儿童常见的 ADL 训练项目有进食、饮水、穿脱衣物、扣纽扣、系鞋带、收纳整理以及打绳结等活动。关于 DCD 儿童日常生活中的 ADL 训练。详见第三章第八节。

（五）提高学习能力的训练

1. 书写技巧练习　书写过程中运用到的感知觉有触觉、本体感觉及前庭觉；运用到的运动能力有躯干及上肢的稳定性，前臂及手腕控制能力，手指的力量及灵活性；运用到的认知能力有理解能力、记忆能力、辨认能力等。针对书写能力的练习，常见的训练方法有捏橡皮泥、手指拉绳、夹夹子、手指操、搭积木、串珠、拧螺丝和挑木棍等。详见第三章第六节。

2. 桌面感觉统合训练　桌面感觉统合训练是基于康复医学、心理学和神经科学原理，通过系统化的桌面游戏和任务操作，配合专业的教具，改善儿童的感觉统合能力，提高儿童学习能力的训练方法。此外,桌面感觉统合训练还可以提升儿童的注意力,促进书写能力的提升,改善坐不住、学不进、手眼脑不协调等问题。常用桌面感觉统合训练如下(图11-9)。

(1)形象思维训练:包括平面空间视觉定位、印刻、复位能力。

(2)记忆训练:主要包括拓宽记忆广度、提高记忆效率的训练。

(3)手眼脑协调训练:通过设定的学习任务,使眼、手、脑三者同步。

(4)符号化训练:培养抽象思维的符号化和形象再认能力的训练。

(5)视听注意力训练:包括视听广度、视听记忆、视听转换、视听分配、视听统合、追视、跳视等训练。

(6)桌面行为训练:使儿童在学习的过程中定位准确、书写流畅、坐得住、学得进的训练。

(7)时间观念训练:通过延迟满足、计时任务训练,使儿童不再磨蹭拖拉。

(六)参与能力训练

参与障碍是DCD儿童常见的功能障碍之一,通过参与能力训练,帮助DCD儿童更好地融入到家庭、学校和社会环境中。在DCD儿童参与能力训练的过程中,需要注意以下几点。

1. 用于参与训练的活动,应该是儿童日常生活中最普通、最常见的体育活动,例如拔河、跳绳、踢球和骑车等。

2. 在参与能力训练的过程中,应根据儿童的实际情况对儿童进行个别辅助,尤其是训练较高技能水平时。

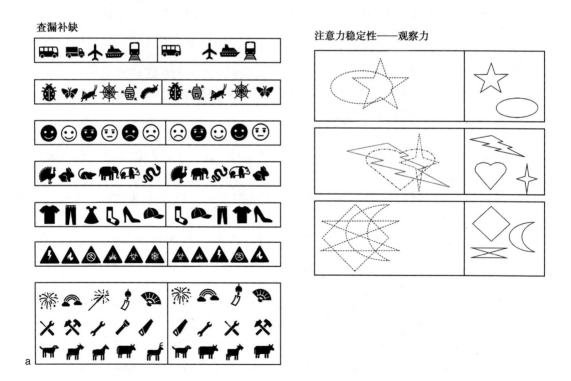

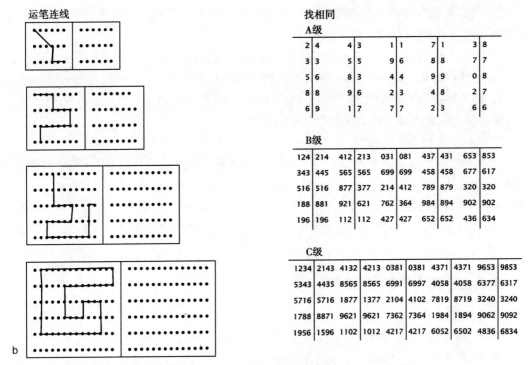

图 11-9　桌面感统训练内容

3. 参与活动过程中,注意使用防护器具(如护腕、头盔)以确保安全。

4. 协助老师和社区负责人了解儿童的能力,以便他们在儿童遇到困难时对其进行支持和鼓励。

5. 鼓励儿童参加非运动性的集体活动,例如音乐、戏剧及各种俱乐部活动,以增加其社会经验,使其从社会交往中收获更多自信。

（七）环境干预措施

DCD 儿童的环境主要为家庭环境和学校环境。在家庭环境中,DCD 儿童的问题往往因为家长的不重视而被忽略;在学校环境中,DCD 儿童往往因为游戏和体育活动中的笨拙动作而被其他同学取笑。因此,大部分的 DCD 儿童存在不自信和自卑感。作业治疗师要适时地向家长和学校宣教 DCD 的相关知识,对有社交退缩、挫败感、缺乏自尊,甚至焦虑、抑郁的 DCD 儿童,尽早进行心理学和行为学干预。

（八）辅助器具的使用

使用辅助器具的主要目的是改善 DCD 儿童的日常生活活动能力,提高 DCD 儿童的参与能力,使其在作业活动中表现更好,能更好地参与到社会活动中。在选配辅助器具时,除了要考虑 DCD 儿童当前的能力水平,还要考虑辅助器具在实际生活环境中的应用。DCD 儿童常用的辅助器具如下。

1. 进食自助具　DCD 儿童在进食方面涉及的辅助具主要是一些特殊的筷子,如弹簧筷子、辅助训练筷子等。此外,加粗手柄餐具、"C" 形杯架、吸盘碗和防洒碗等也可适当选择使用。

2. 穿脱衣物自助具　在穿脱衣物方面,DCD 儿童主要表现为系鞋带、扣纽扣问题,可适当选择系扣钩、鞋拔和魔术贴等辅助具。

3. 个人卫生自助具　如自理活动中的长柄刷、长柄梳和桌面指甲钳等。

4. 防护自助具　如轮滑活动中的护肘、护膝和防护头盔等。

5. 握笔辅助具　如握笔器、加粗口径铅笔、弹力绷带、夹板等。

更多关于辅助器具内容。详见第三章第九节。

(九) 作业治疗宣教与指导

作业治疗宣教与指导是作业治疗方法中不可或缺的一部分。针对 DCD 儿童的作业能力障碍,常见的宣教形式有家庭宣教和学校宣教。学校宣教的目的是让 DCD 儿童的老师和同学了解 DCD,理解 DCD 儿童的某些行为,在 DCD 儿童出现功能障碍时给予帮助。家庭宣教的主要目的是让 DCD 儿童家长从家庭的角度认识 DCD,以便更好地支持 DCD 儿童的干预治疗。

四、ICF 架构下的案例分析

(一) 案例介绍

毕某,男,8 岁,第 1 胎 1 产,足月剖宫产,出生身长 50cm,体重 3.2kg,母亲自述孕期身体不适,长期卧床休息,孕中有过中药保胎史。现上小学二年级,与家长及奶奶同住,平时主要由奶奶看管。

母亲主诉,毕某 2 岁才会独走,学校老师反映,入小学一年级后,体育课上易摔跤,动作较笨拙,学习新的运动技能困难,特别是跳绳、跑步等高级运动功能,集体活动参与性低,无法与同学在操场上共同游戏;在书写方面也存在困难,书写速度慢,写字用力,易出格,字迹潦草,学习成绩中等偏下;日常生活中自理能力差,系鞋带困难,洗漱、进食等活动动作缓慢且笨拙。

经门诊医生问诊、查体,儿童无神经系统问题、无癫痫、先天性心脏病等疾病。诊断为发育性协调障碍(DCD)。

(二) 作业评定结果及分析

1. 作业评定结果　毕某的生长发育史正常,无认知功能障碍;MABC-2:各能区百分位,手部精细动作 37,身体协调 60,动态平衡 55,总得分 52,3 个能区及总百分位均偏低,存在功能障碍;GDS-C:个人社交,手眼协调,表现与推理各个领域百分位均低于 14%,提示在个人自理能力方面,绘画书写方面,手眼协调能力方面,空间记忆与视觉推理方面均存在问题。儿童感觉统合发展评定量表评定:提示在前庭、本体、学习能力及大年龄特殊问题方面均存在障碍,触觉防御正常,感觉统合总体评定中度失调。Wee-FIM:提示自理能力和社会认知需要少量身体接触的帮助。

2. 分析

(1)身体功能受限:精细运动能力、平衡功能、协调能力、感知觉能力和表现与推理能力受限。

(2)活动与参与受限:体育课上易摔跤,动作较笨拙,学习新的运动技能困难;集体活动参与性低,无法与同学在操场上共同游戏;书写方面也存在困难,学习成绩中等偏下;日常生活中自理能力差,动作缓慢且笨拙。

(3)环境因素:家庭教育方式不当,奶奶过于溺爱;学校老师和同学对 DCD 不了解,体育课上易受到老师批评和同学嘲笑,书写困难,故成绩中等偏下。

(三) 作业治疗目标

1. 短期目标

(1)毕某 4~6 周后在家中能灵活地完成洗漱、进食和系鞋带等日常活动。

(2)毕某 4~6 周后在学校能借助握笔器顺利完成老师布置的书写任务。

2. 长期目标

(1)毕某 10~12 周后能在体育课上协调地完成跳绳运动。

(2)毕某 1 年内能在体育课课堂较好地完成跑、跳等高级运动。

(四) 作业治疗方法

1. 改善平衡协调能力的治疗

(1)抛接球训练

1)目的:提高儿童手眼协调能力、视知觉能力,改善儿童的平衡功能和四肢的协调性,提高其在姿势变换过程中的稳定性,促进儿童前庭功能的统合。

2)方法:①平衡板上抛接球:嘱儿童稳定地站在平衡板上,治疗师从不同的方向向儿童扔出训练球,要求儿童在接住球的同时,维持平衡板上稳定的站立姿势;②跳跃接球:治疗师向儿童头顶一定高度扔彩色小球,要求儿童由地面跃起,双手接住彩球。

(2)跳房子活动

1)目的:提高儿童的单腿跳跃能力,改善儿童的控制能力。

2)方法:在空旷空间将积木一字排开,积木间间隔一定距离,儿童自始至终保持单侧下肢负重,另外一侧下肢不接触地面。依次将积木踢向某个指定方向。

2. 提高书写能力的治疗

(1)桌面感统游戏

1)目的:改善儿童的感觉统合能力,提高儿童学习能力与书写能力。

2)方法:①连点成线,连线成图;②数字 / 字母划销;③按图涂色;④简笔画临摹;⑤汉字临摹。

(2)模式制作活动

1)目的:提高儿童的视觉空间感知能力、视觉空间记忆能力和手眼协调能力。

2)方法:①平面拼图。治疗师根据儿童的能力水平,选取适合的模式制作手册,让儿童按模式制作手册,用积木块拼建相同的平面模型。②立体搭建。治疗师用不同颜色的积木块搭建一个建筑物模型,让儿童依据已经搭建好的模型,重新搭建一个一样的建筑物。

3. 提高作业技能的治疗

1)目的:提高手指力量,改善手指灵活性,提高手眼协调能力。

2)方法:①橡皮泥游戏;②手指拉绳游戏;③手指操游戏;④挑木棍游戏。

4. 辅助器具的使用

1)目的:改善儿童的日常生活活动能力,特别是进食和洗漱能力。

2)常用辅助器具:①进食辅助具:儿童辅助筷子,防洒垫等;②洗漱辅助具:挤牙膏器、电动牙刷等；③书写辅助具：握笔器，加粗笔，弹力绷带等。

5. 宣教　①训练过程中，家长可在儿童身旁给予保护、支持；②条件允许下，尽量以集体课形式开展；③适当对儿童进行心理疏导；④对同龄儿童进行 DCD 的宣教。

（项栋良）

第十二章

儿童脊髓损伤的作业治疗

第一节 概　述

脊髓损伤(spinal cord injury, SCI)是一种严重的致残性疾病,近年来儿童脊髓损伤的发病率有上升趋势。由于儿童生长发育的特殊性,还将继发脊柱侧弯、髋关节不稳、髋关节(半)脱位或发育不全、瘫痪肢体发育减缓等儿童脊髓损伤相关并发症,影响儿童日常生活独立性和社会参与能力。

一、定义

脊髓损伤(SCI)是各种因素(外伤、疾病或先天因素)引起的脊髓结构和功能损害,导致神经损伤平面以下的感觉、运动以及自主神经功能部分或全部障碍,使功能障碍者丧失部分或全部移动能力、生活自理能力、休闲娱乐能力以及工作和学习能力的神经损伤。

儿童脊髓损伤在所有 SCI 患者中的比例不足 10%,40%~60% 的儿童脊髓损伤发生在颈椎区域。部分儿童颈椎损伤表现为无放射影像异常的颈脊髓损伤(SCI without radiographic abnormality, SCIWORA),儿童有脊髓损伤症状,但在 X 线或断层摄影中无韧带损伤或骨折表现。儿童 SCIWORA 发生率高达 36%,在 8 岁以下儿童中最为常见。

二、主要临床表现

脊髓损伤按损伤程度不同,可分为完全性损伤和不完全性损伤;按照损伤平面(指保留双侧身体正常运动和感觉功能最低的脊髓节段水平)不同,可分为截瘫和四肢瘫。损伤平面及损伤程度不同,伴随不同程度的运动障碍、感觉障碍、呼吸障碍、自主神经功能障碍及排便功能障碍等临床特点。

(一) 分类

1. 根据损伤程度分类

(1)完全性损伤:在损伤平面以下,所有运动、感觉和括约肌功能均消失,包括解剖和生理功能的横断。后者如在恢复过程中出现某些功能的恢复,则可划为不完全性损伤。

(2)不完全性损伤:在损伤平面以下,仍有部分运动、感觉和括约肌功能存在。

2. 根据损伤平面分类

(1)截瘫:指胸、腰段或骶段脊髓损伤引起的神经功能障碍,造成躯干和下肢部分或完全的运动 / 感觉功能障碍。

(2)四肢瘫:指颈段脊髓损伤造成的神经功能障碍,引起双上肢、双下肢和躯干部分或完全的运动/感觉功能障碍。

(二)临床特点

1. 运动障碍　在脊髓休克期,脊髓损伤节段以下表现为软瘫,反射消失。可持续6周或更长时间;休克期过后,如果是脊髓横断伤,则出现上运动神经元性瘫痪,肌张力增高,出现病理征。

2. 感觉障碍　主要表现为损伤平面以下的痛觉、温度觉、触觉及本体觉减弱或消失。在完全性损伤时,紧邻损伤平面以上可有感觉过敏,而在损伤平面以下的所有感觉完全消失。在不完全性损伤时,损伤部位靠前,则受损平面以下的感觉障碍为痛觉、温度觉障碍;损伤部位靠后,感觉障碍则为触觉及本体觉障碍;损伤部位在一侧,则对侧的痛觉、温度觉,以及同侧的触觉和深部感觉障碍。

3. 呼吸障碍　高位脊髓损伤后,肋间肌麻痹,受颈3~5神经支配的膈肌及呼吸辅助肌肌力减弱,如胸锁乳突肌及斜角肌。因交感神经受累,使迷走神经占优势,从而导致气管、支气管内腔收缩变窄,同时,由于咳痰能力减弱,支气管内分泌物不能排出,易发生肺部感染。

4. 排尿排便障碍　不同时期的脊髓损伤,可出现不同类型的神经源性膀胱。在脊髓休克期,表现为无张力性膀胱,休克逐步恢复时,表现为反射性膀胱和间歇性尿失禁。当脊髓恢复到出现反射时,刺激下肢皮肤即可产生不自主的反射性排尿。晚期则表现为挛缩性膀胱。当儿童出现总体反射时,可表现为无抑制性膀胱。排便障碍可表现为便秘等症状。

5. 自主神经功能障碍　脊髓损伤后,早期由于失去交感神经的控制,可出现心率减慢、血压偏低、体温调节异常、反应迟钝以及定向力差等现象,损伤平面以下,发汗、寒战及竖毛反射均消失。四肢瘫痪的儿童可出现自主神经反射亢进。

6. 体温调节障碍　高位脊髓损伤后,体温调节中枢的传导通路受到破坏,体温经常出现异常,多为体温升高;因肌肉瘫痪不能收缩,产热量减少也会引起低体温;交感神经功能丧失以后,肢体血管扩张,散热增多也可引起体温调节障碍。

7. 心理障碍　脊髓损伤给儿童及其家庭带来精神上难以描述的痛苦。因为脊髓损伤的巨大影响,加上青春期的波动,脊髓损伤青少年有较高的自杀风险。

三、功能障碍特点

脊髓损伤儿童,运动、感觉等功能受损,导致儿童作业活动受限。因损伤平面、程度不同,其活动能力也不尽相同(表12-1)。

表 12-1　脊髓损伤儿童的活动能力

神经平面	最低功能肌肉	活动能力	生活能力
C_1~C_3	头运动肌	依赖膈肌起搏维持呼吸,可用声控方式操纵某些活动	完全依赖
C_4	膈肌、斜方肌	使用电动高靠背轮椅,有时需要辅助呼吸	高度依赖
C_5	三角肌 肱二头肌	可用手在平坦路面上驱动高靠背轮椅,需要上肢辅助具及特殊手轮圈	大部依赖

续表

神经平面	最低功能肌肉	活动能力	生活能力
C_6	胸大肌 桡侧腕伸肌	可用手驱动轮椅,独立穿上衣,可以基本独立完成转移	中度依赖
C_7	桡侧腕屈肌 肱三头肌	轮椅基本独立,可独立完成床 - 轮椅 / 厕所 / 浴室转移	轻度依赖
$C_8 \sim T_2$	指深屈肌 手内肌	轮椅独立,上肢功能完好但躯干无力,HKAFO 平行杠内站立	轻度依赖
$T_3 \sim T_6$	上部肋间肌 / 背肌	轮椅独立,用 HKAFO 扶拐短距离步行	大部自理
$T_7 \sim T_{12}$	腹肌、胸肌、背肌	HKAFO 扶拐治疗性步行,长距离需要轮椅	基本自理
$L_1 \sim L_2$	髂腰肌	KAFO 扶手杖步行,家庭功能性步行	完全自理
L_3	股四头肌	AFO 扶手杖步行,社区性功能性步行	完全自理
L_4	胫前肌	短腿矫形器独立步行	完全自理

1. HKAFO：hip-knee-ankle-foot orthoses 髋膝踝足矫形器

2. KAFO：knee-ankle-foot orthoses 膝踝足矫形器

3. AFO：ankle-foot orthoses 踝足矫形器。

(刘　川)

第二节　作业评定

一、作业评定目的

脊髓损伤儿童的作业评定是一个持续的过程,从入院开始,持续到出院以后,并可作为门诊随诊的基础。通过作业评定,可以确定损伤水平、程度,明确儿童的功能障碍,判断预后,并为作业治疗提供依据。

二、作业评定内容

1. **一般情况评定**　包括现病史、个人史、既往史;家庭、学校及社区基本情况;家庭主要成员的态度,儿童及家长的作业需求等。

2. **作业技能评定**　包括运动、感觉及心理功能等。

3. **作业活动表现评定**　包括日常生活活动、学业活动及娱乐活动的表现评定。

4. **辅助器具及环境评定**　包括辅助器具使用评定,家居、学校以及社区环境评定。

三、常用作业评定方法

(一) 一般情况评定

1. 明确儿童的脊髓损伤程度　应用美国脊髓损伤协会(American spinal injury association,ASIA)分类法确定。

2. 了解儿童及其家庭的基本情况　应用访谈法了解儿童的个人史、既往史、家庭基本情况、家庭成员的心理状况等。

3. 了解儿童及家长的作业需求　可选择加拿大作业表现(COPM)测量量表进行评定。

(二) 作业技能评定

1. 运动与感觉功能评定　脊髓发生损伤之后,会表现为在损伤平面以下出现运动、感觉、反射及括约肌和自主神经功能不同程度的损害。评定神经损伤水平,可明确儿童残存的运动与感觉功能。

(1)运动平面:运动平面(motor level,ML)是指脊髓损伤后,保持运动功能的最低脊髓神经节段。确定运动平面时,代表该平面的关键肌肌力必须 ≥ 3 级才能够认定该平面的神经支配完整,同时上一节段所支配的关键肌肌力必须正常。脊髓损伤运动平面的关键肌肉及运动见表 12-2。

表 12-2　脊髓损伤运动平面

脊髓节段	关键肌肉	运动
$C_1 \sim C_3$	头运动肌	转头运动
C_4	膈肌	呼吸
	斜方肌	耸肩
C_5	三角肌	外展上臂
	肱二头肌	屈肘
C_6	腕伸肌	伸腕
C_7	肱三头肌	伸肘
$C_8 \sim T_1$	手指肌	握拳
L_2	髂腰肌	屈髋
L_3	股四头肌	伸膝
L_4	胫前肌	踝背屈
L_5	趾长伸肌	伸趾
S_1	腓肠肌	踝趾屈肌

(2)感觉平面:感觉平面(sensory level,SL)是指身体两侧具有正常针刺觉和轻触觉的最低脊髓节段,或者其下一个平面即出现感觉异常的节段。左、右侧感觉水平可有不同,感觉平面以下的皮肤感觉可以减退或消失,也可表现为感觉异常。感觉平面可通过身体两侧各28 个关键点的检查进行确定(表 12-3)。

表 12-3　脊髓损伤感觉平面

脊髓节段	感觉关键点
C_2	枕骨粗隆
C_3	锁骨上窝
C_4	肩锁关节部
C_5	肘窝桡侧
C_6	拇指
C_7	中指
C_8	小指
T_1	肘窝尺侧
T_2	腋窝顶侧
T_3	第 3 肋间（锁骨中线）
T_4	第 4 肋间（锁骨中线）
T_5	第 5 肋间（锁骨中线）
T_6	剑突水平
T_7	第 7 肋间（锁骨中线）
T_8	第 8 肋间（锁骨中线）
T_9	第 9 肋间（锁骨中线）
T_{10}	脐水平（锁骨中线）
T_{11}	在 $T_{10}\sim T_{12}$ 之间，锁骨水平
T_{12}	腹股沟韧带中点
L_1	大腿前方 $T_{12}\sim L_2$ 距离的一半
L_2	大腿前方中点
L_3	股骨内髁
L_4	内踝
L_5	足背第三跖趾关节
S_1	足骨外侧
S_2	腘窝中点
S_3	坐骨结节
$S_4\sim S_5$	肛周区

2. 心理功能评定　可选择汉密尔顿抑郁量表或焦虑抑郁量表评定儿童的心理功能。

(三) 作业活动表现评定

1. 日常生活活动能力评定　可选择儿童功能独立性评定量表(WeeFIM)对截瘫儿童进行评定,可选择 Gresham 提出的四肢瘫功能指数(quadriplegic index of function,QIF)评定法对四肢瘫儿童进行评定(表 12-4)。

表 12-4　四肢功能指数评定

项目	具体动作	评分	折算法	评分范围
A. 转移	a. 床到轮椅	各 0~4 分	各单项得分之和除以 2, 0~32÷2=0~16 分	0~16 分
	b. 轮椅到床	共 0~32 分		
	c. 轮椅到厕所 / 便桶(盆)			
	d. 厕所 / 便桶(盆)到轮椅			
	e. 轮椅到交通工具			
	f. 交通工具到轮椅			
	g. 轮椅到淋浴 / 盆浴			
	h. 淋浴 / 盆浴到轮椅			
B. 整容	a. 刷牙	各 0~4 分		0~12 分
	b. 梳头	共 12 分		
	c. 刮脸(女性用吹发器)			
C. 入浴	a. 洗 / 擦干上身	各 0~4 分	取各单项得分之和	0~8 分
	b. 洗 / 擦干下身	共 16 分		
	c. 洗 / 擦干足			
	d. 洗 / 擦干头发			
D. 进食	a. 用杯饮水	各 0~4 分	各单项得分之和乘以 0.75, 0~32×0.75=0~24 分	0~24 分
	b. 使用叉 / 匙	共 32 分		
	c. 切开食物(肉)			
	d. 倒出饮料			
	e. 开罐头 / 广口瓶			
	f. 面包上抹黄油等			
	g. 准备便饭			

2. 学业活动评定　可应用访谈法或观察法了解儿童进行学业活动时的表现,分析限制其学业活动的影响因素。

3. 娱乐活动　评定方法同学业活动评定。

（四）辅助器具及环境评定

1. 辅助器具评定　包括对脊髓损伤儿童所选择的辅助器具的使用情况进行评定,为改装改良提供依据,改良适用后再评定。

2. 环境评定　通过实地考察、访谈等方式对儿童家居环境、学校环境、社区环境进行评定,了解儿童在上述环境中的作业活动表现,为环境改造提供依据。

（杨　彪）

第三节　作 业 治 疗

一、作业治疗原则

1. 个性化原则　以脊髓损伤儿童为中心的自主治疗活动,给予儿童和家长选择治疗的权利,以人为本的理念,是作业治疗最核心的理念。

2. 与日常生活相结合原则　脊髓损伤儿童的病程长,其损伤平面以下瘫痪的肢体和感觉功能障碍等导致日常生活自理困难,因此,作业治疗必须与日常生活紧密结合。

3. 借助辅助器具和进行环境改造的原则　脊髓损伤后致残率高,并且康复周期长,因此,要充分借助辅助器具提升儿童的移动能力和参与程度,评定和改造家庭、学校和社区的物理环境,通过补偿和代偿的方式完成日常活动。

二、作业治疗目的

1. 预防并发症。

2. 促进残存功能最大化。

3. 帮助儿童寻找并实践符合自身情况且有意义的活动。

4. 借助辅助器具增加儿童移动能力和参与程度。

5. 促进儿童娱乐活动能力,并推荐适合的社会性集体娱乐活动。

6. 最大限度地获得日常生活活动能力。

三、作业治疗方法

（一）急性期作业治疗

1. 体位摆放　将肢体摆放于功能位,高位脊髓损伤者可以佩戴短矫形器具以保持掌弓并使拇指于外展对掌位。定时变换体位,一般每2小时1次,预防压疮。在搬运或帮助脊柱不稳定者变换体位时要由2~3人共同进行,并注意保持其身体纵轴的一致性,避免扭曲、旋转和拖动。常见的卧位姿势有仰卧位和侧卧位。

（1）仰卧位:四肢瘫脊髓损伤儿童的双肩向前,肩下垫一薄枕头,确保双肩不后缩。双上肢放在身体两侧的枕头上,肘伸展,腕关节背屈约 30°~45° 以保持功能位。手指自然屈曲,根据儿童实际情况选择是否手握毛巾卷,既要考虑防止形成功能丧失的"猿手",又要考虑不引起握持反射。

髋关节伸展,在两腿之间放 1~2 个枕头,以保持髋关节轻度外展。膝关节伸展,膝关节下可放小枕头,防止膝关节过伸展。双足底可垫小方垫,以保持踝关节背屈,预防足下垂的发生。足跟下放小软垫,可防止出现压疮(图 12-1)。

(2)侧卧位:双肩均向前,呈屈曲位,肘关节屈曲,前臂旋后,上方的前臂放在胸前的枕头上,腕关节自然伸展,手指自然屈曲。躯干后部放一枕头给予支持。下方的髋和膝关节伸展,上方的髋和膝关节屈曲放在枕头上,与下方的腿分开,踝关节自然背屈,上方踝关节下垫一枕头(图 12-2)。

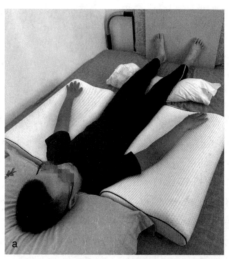

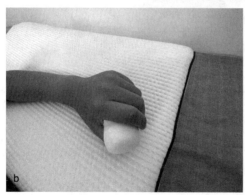
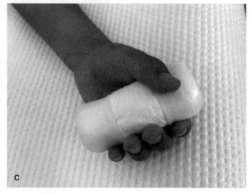

图 12-1 仰卧位体位摆放
a. 仰卧位;b. 毛巾卷背侧;c. 毛巾卷掌侧。

2. 呼吸功能训练 包括腹式呼吸训练、辅助咳嗽排痰训练及体位排痰训练,每天至少应进行 2~3 次。

3. 维持关节活动度 儿童生命体征稳定后,在脊柱外固定或不影响脊柱稳定的条件下,尽早在床边进行维持关节活动度训练。

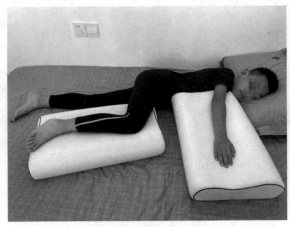

图 12-2 侧卧位体位摆放

4. 膀胱与直肠功能训练

(1)膀胱功能训练:急性期应持续留置导尿,然后改为间歇开放导尿,有规律地排空膀胱,逐渐过渡到间歇导尿,进行膀胱反射功能训练。

(2)直肠功能训练:指导儿童及家长按既往习惯选择排便时机,并养成每天定时排便的习惯。如病情允许,应鼓励儿童借助坐厕架(图 12-3)、马桶等在坐位下排便,以增加腹压,降低排便阻力。

(二)恢复期作业治疗

1. 改善上肢和手功能的作业活动

(1)维持关节活动度的作业活动:儿童病情稳定,在脊柱外固定或不影响脊柱稳定的条件下,尽早开始。其中躯干和肢体的正确体位摆放,有助于预防关节挛缩,C_4、C_5 损伤儿童易出现肩关节外展、肘关节屈曲、前臂旋前位的挛缩,应予以注意;还要特别注意保持腕关节、近端指间关节、尤其是大拇指的关节活动度,对于 C_7 及以上节段完全性损伤儿童,由于手指功能不能恢复,应注意在早期就开始进行手指功能位的固定,切忌将手指在完全伸展位固定,这对于儿童利用腕关节腱效应发挥手的功能非常重要。

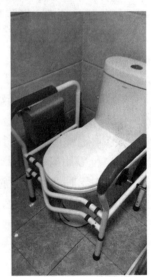

图 12-3 坐厕架

(2)上肢功能训练:在不影响脊柱稳定性的情况下应尽早开始。单纯的肌力增强或肌肉牵张不能直接提高儿童的上肢功能,要让儿童学会充分利用现有的残存关节活动度和肌力,并掌握利用残存关节活动度和肌力的代偿性操作技巧,达到日常生活活动自理及适应生存环境的目的。例如为颈髓损伤儿童在床上安装悬吊式吊带帮助儿童进行上肢的自主运动;C_6、C_7 损伤儿童进行肌腱固定抓握(图 12-4)练习以及使用矫形器进行抓握练习,增加腕关节背屈时的握持能力等。

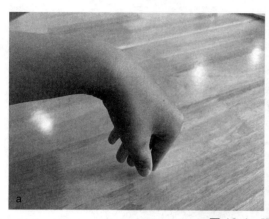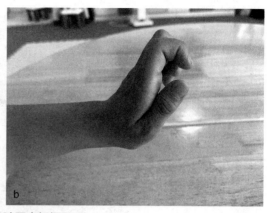

图 12-4 肌腱固定抓握

a. 掌屈时手指更容易伸直打开；b. 背伸时手指更容易屈曲握住。

（3）恢复残存功能肌肉的肌力和耐力：儿童的肌力水平，在很大程度上影响功能的恢复程度，必须在初期确保不对损伤部位造成不良影响的前提下，在允许的范围内尽早进行。肩胛带和肩部肌力弱的儿童可以使用沙袋、滑轮、滑板、臂支持架、上肢机器人、肌电生物反馈等。同时加强与 ADL 训练结合，既可提高自理能力，又增强肌力。一般从较轻的物体开始，逐步增加难度。

2. 日常生活活动能力训练 脊髓损伤的节段不同，对儿童日常生活能力的影响有很大不同，尤其是颈部脊髓损伤的儿童，应按照儿童上肢残存的功能特点设计训练内容。由于截瘫儿童的上肢功能良好，不做介绍，本节以高位脊髓损伤四肢瘫儿童为例重点介绍日常生活活动能力训练方法。

（1）进食

1）C_4 节段损伤：儿童生活完全不能自理，需要照顾者辅助喂食。

2）C_5 节段损伤：儿童基本不能生活自理，可以利用自动喂食自助具完成进食或者利用腕关节固定矫形器配合其他辅助进食工具完成部分进食（如插在带有万能袖带叉子上的水果）。也可以用双手把持动作，夹持并移动食物。

3）C_6 节段损伤：儿童可以利用自助具、万能 C 形夹、万能袖带等辅助具（可插勺、刀、叉子等），使用时套在手上，完成进食动作。

4）C_7 节段损伤：儿童的腕关节伸展能力进一步加强，手指出现伸展功能，只要充分维持手指各个关节的屈曲运动范围，就能够进行简单的抓握。可以应用辅助器具或者利用腕关节腱效应操控普通餐具（将普通勺子夹在示指和中指之间或者将勺子全手握住）独立完成进食。

5）C_8 节段损伤：儿童的手指屈肌出现收缩，可积极地进行抓握活动，一些抓握力弱的儿童，仍可像 C_7 损伤儿童一样，学习用腕关节腱效应驱动抓握支具。

（2）转移活动

1）床上翻身训练。急性期过后，可开始翻身训练，要求每 2 小时翻身 1 次，以防止并发症。不同节段完全性损伤四肢瘫儿童训练方法不同。① C_4、C_5 节段损伤：不具备独立完成翻身的能力，翻身活动要由照顾者帮助完成。② C_6 节段损伤：不应用辅助器具的情况下，双上肢向身体两侧用力摆动,头转向翻身侧,同时双上肢用力甩向翻身侧,带动躯干旋转而翻身,位于上方的上肢用力前伸,完成翻身动作;借助辅助器具(布带)的情况下,首先将布带系于床栏或床架上,腕部勾住带子,用力屈肘带动身体旋转,同时将另一侧上肢摆向翻身侧,松开带子,位于上方的上肢前伸,完成翻身。③ C_7、C_8 节段损伤:同 C_6 节段水平儿童,由于可以伸肘,翻身动作更灵活。

2)卧坐转移活动。① C_4、C_5 节段损伤:可选择电动坐位保持床,C_4 节段损伤儿童可利用颈部的活动操控电动床的开关实现卧坐转移活动,C_5 节段损伤儿童可利用手背部操作开关按钮完成卧坐转移活动。② C_6 节段损伤:儿童可利用悬吊在床上面的绳圈完成坐起动作。③ C_7、C_8 节段损伤:同 C_6 节段损伤儿童,但要求儿童完成得更快一些。

3)床椅转移活动。① C_4、C_5 节段损伤:需要完全帮助,照顾者可以利用机械或电动移位悬吊设备帮助其完成床椅转移活动。② C_6 节段损伤:由于儿童伸肘功能不良,需要照顾者帮助转移。儿童坐在轮椅中,双足平放于地面。照顾者面向儿童,采用髋膝屈曲、腰背伸直的半蹲位,用自己的双足和双膝抵住儿童的双足和双膝外侧,双手抱住儿童的臀部,同时儿童躯干向前倾,将下颌抵在照顾者的一侧肩部。然后照顾者用力将儿童向上提起,呈站立位后,再向床边转动。照顾者一只手仍扶住儿童臀部,另一只手向上移动至肩胛骨部位以稳定躯干,同时控制住儿童的膝关节,屈曲其髋关节,将其臀部轻轻放到床上。③ C_7、C_8 节段损伤:轮椅与床呈30°放置,先将轮椅靠床,侧扶手挡板打开或取下,儿童利用上肢的支撑做床与轮椅间的移动。为了消除床与轮椅的缝隙可以使用移乘板。儿童可以独立完成床椅转移的前提是,轮椅要具备一定的特殊功能,也就是扶手要可以拆卸的,脚踏板可以拆卸并可以向外旋转,手闸棒加长。

4)操作轮椅移动。① C_4 节段损伤:可选择利用下颌操纵控制棒来驱动的电动轮椅,或用呼吸控制电源开关来操控轮椅靠背椅升降的电动轮椅。② C_5 节段损伤:选择普通电动轮椅,使用支撑躯干的腰围或腹带,身体的侧方也可以利用靠垫进行支撑。③ C_6 节段损伤:可以操纵驱动圈上缠绕橡胶的轮椅,操作时佩戴轮椅手套,前臂处于外旋位,从轮椅驱动圈和轮胎的上方开始用力,利用手掌挤压驱动圈,将推动力传递给轮胎来完成轮椅的操作。④ C_7、C_8 节段损伤:操作时前臂处于中立位,双手由两侧向内挤压驱动圈的同时做向前驱动动作。

5)减压训练。对于脊髓损伤儿童来说,需要长时间在轮椅上保持坐位姿势,减压训练可有效预防因久坐造成的压疮。① C_4、C_5 节段损伤:照顾者可以从后方将儿童抱起除压,或将轮椅前轮撬起使轮椅向后倾倒进行除压。② C_6 节段损伤:可以利用轮椅的靠背,将躯干一侧向后方伸展,另一侧交替地将躯干分别向左右方向倾斜完成减压活动。③ C_7、C_8 节段损伤:儿童可以利用双上肢支撑动作完成减压活动。

3. 提高学业活动参与度　不同节段脊髓损伤儿童,由于上肢残存功能差异较大,需要大量辅助器具和环境改造介入才能帮助儿童更好地参与到学习生活中。

(1)C_4、C_5 节段损伤:用口棒或头棒来操作电脑键盘、阅读、打字或操纵自动化环境控制系统、语音控制等;也可制作腕关节固定支具,在保持腕关节及手指功能位置的情况下,在辅具上固定铅笔等进行书写练习。

(2)C_6 节段损伤:可以利用万能"C"形夹、万能袖带、书写辅助具、键盘操作辅助具等将书写工具固定于手腕上,完成书写、打字活动,但速度和准确性均差;也可以用自助具翻书页完成阅读活动。

(3)C_7、C_8节段损伤:可以独立完成前几个节段的所有学习活动,并且速度和准确性较好,同时可以利用手棒在键盘上快速输入。C_8以下节段损伤的儿童手功能不受影响,仅需根据下肢残存功能情况,选择合适的轮椅、助行器、下肢矫形器等去学校或其他公共环境内进行学习活动。

4. 提高娱乐活动参与度

(1)C_4节段损伤:可借助儿童尚存的头、口功能,训练用嘴咬住一根小棒(口棒)或用头来操作一些触屏类、头部感应类游戏活动;进行大声唱歌和阅读等,加强呼吸功能的娱乐活动。

(2)C_5、C_6节段损伤:儿童可学习使用自己驱动矮靠背轮椅或电动轮椅,在社区内的平整路面上进行休闲移动活动;可以采用抛的方式进行简单的投篮球游戏;可把手棒固定于儿童手上,练习触屏类游戏活动;将体感感应装置固定在前臂或手腕上,利用屈肘、抬腕等动作进行体感类游戏。

(3)C_7、C_8节段损伤:由于此节段损伤儿童日常生活的独立性大幅度提高,在熟练掌握轮椅的操作技巧之后,外出参加社会活动的机会也随之增加,配合辅助器具以及对生活环境改造,儿童可以完成绝大部分轮椅上的娱乐活动(非竞技性)。

5. 环境改造　脊髓损伤儿童以轮椅生活为前提,生活环境中玄关、通道、卧室、厕所、洗手台、浴室、书房等的改造是必要的。由于家居改造会因为儿童家庭的生活风格和住宅情况、家庭组成等因素而有所不同,作业治疗师应尽量为儿童及家长期望的生活提供信息,必要时需亲自到访儿童的生活环境,为儿童及其家庭提供具体、有效的改造方案。

(1)C_4、C_5节段损伤:很多 ADL 动作需要照顾者辅助,要考虑照顾者及辅助方法再决定家居改造的方法。起身、位置转移等动作对于使用轮椅、排泄、洗澡、外出都是必要的,对于大龄、体重较重的儿童以及照顾者为老人时,可以考虑使用轨道式升降机。使用轮椅的情况下,在出入口一般都会设置斜坡。在室内使用电动轮椅时,一定要确认地板材质能否承受重量。洗澡时要考虑设置洗澡台等。

(2)C_6、C_7节段损伤:此节段损伤的儿童,会因环境改造情况而极大影响 ADL 独立程度。此节段损伤儿童的生活独立需要使用电动马桶、与轮椅座面同样高度的浴室洗浴台、嵌入式浴缸、轮椅可靠近的洗手台。出入口斜坡的坡度基本要 1/12,但要视儿童能力和住宅情况而定。

(3)C_8及以上节段损伤:为实现排泄独立,需选择坐式马桶,并且必须留出可以靠近马桶的空间,必要时拆除卫生间的门。独立的沐浴活动则必须要设置与浴缸同高的洗澡台,以及在浴缸周围加装扶手等。

四、ICF 架构下的案例分析

(一) 案例介绍

张某,男,10 岁,小学三年级。目前为病假休学状态,病情期间以网课形式上学,但仍强烈希望能回学校上学。

主诉:外伤致左上肢及双下肢活动不利 7 个月。现病史:2021 年 1 月 6 日因车祸导致意识丧失。CT 检查提示"胸 4、胸 5、胸 6 椎体粉碎性骨折,胸 4~5 椎体水平椎管狭窄",1 月 16 日行胸椎后路切开复位减压内固定术后转入我院进行康复治疗,2020 年 1 月 9 日肌电图检查结果:神经源性损害肌电图,考虑累及左侧 C_5~T_1 水平。2021 年 1 月 21 日 MRI: C_5~C_6 椎间盘突出,椎管略狭窄;颈椎蜕变;颈椎后软组织稍饱满。现儿童左上肢、双下肢肌力下降,胸部感觉消失。曾在其他医院进行过一段时间康复治疗,但效果不理想,无其他疾病既往史。

诊断:完全性脊髓损伤 T_3A 级

(二)相关专业评定、作业评定结果及分析

1. 相关评定结果

(1)MMT:屈肘肌左 / 右 =5/5 级,伸腕肌左 / 右 =5/5 级,伸肘肌左 / 右 =4/5 级,指伸屈肌左 / 右 =4/5 级,小指外展肌左 / 右 =4/5 级,屈髋肌左 / 右 =0/0 级,伸膝肌左 / 右 =0/0 级,踝背屈肌左右 =0/0 级,趾长伸肌左 / 右 =0/0 级,踝跖屈肌左 / 右 =0/0 级。双下肢伸肌肌张力 1 级,屈肌肌张力 1+ 级。左肩前屈 0°~70°,双侧髋膝关节被动活动受限,活动时疼痛,屈髋 PROM 左: 0°~100°/ 右: 0°~100°,屈膝 PROM 左: 0°~90°/ 右: 0°~90°。

(2)感觉及反射检查:双侧 T_4 针刺觉、轻触觉减退,T_6 以下消失。球肛门反射正常,肛门黏膜深浅感觉消失,肛门括约肌主动收缩消失。

(3)坐位平衡 1 级,立位平衡 0 级。

(4)ADL 大部分依赖。骶尾部皮肤破损 2cm × 2cm,创面苍白。

(5)ASIA: T_3A 级损伤。

2. 作业评定结果　儿童功能独立性评定量表(Wee-FIM): 56 分,中度依赖。不会独立穿脱上衣、裤子,不能与他人进行有效沟通,不能解决身边出现的问题。

3. 分析

(1)脊髓损伤预后判断:能生活自理,在轮椅上能独立,能做治疗性步行(表 12-5)。

(2)活动与参与受限:不能完成床至轮椅之间的转移,不能操纵轮椅移动,轮椅不适合,家庭环境有障碍,不能去上学,不喜欢和小朋友玩游戏,ADL 大部分依赖。

表 12-5　脊髓损伤预后判断

	C_4	C_5	C_6	C_7	C_8~T_2	T_3~T_{12}	L_1~L_2	L_3~L_5
完全不能生活自理,全靠他人帮助	√							
基本不能生活自理,需要大量帮助		√						
能部分生活自理,需要中等量帮助			√					
基本能生活自理,需要少量帮助				√				
能生活自理,在轮椅上能独立,但不能步行,只能做治疗性步行					√			
能生活自理,在轮椅上能独立,能做治疗性步行						√		
能生活自理,在轮椅上能独立,能做家庭功能性步行							√	
能生活自理,在轮椅上能独立,能做社区功能性步行								√

(3) 身体结构与身体功能受限：左肩被动活动受限，双下肢肌张力增高，骶尾部压疮，肺功能差，神经源性膀胱，神经源性肠，损伤平面以下感觉和运动功能障碍，年龄较小，体力和耐力不足。

(4) 环境因素

1) 有利因素：①在医疗机构康复，家长积极配合康复训练；②奶奶身体健康，平时和妈妈（停薪留职）一起照顾张某；③事故方保险赔付，但仍在商谈最终赔偿金额，家庭经济情况能维持长期康复；④张某已经开始适配合适的辅具，为回归家庭生活做准备；⑤家住 9 层，有电梯，家居面积 109m²，轮椅通行无障碍，床的高度与医院相近，已适配气垫床、踩车、与医院同款洗澡椅；⑥兴趣爱好广泛，受伤之前喜欢看漫画书球、唱歌、打乒乓球、打篮球、架子鼓、在楼下和小朋友扔沙包，在家附近上艺术特长班。

2) 不利因素：①张某年龄小，体能和耐力下降，训练进展会较为缓慢；②家长辅助量大，张某依赖性较高；③未能回归学校生活学习；④伤后的娱乐形式主要以躺在床上玩手机游戏、看动画片为主，几乎没有外出活动。

（三）作业治疗目标

1. 短期目标

(1) 张某在 4~6 周内，家长监护情况下，可在治疗室内使用转移板独立完成轮椅到治疗床的转移。

(2) 张某在 4~6 周内，可在床上长坐位下独立完成穿脱裤子。

(3) 张某在 4~6 周内，可在轮椅内保持正确坐位，读书、写字 20 分钟。

2. 远期目标

(1) 张某在 10~12 周内，可独立完成同平面的轮椅到治疗床的转移、在 20 分钟内在床上、长坐位下独立完成穿脱下衣。

(2) 张某在半年内，可以乘坐普通轮椅与小区中的小朋友玩投篮游戏和遥控类玩具。

（四）作业治疗方法

1. 准备性肌力及关节活动度训练

(1) 双上肢及肩胛肌群力量、耐力训练。

(2) 坐位平衡训练。

(3) 肩关节强化健身操。

2. 作业治疗宣教

(1) 防压疮：轮椅上坐位时，每 20 分钟进行 1 次减压训练；进行床面转移时尽量将身体撑高、减少由于扭转将大腿后侧皮肤磨破。

(2) 正确佩戴和使用辅助器具：佩戴防滑手套驱动轮椅、使用手部支撑架进行床面转移。

3. 移动能力训练　包括轮椅到床的转移训练、床上左侧翻身坐起训练、床上穿脱下身衣物训练。

4. 娱乐训练

(1) 打手鼓：由于儿童下肢瘫痪，将以前喜欢的架子鼓换成高度适合的手鼓。

(2) 抛接篮球：将双下肢和躯干固定在轮椅上，先从抛接海绵篮球开始，逐步过渡到普通篮球。

5. 书写能力训练

正确坐姿下的书写活动：儿童上肢不受影响，但不能长时间维持正确坐位稳定性，在书写练习时，合理利用护腰，及高度适配的轮椅和桌面进行坐位下书写时长的练习。

6. 家庭训练

(1)双手撑轮椅扶手进行上肢支撑的肘关节屈伸练习，10个/组，10组/d。

(2)购买弹力绳，将弹力绳绑在走廊栏杆上，双手拉弹力绳进行肩胛骨强化训练，不同方向10个/组，10组/d。

7. 居家环境改造

(1)拆除卫生间门，改为拉帘式，方便轮椅进出。

(2)在门槛处加装斜坡，方便轮椅进出。

(刘　川)

第十三章

儿童周围神经病的作业治疗

周围神经病（peripheral neuropathy）是指周围神经的运动、感觉和／或自主神经元功能障碍和／或结构改变所致的一组疾病。按病因可分为机械损伤，遗传，营养代谢性疾病并发症，药物、毒物中毒，缺氧缺血，免疫介导，副肿瘤综合征等。本章以儿童常见的分娩性臂丛神经损伤和腓骨肌萎缩症为例，阐述儿童周围神经病的作业治疗。

第一节　分娩性臂丛神经损伤

一、概述

分娩性臂丛神经损伤（obstetric brachial plexus palsy，OBPP）又称产瘫，是指在分娩过中出现的臂丛神经损伤，主要表现为伤侧上肢功能障碍。多由于胎儿过大、臀位产或产道相对狭小等原因，在外力作用下造成新生儿头与肩部分离，或肩关节过度外展，导致臂丛神经受到牵拉性损伤。我国发病率为 0.1‰~6.3‰，无明显性别差异。80% 左右的儿童可恢复至正常或接近正常，永久性损伤的发生率为 3%~25%，影响上肢感觉、运动功能和日常生活的独立性。有研究证实，出生体重超过 4 公斤和母亲孕产时年龄较小可能与持续 1 年以上的残疾有关。

（一）临床类型

根据臂丛神经损伤部位以及临床表现可分为 5 型。

1. Ⅰ型（上干型）　属于上臂丛麻痹，是最常见的产伤类型（约占 48%）。常由 C_5~C_6 损伤导致。

2. Ⅱ型（中干型）　C_7 水平的神经纤维受累，极少单独出现，而是与上根和／或下根同时损伤。

3. Ⅲ型（下干型）　属于下臂丛麻痹，由下根（C_8~T_1）损伤引起。

4. Ⅳ型（全臂型）　C_5~T_1 所有神经均受累。

5. Ⅴ型（双侧型）　双侧臂丛受累，较为罕见。

（二）主要功能障碍特点

OBPP 的体征在出生后即明显，主要表现为深腱反射消失，Moro 反射不对称，主要功能障碍特点如下。

1. 上臂丛($C_5 \sim C_7$)麻痹 患侧上肢内收、内旋,肘伸展,前臂内旋,腕屈曲,手握拳。

2. 下臂丛($C_8 \sim T_1$)麻痹 患侧上肢外旋、肘弯曲、腕伸展。

3. 全臂型麻痹 患侧上肢和手松软地垂于体侧,肌张力低下、主动运动和感觉功能丧失。

二、作业评定

(一)作业技能评定

1. 运动功能评定

(1)肩关节功能评定:常用 Mallet 评分对肩部的 5 个基本动作(外展、外旋、手到颈项、手到脊柱、手到嘴)行量化评定。5 个动作满分为 15 分,分数越低说明肩关节活动度越差。

(2)肘关节功能评定:常用 Gibert 评分对肘关节功能进行分级。Ⅰ级:总分 0~1 分,预后差;Ⅱ级:2~3 分,预后一般;Ⅲ级:4~5 分,预后好。

(3)手功能评定:可选用 AI-Qatton 手运动功能评定量表对 OBPP 儿童的手功能进行评定(表 13-1)。

表 13-1 AI-Qatton 手运动功能评定量表

级别	描述	功能
0	废用手	完全无力、无功能的手指轻微活动、拇指无功能
1	差	仅存非常微弱的抓握能力
2	可	手指稍主动屈曲和/或伸展,拇指可稍微活动,但手内在肌阴性征(掌指关节过伸,指间关节屈曲)
3	良	症状同 2 级,但无但无手内在肌阴性症(内在肌平衡)
4	优	手指主动屈伸活动和拇指活动接近正常水平,伴有主动的手内在肌功能
5	正常	

2. 感觉功能评定 婴儿的感觉评定敏感度较差,可应用感觉分级(表 13-2)。

表 13-2 感觉分级量表

级别	反应
S0	对疼痛或其他刺激无反应
S1	对疼痛刺激有反应,但对触觉无反应
S2	对触觉无反应,对轻触觉无反应
S3	对刺激有适当的反应

(二)作业活动能力评定

1. 日常生活活动能力评定 常用儿童功能独立性评定量表(WeeFIM)进行评定。

2. 书写能力评定　通过查阅儿童的教育档案、评定课堂作业或家庭作业、校内观察、评定书写表现(字体可读性、书写速度、书写范畴、人体工程学因素)等步骤评定书写能力。

3. 游戏评定　通过对外在客观条件和游戏者自身情况进行简单评定,然后用游戏兴趣和游戏发育量表进行评定。

(三) 辅助器具和环境评定

OBPP 儿童常用的辅助器具包括肩背部支持带、夹板、系列石膏、手指套等,可根据功能障碍情况、舒适性等进行选择。同时,以家庭为中心的早期康复干预模式需要治疗师与家长共同探讨家庭康复计划及家居环境评定等问题。

三、作业治疗

1. 体位摆放　新生儿平均每日睡眠达 14 小时以上,体位变换少,常由体位不当导致臂丛神经损伤后水肿加重。为防止神经性水肿,促进功能恢复,可采取体位摆放:①将患肢置于外旋和水平外展 90°;②抬高患肢,以促进患肢血液和淋巴的回流;③注意患肢保暖以及保持患肢湿度。

2. 感觉和知觉功能训练　OBPP 儿童患肢感觉也受累,常由于缺乏感觉信息输入和主动运动体验,导致患侧忽略、习得性不用和发育性运用不能等问题。具体训练措施包括:使用患肢探索其他身体部位;早期进行患肢按摩、振动刺激和关节挤压;让患肢体验不同质地和温度变化的玩具;强化视觉输入,让患肢总是出现在儿童的视野之内;患侧手腕上系铃铛以鼓励婴儿在出现自发运动时能够看到手;患侧手掌或手腕贴小贴画等提醒视觉注意,防止患侧忽略。

3. 关节活动度训练　进行肩、肘、腕和指关节的全关节被动关节活动范围(passive range of motion,PROM)训练(伴有锁骨骨折者不可采用此方法);当儿童有自主运动后,即可通过辅助给予助力训练,之后可用色彩鲜艳的食品、玩具等引起儿童的参与兴趣,进行提高肩、肘、腕和手指关节活动度的主动训练。

4. 上肢与手的训练

(1)上肢运动功能训练

1)当患肢肌力达到 2~3 级时,可采用:①治疗师辅助下让儿童采取坐位或四点支撑位,双手支撑,强化患侧负荷,促进肌肉收缩;②儿童采取俯卧位,在胸前放一小滚筒支持,逐渐增加患肢负重,促进肌肉收缩。

2)当患肢肌力达到 3 级时,重点训练患肢主动运动,可采用:①俯卧位,双手支撑,头居中,诱导儿童做双上肢交替支撑运动;②俯卧位,双手支撑,用玩具或食物诱导儿童进行爬行运动。

3)当患肢肌力达到 3 级以上时,可进行抗阻运动。

(2)精细运动功能训练;①手抓放物品训练,包括捏皮球、堆积木、插木棍、套圈等;②手指分离运动控制训练,包括捡拾小玩具、珠子或豆子,并将其放入狭小开口容器内,以及剪纸、拧螺丝、拧瓶盖等;③拇指外展训练,包括被动放松内收肌群和主动收缩外展肌群。

5. 游戏训练　需根据儿童手功能和兴趣爱好设计相对应的游戏,包括钓鱼、绘画、涂鸦、黏土、打地鼠、虚拟实景游戏等。

6. ADL训练 通过对ADL活动进行动作分析,找到受限原因和程度,然后根据儿童情况制订ADL训练计划。训练内容包括进食、更衣、如厕、洗漱、个人卫生等方面,常用方法如下。

(1)正向连锁法:依照动作分析所需步骤,从第一步开始进行训练,完成第一步时再训练第二步,直到最后一步。

(2)反向连锁法:依照动作分析所需步骤,从最后一步开始进行训练,完成最后一步后再训练前一步,直到第一步。

(3)当儿童完成训练动作时,给予即时的奖励(强化物),以此来激发儿童主动参与的兴趣。

7. 改良的限制-诱导运动疗法(modified constraint-induced movement therapy,简称mCIMT) 近年来,mCIMT被广泛用于儿童偏瘫和臂丛神经损伤的康复治疗。根据儿童年龄、配合程度和对限制的耐受程度,对健侧上肢佩戴夹板或无指手套以限制其活动,每天1~3小时,诱导儿童使用患侧上肢进行功能性训练,并将获得的能力转移到作业活动和家庭ADL中。实施过程中,作业治疗师需要提醒或协助儿童避免躯干代偿,并可以结合双手作业以提高日常生活活动中患侧的功能性使用。

8. 双手协同训练 OBPP儿童的健侧手也处于不断发育中,可通过双手协同训练,利用健侧手带动患侧手发育,同时促进双手共同操作能力的提高。

9. 辅助技术

(1)肩背部支持带:C_5~C_6损伤的儿童常累及菱形肌和前锯肌,导致肩胛骨不稳定,需要使用外部支持带以维持肩关节运动时身体其他部分的对线,建立肩关节周围的对称性。

(2)夹板和系列石膏:用于腕关节过度屈曲、伸展变形时,可通过改善肘关节和腕关节对线,更好地促进肩关节周围肌肉的使用。肘关节挛缩儿童采用系列石膏管型时,推荐轻便材料,应缓慢进行,每周或每2周更换1次,每次伸展10°~15°,以免因更换过快引起肌纤维微撕裂而导致反跳效应,以及过度牵拉引起的肌肉痉挛和疼痛。

(3)肌内效贴:肌内效贴(kinesio taping,KT)的主要临床作用机制是提升贴附部位的循环能力、减轻软组织肿胀及疼痛、增加感觉输入,促进肌肉等软组织功能,提高机体运动能力。对全臂损伤中后期或术后的儿童,为了稳定肩关节和改善局部循环可用灯笼形贴布,对前臂和手腕部的贴扎可采用爪形贴布。

10. 家庭康复指导 家庭康复指导方案包括:①教会家长在家中给儿童进行肢体全关节的被动运动,注意睡觉时的良肢位摆放等;②对于使用辅具的儿童,指导家长正确使用辅具;③教会家长在日常生活中为儿童进行ADL训练;④强调主动参与、与游戏结合的原则(游泳、篮球运动、推独轮手推车、攀爬运动等);⑤注重儿童身心发育。

(杨 彪)

第二节　腓骨肌萎缩症

一、概述

腓骨肌萎缩症(Charcot-Marie-Tooth disease,CMT),又称遗传性运动感觉神经病(hereditary motor and sensory neuropathy,HMSN),是一组具有高度临床和遗传异质性的周围神经单基因遗传病,临床主要特征是四肢远端进行性肌无力、萎缩,后期伴有感觉和自主神经症状。本病于1886年首次由法国学者Charcot、Marie及英国学者Tooth分别系统描述报道,是最为常见的遗传性周围神经病。本病发病率为(17~40)/10万,男女患者比例(2~5):1。腓骨肌萎缩症常影响上肢,特别是双手内在肌,约75%的腓骨肌萎缩症患儿手部轻至中度受累,有些儿童耐力和感觉也会受损,存在手部功能下降的约占60%。

（一）分型

1. 腓骨肌萎缩症1型(CMT1)　以脱髓鞘病变为主型,约占2/3,临床上以进行性发展的肢体远端肌肉无力、萎缩伴足畸形为主要症状。多数儿童10岁前起病,其中少部分1岁内甚至出生后起病。早期症状从双下肢远端开始,表现为双下肢无力行走及跑步渐感困难,肌肉萎缩常由腓伸趾总肌及足部小肌肉开始,然后胫前肌萎缩,渐向上发展。数年后可累及手部及前臂肌肉,鱼际肌、小鱼际肌萎缩,手指不能伸直;精细动作难以完成,如书写困难。

2. 腓骨肌萎缩症2型(CMT2)　以轴索病变为主型,约占22%,发病较晚,以显性遗传为主,约2/3病例在10岁后发病。进展较慢,肌肉萎缩和无力较CMT1轻,且感觉障碍不如CMT1明显。国外报道早发的CMT2儿童,常染色体隐性遗传,在5岁前发病,病情进展较迅速,部分儿童可在10岁以后膝和肘以下几乎完全瘫痪。

3. Dejerine-Sottas综合征　遗传方式可以是显性、隐性或散发性,与*PMP22*、*MPZ EGR2*基因的突变或缺失有关。表现为婴儿期起病的上下肢无力和感觉丧失,较其他CMT类型更为严重。

4. CMTX　约占16%,其中绝大多数为CMTX1(*Cx32*突变)型。与CMT1类似,远端无力引起的症状开始于儿童期,手部肌无力和萎缩以及感觉障碍更明显,女性携带者可以无症状且比男性起病晚、症状轻。

（二）主要功能障碍

1. 运动障碍　可见对称性下肢远端肌无力,跑步行走困难,自腓骨肌、伸趾总肌开始出现肌萎缩并逐渐向上发展,一般不超过大腿下1/3,界限较为分明,典型者呈"鹤腿"样改变。10%~20%的儿童由于椎旁肌肉无力出现脊柱侧凸或前凸畸形。上肢肌肉萎缩程度较轻,后期可见腕部、指间肌肉萎缩,出现爪形手。

2. 感觉障碍　感觉障碍常在肌萎缩之后发生。呈手套、袜套样分布的痛觉减弱、深浅感觉障碍,上述症状以下肢为重,常有疼痛、麻木、肢端不温、少汗或发绀,寒冷刺激可使病情加重。

3. 反射异常 早期可见踝反射减弱或消失,膝反射及四肢其他反射改变发生较晚或不受影响。脑神经及括约肌功能不受影响,智力多数处于正常范围。

二、作业评定

(一) 作业技能评定

1. 肢体围度测量 通常用软尺测量前臂最小围度和最大围度、上臂围度。可将前后多次同部位的测量进行比对,判断肢体有无肌肉萎缩。

2. 上肢及手的运动功能 包括:①关节活动度评定;②肌力评定:可采用徒手肌力测试;③手操作能力评定:可选用 Carrol 手功能试验量表,该量表将日常生活活动相关的上肢动作分为 6 大类,Ⅰ~Ⅳ类主要评定手的抓握和对捏功能,Ⅴ、Ⅵ类主要检查整个上肢的功能和协调性。

3. 感觉评定 由于周围神经受损,CMT 儿童会出现四肢末梢型感觉障碍,感觉评定包括浅感觉、深感觉和复合感觉评定。

4. 功能障碍评定 国际通用腓骨肌萎缩症神经病变评分(Charcot-Marie-Tooth neuropathy score,CMTNS)可作为 CMT 患者功能障碍评定方法,适用于成人及 10 岁以上的青少年。用于年龄较小儿童时,常因神经电生理异常而导致得分与实际病情不符,故敏感度有限。根据儿童的 CMTNS 得分情况,将病情分为轻度(≤10 分)、中度(11~20 分)和重度(≥21 分),可将此量表作为制订治疗方案的依据。

(二) 作业表现评定

1. 日常生活活动能力评定 CMT 儿童的日常生活活动能力可受到不同程度的影响,目前可以使用婴儿 - 初中生社会生活能力量表进行评定。此量表的回答人可以是儿童的家长,也可以其照料者,包括老师。量表由 132 项内容构成,分为独立生活(SH)、运动(L)、作业操作(O)、交往(C)、参加集体活动(S)、自我管理(SD)6 个领域。

2. 书写评定 评定书写问题时,要综合考虑书写表现、书写的基本能力及个人背景、环境因素等多方面。

3. 生活质量评定 可采用儿童青少年生活质量量表(quality of life scale for children and adolescent,QLSCA)。此量表以学习生活为核心,涵盖生理、心理、社会功能及生活环境等方面,适用于 7~18 岁中小学生,是一种多维度生活质量自评量表。

(三) 辅助器具和环境评定

根据儿童的功能障碍特点和家居环境情况进行辅助器具和环境评定,为辅助器具的应用以及家居环境改造提供依据。如存在上肢严重受累时,需评定是否需使用手部矫形器;为预防和治疗脊柱侧弯,需评定是否需使用脊柱矫形器等。

三、作业治疗

本病目前尚无特效疗法,但多不影响寿命。临床采用支持、对症治疗可取得一定效果,但不能阻止长远功能损害。CMT 的作业治疗主要通过功能训练及提供各种辅助器具加强和改善 CMT 儿童的各种能力。

(一) 增强肌力及耐力

轻度至中度的有氧运动锻炼对 CMT 儿童安全有效,可增强受累肌肉的力量及耐力,防止关节挛缩,改善运动功能及心肺功能。但需注意避免高强度的训练。

(二) 改善日常生活活动能力

CMT 儿童常因手内在肌无力而影响操作能力和互动性,选择 ADL 操作时需要考虑儿童的学习能力、完成复杂任务的安全性、疼痛、疲劳、完成任务所需时间、儿童对自身操作的满意度等。

在治疗过程中,还需考虑看护者如何通过改良社交性环境、物理性环境或改变 ADL 需求来主动支持儿童的 ADL 参与。学会在家庭中与儿童一起"工作"的策略,根据儿童功能受限程度和家庭条件等,围绕日常生活活动范围制订训练程序,主要包括进食、洗漱、转移、上厕所、更衣等活动的技巧和方法。常用于辅助 ADL 训练的辅具包括医疗床、便椅、轮椅和其他助行器、手提式淋浴器、浴盆长凳、抓握棒、升高的坐便器等。

(三) 提高儿童游戏参与能力

由于疾病和心理社会因素的影响,CMT 儿童参与社区、幼儿园和学校活动的机会往往受限,与同龄伙伴们的游戏活动减少,不利于儿童的技能发展和心理成长。作业治疗师需根据儿童体能和功能受限程度,提供游戏活动支持和心理支持,增加儿童的参与机会和成功经历。游戏中适当掌握活动强度,避免过度疲劳性无力和锻炼导致的肌肉损伤,以免加重肌膜不稳定、诱发肌肉抽筋(muscle cramping),使病情恶化。

(四) 促进学业活动的作业治疗方法

1. 入学前准备

(1)思想准备:教给儿童正确认识自身体能和功能状况,解除焦虑和抵触情绪,建立上学的自信心,激发儿童上学的兴趣。

(2)了解学校生活方面的准备:让儿童熟悉校园环境,清楚教室、卫生间、垃圾箱等的位置,了解操场上活动器材的功能及使用方法等,了解校园生活的内容、形式等,让儿童对学习环境不感到陌生。

(3)心理素质方面的准备:要让儿童学会合作、包容、分享、平等沟通和信任,以乐观的态度对待学习和学校,鼓励儿童与他人相处。

(4)学习潜能和生活能力准备:使儿童掌握正确的握笔姿势、基本的阅读技能、良好的学习习惯、学会听教师讲课、集中注意力等入学前必备技能,让儿童能够独立准备学习用品和生活用具,进行上下学路上和校园内安全教育,指导儿童如何注意车辆、陌生人、同伴游戏中的安全问题等。

2. 提高儿童在学校的参与度 为 CMT 儿童适配辅助器具,帮助其更好地参与学校的学习生活。例如为抓握能力减弱的 CMT 儿童选择可自动弹开的剪刀,完成手工课的任务;在班级为儿童选择方便出入的座位,对于需要乘坐轮椅的儿童要保证座位的空间可容轮椅自由出入;班级位置尽量安排在与卫生间同一楼层,卫生间内设有坐便马桶,马桶周围配有无障碍设施(扶手、防滑地垫等)。

3. 培训学校教师 进行健康宣教,帮助学校老师及学生了解该类儿童的障碍特点,增加他们对该类儿童的接受度等。

(五) 环境改造及辅助器具的应用

1. 环境改造 根据儿童障碍特点结合家居环境、社区环境以及学校环境进行适宜的环境改造,最大限度地为儿童提供支持。

2. 辅助器具的应用　鞋托、矫形鞋和辅助设备能够防止畸形进展并改善行走能力。手部支撑矫形器用于上肢严重受累的儿童；躯干矫形器可用于预防和治疗脊柱侧弯，疾病的后期需使用电动轮椅及坐姿矫正椅。

（六）家庭康复训练方案

CMT 儿童的康复是一个漫长的过程，康复治疗的效果和预后在很大程度上取决于家长的努力和坚持。在医院的康复时间非常有限，家长要注重家庭康复训练的重要性。医生和治疗师应与家长共同制订 CMT 儿童的家庭康复训练计划，将康复训练融入日常生活中，如在家中通过做家务训练上肢拿取及手的精细功能，在学习和游戏中有意识地锻炼手部肌力和耐力等。家庭康复一定要根据儿童的年龄和体质，避免使用粗暴的手法，应在轻松愉快的环境下进行家庭干预。

（杨　彪）

第十四章

儿童运动损伤及肌肉骨骼系统疾病的作业治疗

生长发育期的儿童肌肉骨骼系统发育尚不成熟，其因各类原因引起的肌肉骨骼系统疾病的临床表现、治疗方法都与成人不同。肌肉骨骼系统疾病及损伤的发生，导致儿童身体正常结构改变，运动、感觉等功能受限，影响了正常的日常生活活动及学业活动。本章介绍先天性多关节挛缩、幼年特发性关节炎及儿童运动损伤的作业评定及治疗方法。

第一节　儿童运动损伤

一、概述

运动损伤是指在进行身体活动或运动锻炼中所造成的伤害。儿童及青少年阶段是生长发育的关键时期，参加体育和娱乐活动是儿童保持健康、积极生活方式的重要组成部分，然而由此造成的损伤却时有发生，每年有大约 1/10 的儿童出现运动损伤。常见的运动损伤包括软组织损伤，关节、韧带和膝半月板损伤，骨组织损伤，关节稳定结构损伤，神经组织损伤以及其他器官损伤。

儿童运动损伤早期功能障碍表现为肿胀、疼痛、炎性表现等，恢复期功能障碍表现为运动功能障碍、感觉功能障碍、日常生活活动能力受限等，作业治疗针对儿童运动损伤的功能障碍特点，对其进行系统评定、制订康复目标、设计治疗方案并实施，帮助儿童尽早恢复功能，回归学校及社会生活。

二、作业评定

儿童运动损伤的作业评定以儿童的作业需求为前提，评定儿童的身体结构、作业技能与作业表现，并对其所在的家居、社区、学校环境进行评定。

（一）一般情况及作业需求评定

1. 了解运动损伤儿童的一般情况　临床治疗情况、既往史、职业和生活史、社会/家族史；疼痛的部位、性质等；观察患处皮肤的颜色、温度、湿度等。

2. 明确儿童及家长的作业需求　选择加拿大作业表现测量量表进行评定。

（二）身体结构评定

运动损伤儿童身体结构评定主要为测量肢体长度及围度。

1. 肢体长度测量　对儿童的健侧肢体和患侧肢体分别进行测量,并对双侧肢体长度进行比较,测量工具可选择软尺,不同部位的具体测量方法见人民卫生出版社《康复功能评定学》(第 3 版)。

2. 肢体围度测量　对健侧肢体及患侧肢体分别测量,进行对比。测量时,嘱儿童放松被测肢体的肌肉,将软尺环绕肢体 1 周,以软尺在皮肤上可轻微移动为宜。测量时需要注意,软尺的放置应与肢体纵轴垂直,两侧肢体需要采取相同的位置测量对比,如上肢可选尺骨鹰嘴上 5cm。

(三) 作业技能评定

1. 上肢、手部关节活动度评定　包括主动关节活动度和被动关节活动度测量。

儿童发生上肢、手部软组织损伤急性期过后,很大概率会出现肌腱粘连、缺血性挛缩、关节周围炎等,从而导致关节活动受限。应用关节量角器测量肩关节、肘关节、前臂、腕关节及腕掌关节,各掌指关节、指间关节活动范围。对于多个关节问题,可采用总主动活动度(total active motion,TAM)进行评定,手的总活动度 = 各关节屈曲度之和 – 各关节伸直受限度之和。

2. 肌力评定　包括受累上肢肩关节、肘关节周围肌群肌力、握力及捏力评定。

(1)患侧上肢肩关节、肘关节周围肌群肌力评定:应用手法肌力测定(manual muscle testing,MMT)进行评定,并与健侧上肢进行对比。

(2)握力评定:用握力计评定,评定时上肢在体侧自然下垂,握力计表面向外,将把手握至适当宽度,嘱儿童用力握,测试 2~3 次,取最大的数值,正常值一般为体重的 50%。

(3)捏力评定:用捏力器评定,评定时嘱儿童用拇指与其他手指相对,分别进行两指捏、侧捏及三指捏,正常值为握力的 30%。

3. 疼痛评定　儿童运动损伤在急性期和恢复期均需进行疼痛评定,了解疼痛发生的原因、部位、性质、程度、持续时间、加重或缓解因素、与活动是否相关等。疼痛评定为主观评定,不同年龄的儿童感知觉、语言理解及表达能力不同,选择的疼痛评定方法也不同。

(1)学龄前儿童可选择直观、带有图片、更易理解的评定方法。常用的有修订版 Wong-Baker 面部表情疼痛评估法(Wong-Baker face pain rating scale,FRS-R)、Hester 扑克牌评分法(poker chip scale)、指距评分法或评定者结合儿童的反应进行疼痛评定。

1)Wong-Baker 面部表情量表:该方法采用 6 种面部表情,从微笑到疼痛,对应分值为 0 分、2 分、4 分、6 分、8 分、10 分(图 14-1)。向儿童解释每种表情代表的意义,引导儿童指出哪张图片能代表疼痛的程度。

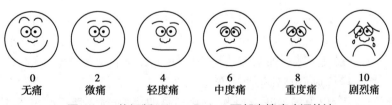

| 0 | 2 | 4 | 6 | 8 | 10 |
| 无痛 | 微痛 | 轻度痛 | 中度痛 | 重度痛 | 剧烈痛 |

图 14-1　修订版 Wong-Baker 面部表情疼痛评估法

2)Hester 扑克牌评分法:4 张纸牌摆在儿童面前,第 1 张到第 4 张(1~4 分)分别代表

"痛一点点""痛多一点""更痛""最痛",让儿童挑选出 1 张最能描述自己所承受疼痛程度的纸牌,记录相应的分数。

(2)学龄期儿童的感知觉、语言等功能发育逐渐健全,可选择视觉模拟评分(visual analogue scale,VAS)和数字评分法(numeric rating scale,NRS)进行评定。

4. 感觉评定　包括痛觉、触觉、温度觉、两点辨别觉和振动觉评定。可选择两点辨别试验、Moberg 拾物试验及感觉功能恢复等级进行评定。

5. 手操作能力评定　上肢、手部运动损伤儿童在恢复期需要评定其手操作能力,作业治疗师可根据儿童功能障碍特点选择合适的评定方法,如 Jebesen 手功能评定、九孔插板试验、Carroll 手功能评定等。

(四)作业活动表现评定

儿童运动损伤无论损伤部位是上肢、下肢或躯干,造成的功能障碍都会不同程度影响儿童的日常生活活动、学业活动及休闲娱乐活动能力。

1. 日常生活活动能力评定　可以选择儿童功能独立性评定量表(WeeFIM)进行评定。

2. 学业活动能力评定　需对儿童的握笔姿势、书写速度及字迹等进行评定。

(五)环境及辅助器具评定

对运动损伤儿童家居环境及学校环境实地考察,结合儿童的辅助器具配置评定现有的环境是否方便儿童活动,根据评定结果对家庭及学校给予指导。

三、作业治疗

(一)作业治疗目标与原则

1. 目标　儿童运动损伤的作业治疗是根据损伤的部位、程度、时间等因素,提供上肢与手功能训练、辅助器具的应用、日常生活活动能力训练等,以提高儿童功能水平、提高活动能力及参与度,最终能够回归正常的社会生活及学习生活。

2. 原则　儿童运动损伤早期的治疗原则以消除水肿、止痛、固定、预防畸形为主;恢复期的治疗原则为提高上肢与手的肌力、提高手功能、提高日常生活活动能力,帮助其顺利回归学校及社会。

(二)作业治疗方法

根据儿童运动损伤的时间、程度、功能障碍特点等开展作业治疗,包括早期处理、矫形器等辅助器具的应用、上肢及手功能训练、感觉功能训练、日常生活活动能力训练等。

1. 早期的作业治疗方法

(1)骨损伤的早期(0~6 周)作业治疗方法

1)早期处理。①减轻水肿:抬高肢体,肢体远端高于近端,近端尽可能高于心脏水平;向心性按摩。②未受累部位应尽早开始主动运动,维持各运动轴的关节活动范围和周围各肌群的肌肉力量。③缓解疼痛:除局部消炎止痛外,可以通过分散注意力的方法缓解疼痛,常用观看动画片、与家庭成员游戏互动等方式。

2)矫形器的应用(以上肢及手部骨折为例)。①肱骨颈和肱骨干中段骨折:可应用筒状矫形器,上端包裹住肩峰,下端后方至尺骨鹰嘴下方,肘窝和腋窝部位稍短;并鼓励儿童尽早开始肘部活动。②肘部骨折可用肘关节屈曲静止型矫形器辅助外固定,从背后侧固定肘关节于90°。③桡尺骨下端骨折：可应用腕部矫形器固定腕关节，对于没有移位的骨折，腕关节固定于功能位，有移位的屈曲型骨折，腕关节固定于背伸位。④舟骨骨折：固定腕关节于中立位并桡偏10°，固定拇指腕掌关节和第一掌指关节于对掌位，允许指间关节自由活动。⑤掌骨骨折：掌骨颈骨折应将腕关节固定于功能位；第一掌骨骨折应固定手掌部及第一掌指关节；第二掌骨骨干骨折应固定第一和第二掌指关节。⑥指骨骨折：近节指骨骨折应固定掌指关节于屈曲位45°、指间关节屈曲90°；中节指骨骨折应固定近端指间关节伸直位、远端指间关节屈曲位30°；远节指骨骨折时，近端指间关节及远端指间关节均伸直位固定。

3）日常生活活动能力训练：损伤早期需在保护制动的基础上，指导儿童适度自理活动，指导家长辅助其完成日常生活活动。对于单侧上肢骨损伤的儿童，教会儿童一些使用单手的技巧，或应用辅助器具，例如利用水龙头拧干毛巾、单手挤牙膏等。对于利手损伤的儿童，鼓励其进行暂时的利手转换，用非利手进食、刷牙等。对于下肢骨损伤的儿童，应指导其正确使用助行器；在受累下肢得到保护支持的情况下，鼓励大龄儿童独立进行转移活动，例如轮椅与床之间的转移等。

（2）软组织损伤的早期作业治疗

1）早期处理：可参照"PRICE"的原则进行早期处理。①"P"保护（protection）：使用弹力绷带、辅具等固定损伤部位，避免二次损伤；②"R"休息（rest）：局部制动、固定以利于局部休息，避免刺激受伤部位及牵拉未愈合的组织；③"I"冰敷（ice）：在损伤后48小时内，局部冰敷12~15分钟，有镇痛、防治出血和渗出的作用；④"C"加压（compression）：早期用弹力绷带加压包扎；⑤"E"抬高（elevation）：抬高患部以利于局部血液和淋巴循环，减轻水肿。

2）日常生活活动能力训练：软组织损伤儿童日常生活活动能力训练参照骨损伤的早期训练方法。

2. 恢复期的作业治疗方法

（1）上肢与手功能训练

1）被动运动。包括向心性按摩和软组织牵伸。①向心性按摩：患肢抬高位，从肢体远端向近端用力反复按压局部肢体，促进淋巴和血液循环，促进水肿吸收；②软组织牵伸：包括手内肌牵伸：将指间关节维持屈曲位，轻柔缓慢地将掌指关节牵伸至伸直位；指屈肌牵伸：将指间关节、掌指关节均维持在伸直位，缓慢轻柔牵伸腕关节至患者的前臂掌侧有牵伸感为止；指伸肌牵伸：将指间关节、掌指关节均维持在屈曲位，缓慢轻柔地被动屈曲腕关节，直至患者感受到前臂背侧有牵伸为止；牵伸拇指指蹼：左右拇指交叉，插入虎口，健手用力按压患侧虎口。

2）主动运动。包括维持和增加关节活动范围、肌腱滑动训练、增强肌力训练及手的精细协调能力训练。①维持和增加关节活动范围训练：通过选择儿童感兴趣的治疗性作业活动训练其肩关节屈、伸、内收、外展、内旋、外旋，肘关节的屈、伸，腕关节掌屈、背伸，前臂旋前、旋后，手部各掌指关节及指间关节的活动范围。例如：手持羽毛球拍击打悬挂于高处的羽毛球，训练肩关节活动；②肌腱滑动训练：包括单独指屈浅肌腱滑动练习、单独指屈深肌腱滑动练习、勾拳练习、直角握拳练习、复合握拳练习；③增强肌力练习：可选用橡皮泥、变形球、弹力治疗带、弹簧夹等进行上肢及手部的抗阻训练，增加肌肉力量及肌肉耐力；④手的精细协调能力训练:可选择9孔插板游戏、串珠子、翻绳花、拧螺丝等游戏活动。

(2)感觉功能训练:儿童运动损伤累及周围神经,导致感觉功能障碍,可选择感觉再教育及脱敏治疗。①感觉再教育是训练大脑对感觉的再学习、再认识过程,具体训练方法包括安全教育、保护觉训练、触觉训练;②脱敏技术主要通过反复、系统的训练,提高患儿感觉阈值,从而达到降低异常感觉敏感程度的目的。在训练前首先对患儿进行宣教,一般常用不同材质在敏感区摩擦,逐渐增加刺激量,以此令儿童适应各类材质的刺激。

(3)日常生活活动能力训练:恢复期日常生活活动能力训练的重点为教会儿童正确使用患肢,以完成自理活动。例如下肢运动损伤,拆除石膏后,鼓励儿童进行行走、转移、上下楼梯等活动;上肢运动损伤,移除固定后,鼓励儿童克服心理障碍,尽早使用患肢参与自理活动,如穿衣、洗漱等。

(4)书写技能训练:利手损伤的儿童在固定去除后,在手功能训练的基础上,应着重对其书写进行训练,令儿童尽快恢复书写技能,以完成学业任务。

(5)辅助器具的应用:上肢运动损伤儿童可应用进食类、梳洗修饰类、穿衣类等辅助器具;下肢及躯干运动损伤儿童可选择长柄穿鞋器、洗澡刷、沐浴防滑椅等,帮助其完成自理活动。

(孙瑞雪)

第二节　先天性多关节挛缩

一、概述

(一) 定义

先天性多关节挛缩(arthrogryposis multiplex congenita,AMC)是一种由肌肉、关节囊及韧带异常纤维化引起、以2个或多个身体部位的关节挛缩为特征的先天性综合征。先天性多关节挛缩不是一个特定的诊断,而是300多种不同疾病的特征性临床表现。在活产新生儿中,先天性多关节挛缩的总患病率约为1/3 000。

(二) 功能障碍特点

大多数AMC儿童表现为所有关节均受累,以四肢关节受累比较常见,关节的挛缩畸形影响功能活动,主要功能障碍特点如下。

1. 身体结构改变　典型表现为肢体远端关节挛缩,伴有内脏及头面部畸形。在儿童出生后,即可发现四肢关节对称性僵直,多僵直在屈曲位,也可僵直在伸直位,关节活动范围受限,关节囊及其周围组织挛缩,跨过关节的皮肤常伴有蹼状改变。上肢关节挛缩在屈曲位时,肩关节常常表现为内旋,肘关节屈曲或伸直伴有前臂旋前,腕关节挛缩呈掌屈、尺偏,拇指内收、屈曲贴近手掌,其余四指屈曲呈握拳状,也可导致桡骨头脱位。下肢受累时,最常累及膝关节及踝关节,可表现为:髋关节屈曲、外旋、外展,或者屈曲、内收式挛缩伴脱位。膝关节屈曲或伸直,足跖屈内翻畸形,足趾屈曲挛缩。

2. 运动功能障碍　存在翻身、独立坐、步行、上下楼梯、从床上转移到椅子等障碍。手和上肢运动方面存在不能抬高上肢,不会伸出手臂取物品,不能用手握住、二指捏、三指捏物品,不能双侧手配合操作物品等。

3. **疼痛**　AMC 儿童的关节挛缩畸形,肌肉发育不良,不恰当的运动方式和照顾者的方法不当等均可以引起儿童疼痛。

4. **感觉障碍**　主要表现为触觉、关节运动觉障碍,部分合并有其他疾病的儿童伴随视觉与听觉等障碍。

5. **心理社会功能障碍**　AMC 儿童常合并多个系统的疾病,导致其参与社会活动受限,影响到儿童的身心发展。

6. **认知障碍**　某些类型的 AMC 儿童存在认知障碍。

7. **日常生活活动能力受限**　AMC 儿童因关节活动受限、疼痛等问题严重影响了日常生活活动能力,主要表现为进食、更衣、移动、如厕、洗漱等基本自理活动受限,以及社区移动、购物、使用电话等工具性日常生活活动受限。

8. **学业活动受限**　AMC 儿童手与上肢关节挛缩导致握笔困难,书写活动受限,下肢关节挛缩导致移动受限等影响了儿童学业活动。

二、作业评定

了解儿童及其家庭的作业需求,掌握基本情况,对 AMC 儿童作业技能、作业活动表现以及环境进行评定。

（一）基本情况评定

通过访谈法了解儿童的发育史、现病史,主要照顾者、家长的养育态度,家庭、社区和学校的情况等。可选择 COPM 量表了解 AMC 儿童及其家庭的作业需求。

（二）作业技能评定

1. **运动功能评定**　包括关节活动度评定、肌力评定、手操作能力评定。

（1）关节活动度评定:通过对受累关节活动度测量了解关节活动受限的范围、程度,判断是否需要佩戴矫形器。

（2）肌力评定:可选择徒手肌力检查法、握力及捏力测试。

（3）手操作能力评定:常用评定方法包括 Jebesen 手功能评定、九孔插板试验、Carroll 手功能评定等,6 岁以下儿童可选择 Peabody 精细运动发育评定量表。

2. **感觉评定**　评定儿童的触觉、痛觉、温度觉、运动觉等。可通过 Semmes-Weinstein 单丝感觉检查法评定触觉。疼痛具有高度主观性,儿童认知、语言表达等能力不同,评定有一定的难度,可选择 Wong-Baker 面部表情量表对婴儿或者不能用语言交流的儿童进行评定。

3. **认知功能评定**　伴有神经系统疾病、染色体疾病的儿童,可采用韦氏儿童智力量表评定。

（三）作业活动表现评定

1. **日常生活活动能力的评定**　常用评定方法包括儿童功能独立性测量（WeeFIM）及儿童生活功能量表（PEDI）。

2. **游戏活动评定**　选择与儿童年龄相符的游戏,观察其在游戏中的表现,分析影响儿童完成游戏活动的因素,包括儿童自身因素、环境因素以及游戏活动本身。可选择儿童生活功能量表(PEDI)中游戏类目的评定内容和象征性游戏测试进行游戏评定。

3. 学业活动评定　重点评定儿童的书写活动,包括握笔能力、书写速度及书写质量等。如儿童书写能力尚可,但学习成就低下,可用学生学习障碍筛查量表评定。

(四) 环境评定

针对 AMC 儿童的环境评定包括居住环境、学校环境以及社区环境的评定。

1. 家居环境　通过访谈、家长提供视频或实地考察评定 AMC 儿童的家居环境,评定儿童在家中获得与操作物品的可及性。对于下肢关节挛缩严重导致不能行走需要乘坐轮椅的儿童,需评定门口的宽度、有无门槛、洗手盆的高度、各个房间的空间是否满足轮椅转动等。

2. 学校环境　通过访谈了解儿童教室所在楼层、学校是否有电梯、卫生间的位置等,通过实地考察评定通道的宽度、楼梯扶手高度、儿童桌椅高度及宽度等物理环境评定。通过与老师及家长交谈,了解老师、同学对 AMC 儿童的了解及态度等。

3. 社区环境　评定是否有无障碍出入口、轮椅坡道是否符合无障碍要求、有无轮椅坐席等。

三、作业治疗

(一) 作业治疗目标和原则

1. 目标　预防或改善畸形、增强肌肉力量、提高手操作能力,防止出现失用性肌萎缩和误用综合征;提高日常生活活动能力、社会参与能力、调整儿童心理状态,提高生活质量。

2. 原则　AMC 儿童尽早开始作业治疗,增加儿童的主动参与,着重对儿童在日常生活、学习活动中存在的障碍表现进行治疗。正确佩戴矫形器具,使用辅助器具提高日常生活活动及学业活动。

(二) 治疗方法

1. 缓解疼痛

(1)转移注意力:用语言引导儿童放松心情,听舒缓的音乐、与儿童做其喜欢的游戏等。

(2)关节保护:通过调整身体的姿势,减轻受累关节负荷,缓解疼痛。

(3)根据儿童疼痛程度调整治疗活动的时间与强度。

2. 上肢及手功能训练

(1)应用矫形器:根据治疗部位和治疗目的选择矫形器。早期强化康复效果需要在夜间利用静止型矫形器来预防或改善关节畸形,在白天使用矫形器牵伸关节保证关节活动功能,从而促进日常功能的发展。

(2)上肢运动功能训练:基于儿童的兴趣爱好,选择增加上肢关节活动范围及肌肉力量的治疗性作业活动,例如嘱儿童向身体周围的各个方向投球(根据儿童的功能水平选择不同大小重量的球,如篮球、皮球等),VR 游戏等。

(3)手功能训练:①感觉训练:对于伴随感觉障碍的儿童对其进行感觉训练,包括感觉再教育、感觉抑制法(脱敏技术)。包括手指分离运动训练,包括剪纸、折纸。②手操作能力训练:包括粗大抓握训练、精细抓握训练及手指协调性训练。

3. 提高日常生活活动能力训练　旨在通过反复练习及辅助器具的应用提高儿童的日

常生活活动能力,提高儿童的独立性。

(1)穿、脱衣裤训练:根据儿童的受限程度,选择适合的训练方法。

1)穿脱衣训练:选择宽松的衣物练习,可应用穿衣棒、系扣器、拉锁环等辅具帮助其完成穿脱衣活动。

2)穿脱裤子:根据儿童障碍特点选择不同体位(仰卧位、坐位、立位)穿脱裤子训练,选择裤腿宽松,腰部为无扣弹力带的裤子。

(2)进食训练:使用适合的餐具,增加进食的效率。包括选用加长或加粗手柄的勺子或刀、叉,或在餐具的手柄部位缠绕增加摩擦的绷带,有助于儿童抓握餐具以进食。

(3)洗漱训练:通过辅助器具的应用及调整活动促进儿童独立完成洗漱活动。例如使用加粗柄的牙刷或者电动牙刷清洁牙齿,选择坐洗澡椅、按压式的沐浴露或洗发水进行沐浴。

(4)转移活动的训练:转移可以使儿童获得最大的功能独立,应积极鼓励儿童主动练习。有辅助步行能力的儿童可选择助行架、杖类等助行器帮助移动。下肢挛缩严重的儿童可选择轮椅在室内外移动,借助转移板完成床椅转移。

4. 促进学业活动 重点提高儿童书写能力,包括书写技能训练及辅助器具的应用。书写技能训练方法详见第三章第六节内容。可为 AMC 儿童选配合适的握笔器,对于挛缩严重丧失抓握能力的儿童可将笔固定在矫形器上,或用电子产品代替书写。

5. 环境改造 通过干预环境,提高儿童生活质量,增加儿童生活的安全性和独立性。居住环境可将通道加宽,铺设防滑路面,增加卫生间的安全设备等。学校环境的调整,作业治疗师可协调民政部门及教育部门对学校进行无障碍设施改造。详见第三章第十一节。

(朱 琳)

第三节 幼年特发性关节炎

一、概述

(一) 定义与分型

幼年特发性关节炎(juvenile idiopathic arthritis,JIA)是儿童时期常见的风湿性疾病,以慢性关节滑膜炎为主要特征,并伴有全身多脏器功能损害,亦是造成儿童时期残疾和失明的重要病因。根据 2022 年中华医学会风湿病学分会制定的《幼年特发性关节炎诊疗规范》,目前主要采用国际风湿病联盟(international league of associations for rheumatology,ILAR)或儿童风湿病国际试验组织(pediatric rheumatology international trials organization,PRINTO)制定的定义和分型标准(表 14-1)。

表 14-1　2001 年 ILAR 及 2019 年 PRINTO 提出的 JIA 的定义与分型

项目	2001 年 ILAR 标准	2019 年 PRINTO 标准
定义	一种原因不明的关节炎,发生在 16 岁前,关节炎持续时间至少为 6 周;排除其他已知病因	一种炎症疾病,发生在 18 岁前,炎症持续时间至少 6 周(必须满足 JIA 分类标准中的 1 项);排除其他已知病因
分型	(1)全身型 JIA	(1)全身型 JIA
	(2)少关节型 IA	(2)RF 阳性 JIA
	(3)RF 阳性多关节型 JIA	(3)附着点炎 / 脊柱关节炎相关 JIA
	(4)RF 阴性多关节型 JIA	(4)早发性 ANA 阳性 JIA
	(5)银屑病关节炎	(5)其他 JIA
	(6)附着点炎相关关节炎	(6)未分类 JIA
	(7)未分化关节炎	

注:RF 为类风湿因子;ANA 为抗核抗体。

(二) 主要功能障碍

1. 身体结构影响　JIA 主要累及关节及周围软组织,发生肿胀、畸形、挛缩、强直等结构变化。JIA 可伴有关节外全身各组织、器官的受累,如全身型 JIA 可伴有短暂、不固定的红斑样皮疹,全身淋巴结的肿大,肝脾大,浆膜炎等;少关节型 JIA 可发生慢性虹膜睫状体炎;银屑病性 JIA 可出现皮肤红斑和银白色鳞屑,指 / 趾甲凹陷或脱离。其他身体功能障碍有胸膜炎、心包炎等肺部、心脏受累的儿童可出现心肺功能障碍;有虹膜睫状体炎的儿童可出现视力障碍,甚至失明等。

2. 疼痛　关节、肌肉、肌肉附着点疼痛和压痛常为 JIA 儿童的主诉之一,也有小部分儿童无关节疼痛而仅有关节肿胀。

3. 运动功能障碍　根据受累部位和受累程度的不同可表现为晨僵、关节活动度受限、关节不稳、肌力下降、平衡功能障碍、步行障碍、手功能障碍、易疲劳等。

4. 心理社会功能障碍　由于长期受病痛折磨、睡眠不佳、发热、精神不振,或者由于关节畸形、皮疹等影响形象而表现出烦躁、焦虑、抑郁、性格改变等情绪和心理障碍,进而影响儿童与照顾者、同学、朋友的关系。他人的态度与支持也会对儿童的心理、情绪产生影响。

5. 日常生活活动受限　不同部位的受累会导致不同的 ADL 受限。手腕部受累者主要表现为进食、穿衣、洗澡、个人卫生、如厕清洁等受限;髋、膝部受累者主要表现为步行、上下楼梯、如厕(特别是蹲式马桶)等受限;脊柱受累主要表现为需转头、弯腰等的活动受限。

6. 学习、娱乐等参与活动受限　主要由于疼痛、关节活动障碍等原因,导致儿童进行握笔写字、翻书等学习活动有困难,操作玩具、游戏用具等娱乐活动受限。JIA 儿童也有可能由于关节畸形、皮疹等外观改变受到同学、同伴等的嘲笑和排挤,导致参与受限。

二、作业评定

根据作业治疗"自上而下(top-down)"的评定思路,在明确儿童基本信息和病史信息的基础上,首先了解儿童的作业需求,再根据作业需求开展相应的作业表现评定,选择影响作业表现的潜在作业技能和作业情景进行具体的客观评定,以确定问题和制订治疗方案。评定内容及评定方法如下。

（一）基本信息和病史资料

应了解儿童的基本信息和病史资料,尤其注意评定关节以外组织器官的受累情况可能会对后续的康复和作业治疗产生哪些影响。

（二）身体结构评定

1. **了解受累关节数量** 检查疼痛、肿胀、畸形等受累关节的部位和数量。

2. **关节畸形情况评定** 分别在静止和活动的状态下观察关节的稳定性及是否存在手指关节偏移、天鹅颈畸形、纽扣样畸形或膝内、外翻畸形等,活动过程有无响声。

3. **肢体肿胀情况评定** 常使用周径测量法、体积法、"8字"测量法等进行评定。

4. **皮肤情况评定** 包括颜色、温度(关节炎活动期可有温热感)等。

（三）作业技能评定

1. **疼痛** 检查疼痛关节的数量及位置,评估疼痛的性质、程度及激惹和缓解因素。临床上常用视觉模拟评分(VAS)、数字评分法(numeric rating scale,NRS)等对疼痛程度进行主观量化评估。

2. **疲劳评定** 关节炎儿童容易疲劳,直接影响作业表现。常用的评定工具为疲劳严重程度量表(fatigue severity scale,FSS),该量表是自评调查问卷,反映过去1周的真实情况。

3. **关节活动度评定** 使用角度尺对受累关节及邻近关节进行主动和被动关节活动度测量,了解关节活动受限情况。

4. **肌力评定** 通过徒手肌力测试(MMT)评定肌肉力量。手部力量(握力、对捏、侧捏等)可使用测力计等仪器法客观量化测量。应注意根据关节炎活动情况、关节变形情况酌情开展。

5. **手功能评定** 常使用Jebsen手功能评定(Jebsen hand function test)、普渡钉板测试(purdue pegboard test)、明尼苏达手灵巧度评定(Minnesota manual dexterity test)、Bennett手工具试验(Bennett hand tool test)、9孔插板试验和Carrol手功能评定等对上肢的粗大运动、手部的精细运动及灵活性进行评定。在评定的过程中不仅要评估分数,也要对儿童活动和操作的过程进行观察和分析。

6. **关节功能评定** 美国风湿病学会儿科(ACR pediatrics)关节功能评价系统包括以下6个核心内容。

(1)活动性关节炎的关节数目。

(2)活动受限的关节数目。

(3)医生对儿童疾病总体状况的评分:视觉模拟评分法(VAS)。

(4)儿童或家长对目前疾病总体状况的自我评价:视觉模拟评分法(VAS)。

(5)功能性能力评定:采用儿童健康评估问卷(childhood health assessment questionnaire,C-HAQ),包括 8 个方面(穿衣打扮、起床、吃饭、走路、个人卫生、伸手、抓握和活动),共 30 个项目,每个项目评分从 0 分至 3 分,0 分表示没有困难,1 分表示有一点困难,2 分表示有很多困难,3 分表示无法开展。

(6)实验室炎症指标:红细胞沉降率、C 反应蛋白。

结果判定:以上 6 个指标中 3 项至少 30% 改善,并且不超过 1 项有大于 30% 的恶化则达 ACR Pediatrics 30 改善,反之为未改善。上述标准 50% 和 70% 改善分别称为达到 ACR Pediatrics 50 和 ACR Pediatrics 70 改善。

7. 其他评定　了解儿童心肺功能、心理功能等,具体评定方法不在此章赘述。

(四) 作业表现评定

作业治疗师可通过访谈法、观察法和 / 或结合量表法,如功能独立性评定量表儿童版(WeeFIM)、儿童生活功能量表(PEDI)等开展作业表现评定。在评定过程中观察和分析儿童完成活动的独立程度、心理功能和身体功能的障碍程度,对照顾者、辅具等的依赖程度以及依赖方式,代偿技巧的应用,特殊环境、情境等因素对其的影响。

(五) 作业情境评定

1. 个人因素　包括心理、心态、依从性、对疾病或功能障碍的应对方式等。

2. 环境因素　包括儿童开展日常生活活动的家居环境(如卫生间等)、学习活动的环境(如书房、书桌、学校、教室等)、娱乐的环境(如校园、社区等),以及照顾者、同学、社会的支持。

三、作业治疗

1. 健康教育　旨在让儿童及家长正确地认识疾病的发展以及对功能的影响,学会对疾病及其影响的积极管理,加强儿童治疗的主动配合性,消除不必要的心理负担。具体内容详见第二章第六节。

2. 适当休息　适当休息是缓解关节炎疼痛和保护关节的重要介入方法之一,尤其是关节炎活动期,可为身体和受累关节提供足够的时间缓解压力和疼痛,舒缓心情。卧床休息时间要适度,切忌不良姿势,床垫和枕头软硬适中不易造成脊柱变形。休息分为全身性休息和局部性休息。

(1)全身性休息:指保证夜晚有充足的睡眠,需要时日间有合理的卧床供小憩休息,适用于全身有多处关节发炎、发热或身体疲劳的儿童。

(2)局部性休息:是通过穿戴支具,调整活动,摆位等方法,使受累关节解除压力,休息不动。

3. 关节保护技巧　指在日常生活或训练过程中需遵循一定的原则和方法以避免不良姿势及受累关节负荷过大,避免疼痛和关节进一步受损。包括:控制体重,将体重指数(BMI)控制在正常范围;避免容易导致畸形的动作和姿势,如不良的握笔姿势(图 14-2)、敲键盘姿势(图 14-3),较大力气的抓握、捏持和扭转动作等;避免提、搬重物;提拎物体时尽量靠近身体;使用大关节(图 14-4);使用双手代替单手;在稳定的解剖面或功能面上使用关节;避免长时间保持同一姿势(如久坐、久站、久卧等),应常变换体位;保持良好的坐姿和站姿等(图 14-5)。

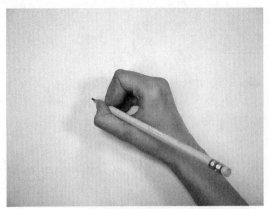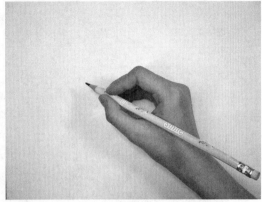

图 14-2　握笔姿势

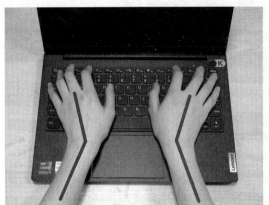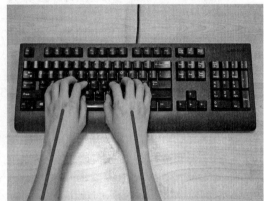

图 14-3　敲键盘姿势

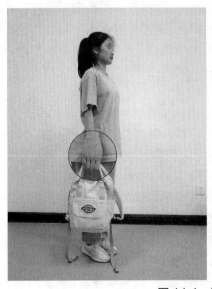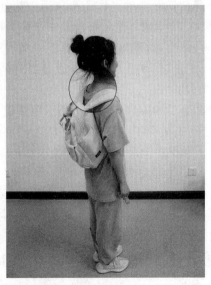

图 14-4　使用大关节

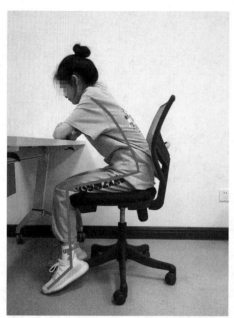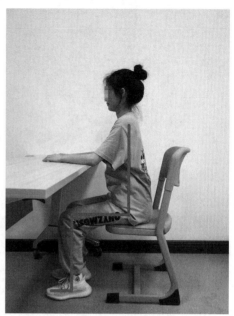

图 14-5　坐姿

4. 节能技巧　指在日常生活中需遵循一定的活动原则以避免疲劳、节省体能的方法。主要遵循以下原则和方法：①使用简便省力的作业方式（如上下楼梯使用电梯减少对关节的负荷和体能的消耗）；②规划性地组织日常生活、学习和娱乐，可按月、周、日安排日常生活，依据必要性、重要性、时间性、难易性、趣味性等排序，将不同特征的活动均衡分布于每天或每天的不同时间，劳逸结合提高效率；③常用物品应规整到容易获取的地方；④对家居环境或工作环境进行人体工效学的无障碍改造。

5. 功能性作业活动　作业治疗师为儿童设计和选择有针对性的功能性作业活动进行训练，改善关节活动度、提高肌力等作业能力的同时，改善儿童在活动和参与层面的作业表现。包括进食、穿衣、梳洗、步行、上下楼梯等自理活动，写字、翻书、用电脑等学习用具等学习活动，并根据实际情况鼓励进行适量缓和的有氧训练（如散步、游泳、骑自行车、打太极拳等）强化身心功能。

6. 辅助器具的应用和环境改造　应用符合人体工效学的设备、通用设计的辅具或无障碍环境改造可有效保护关节和节省体能，协助作业活动独立，提高作业表现。

（1）矫正和保护类矫形器：根据关节畸形情况适配矫形器，适配护膝、踝足支具等增加关节稳定性，保护局部关节，限制过度活动，缓解疼痛。

（2）自理类辅具：弯腰、屈膝困难者可使用取物夹抓取低处的物品或辅助穿脱裤子；使用穿袜器穿袜子；使用鞋拔穿鞋子；使用开瓶器协助开瓶子等。

（3）助行器和轮椅：下肢无力、负重困难、疼痛明显的儿童可选用合适的手杖、助行架等助行器，疼痛剧烈不能行走时可选用轮椅，并给予使用指导。

（4）学习类辅具：如人体工效学的桌椅、座椅靠背、笔、鼠标和键盘等。

（5）环境改造：在卫生间的马桶处、洗漱处安装扶手；将蹲式马桶改为坐式马桶；使用马桶增高器避免过度屈髋屈膝引发疼痛或便后站起困难；沐浴过程中使用防滑垫防止摔倒，为避免长时站立疲劳可使用防滑沐浴椅等。

（刘雪枫）

第十五章

其他儿科疾病与损伤的作业治疗

　　儿童作业治疗涉及的疾病与损伤种类很多,除脑瘫、脑血管病、发育迟缓、智力发育障碍、孤独症谱系障碍等相对常见的儿科疾病外,仍有很多疾病或损伤影响儿童生长发育,导致功能、活动及参与障碍。如发病早、难根治、致残率高的遗传性疾病,随着生活水平改善发病率不断增加的儿童肥胖症等代谢性疾病,越来越受到社会重视的儿童内分泌系统疾病,以及严重影响人们生活质量的先天性心脏病等。本章重点介绍遗传性疾病、烧伤、儿童肥胖症、先天性甲状腺功能减退症、先天性心脏病等的作业评定与作业治疗。

第一节　遗传性疾病

一、概述

(一) 定义

　　遗传性疾病是指遗传物质发生改变引起或者是由致病基因所控制的疾病,具有先天性、终身性和家族性的特征。

(二) 分类

　　遗传性疾病种类繁多,涉及全身各个系统,临床上根据遗传物质的结构和功能改变的不同,将遗传性疾病分为 5 大类。

　　1. **染色体病**　指各类染色体数目或结构异常导致的疾病,是人类最为多见的先天性遗传病,包括常染色体疾病和性染色体疾病,其中常染色体疾病最为多见,占染色体病的 2/3,临床最常见为唐氏综合征(21 三体综合征)。

　　2. **单基因遗传病**　又称为孟德尔遗传病,指由单个基因突变所致的遗传性疾病,按照不同遗传模式可分为常染色体显性遗传病、常染色体隐性遗传病、X 连锁显性遗传病、X 连锁隐性遗传病、Y 连锁遗传病 5 个类型。

　　3. **多基因遗传病**　又称为复杂遗传病,由多个基因和环境因素共同作用引起,每对微效基因突变的作用轻微,但累加起来可以产生明显表型效应,加上环境因素的影响,决定了个体的疾病性状,包括常见的高血压、糖尿病、肿瘤、精神疾病等慢性病。

　　4. **线粒体疾病**　指核基因和线粒体 DNA(mtDNA)异常引起的遗传病。

　　5. **基因组印记**　又称为遗传印记,临床上存在同一基因改变,但来源不同亲代,子女产生不同表型的现象。

在各种遗传性疾病中,神经系统疾病最多见,常根据解剖学受累部位分为:①染色体病;②遗传代谢病;③神经系统畸形;④脑白质病;⑤神经肌肉病;⑥脊髓 - 小脑 - 脑干系统疾病;⑦锥体外系疾病;⑧运动神经元病;⑨发作性疾病(癫痫、偏头痛、热性惊厥等)。

(三) 临床特点

遗传性疾病常有以下 2 个特点:①表型异质性,指在不同家系中可遗传同一基因的不同等位基因突变体,导致不同的临床表现型;②遗传异质性,指某一种遗传性疾病或表型可以由不同的等位基因或者基因座突变所引起的现象,而某一个基因突变可以引起多种疾病或表型。表型异质性和遗传异质性常常给人们对疾病的认识和诊断造成一定困难。尽管遗传性疾病的临床表型特征复杂多样,但根据起病年龄和病情进展表现为不同阶段的共同症状,或存在某些特征性症状和 / 或体征,如早期发育迟缓、肌无力或萎缩、智力发育障碍、行为异常、癫痫发作,晚期运动受限、痉挛和挛缩等。

(四) 功能障碍特点

不同的遗传性疾病具有特征性的功能障碍,如唐氏综合征儿童主要表现为表情呆滞、眼距宽、眼裂小、外眼角上斜、喜张口伸舌、易流涎等特殊面容,绝大多数存在中度到重度智力障碍,还有运动发育落后、骨龄延迟、身材矮小、四肢短、手指粗短等生长发育迟缓,进而影响儿童进行日常自理,参与上学读书和玩耍等作业活动;脊髓型肌萎缩症儿童常有呼吸功能障碍、咳嗽功能障碍、肺功能障碍、吞咽功能障碍及肌力减退、反射减弱或消失、粗大运动和精细运动发育迟缓等运动功能障碍,进而影响儿童参与日常生活活动;肌营养不良儿童主要表现为心肺功能障碍和肌无力等导致的运动功能障碍,直接影响儿童参与需要一定心肺耐力和运动能力的日常生活活动。

二、作业评定

不同遗传性疾病涉及不同系统或全身多个系统,易导致结构畸形、组织和器官功能障碍、身心功能障碍,进而影响儿童自理、学习、游戏等活动参与,且其病死率和致残率均较高。作业治疗师应根据具体疾病和功能障碍开展相应的作业评定。

(一) 一般情况评定

主要包括了解基本信息和病史信息,评估和明确儿童的发育水平等。

1. 基本信息和病史信息　在明确基本信息、诊断、治疗史等基础上,注意是否合并癫痫或其他疾病,明确目前存在的主要问题、家庭对疾病的认知和期望。

2. 发育评定　可选择丹佛发育筛查(DDST-2)量表、贝利婴幼儿发展量表(BSID)等对儿童进行全面评定,了解其发育情况。也可使用发育里程碑对儿童进行发育评定。

(二) 作业需求评定

通过对儿童及照顾者的访谈交流,了解儿童在日常自理、学习、游戏等活动中的困难和障碍,明确其作业需求。

(三) 作业技能评定

1. 精细运动功能评定　常用量表包括 Peabody 运动发育评定量表(第 2 版)(PDMS-2)的精细运动部分,精细运动能力测试量表(FMFM)等。

2. 认知功能评定　可根据不同年龄选择相应评定量表进行评定,包括学龄前儿童韦氏智力量表(WPPSI)、儿童韦氏智力量表(WISC)等。

3. 其他评定 根据累及的组织结构和功能障碍开展相应的功能评定,包括感觉功能、肌力、肌张力、平衡功能、协调功能、心肺功能等;累及神经肌肉系统可采用徒手肌力评定法(MMT)或仪器法评定儿童上肢肌力,采用改良 Ashworth 评定上肢肌张力有无异常。

(四)作业表现评定

围绕作业需求,通过观察、活动分析、标准化量表评定等方法评定和分析儿童的作业表现和作业模式。

1. 日常生活活动能力评定 可采用功能独立性评定量表儿童版(WeeFIM)、儿童生活功能量表(PEDI)等开展评定。

2. 心理、行为及社会适应能力评定 可采用 2~3 岁儿童行为量表、Achenbach 儿童行为量表(CBCL)、婴儿 - 初中学生社会生活能力量表等开展评定。

三、作业治疗

(一)作业治疗目标

临床上常通过内、外科治疗,代谢控制,蛋白质功能改善,基因表达调控和修饰等方法开展治疗,但大多数遗传性疾病无法根治,遗留许多功能障碍,极大地影响儿童的生长发育和生活质量。作业治疗旨在通过作业活动训练、辅具应用和无障碍环境改造等综合方法,促进儿童发育,提高生活独立性所需的各方面技能;维持良好姿势和功能水平,预防或延缓躯体变形;最大限度地提高生活独立性水平,改善社会功能和提高生活质量。

(二)作业治疗内容与方法

作业治疗内容包括改善和提高精细运动功能,认知功能,游戏能力,自理能力(进食、穿脱衣服、修饰等),学习能力(绘画、书写、使用剪刀等),社区和学校参与能力,精神健康管理等。

1. 上肢与手的作业治疗 脊髓性肌萎缩、肌营养不良等儿童因肩胛带和上肢肌肉的萎缩,影响日常生活活动,可通过单侧或双侧上肢抗阻抬臂上举训练,结合穿脱衣服、进食等日常生活活动训练,改善肌力,提高上肢运动功能,提高日常生活活动能力。通过够取、抓握、捏取、双手操作能力训练等促进手部的精细功能。

2. 感知与认知作业治疗

(1)感知觉训练:包括视觉刺激及视觉感知训练、听觉刺激和听觉感知训练、触觉刺激和辨别训练、空间知觉及时间知觉训练、身体形象感知训练、形状及颜色训练等。如通过把玩各种形状、质地和用途的玩具/物品,打开和关闭容器,捡拾和释放不同形状和大小的物品,拆装和堆砌小房子,操作把手和纽扣,涂色等促进手部感知觉的恢复。

(2)计算能力训练:可通过点数、唱数和简单运算等训练计算能力。

(3)注意力训练:采用视觉跟踪、听觉跟踪、形状辨别、重复数字、删除字母等方法进行注意力训练。

(4)记忆力训练:可进行听指令认物品、取物品、看图说物品名称等训练短时记忆;采用背儿歌、讲故事等反复回忆的方式训练长时记忆。

(5)其他认知能力的训练:包括判断能力、思维能力、组织能力、学习能力、执行任务能力、解决问题能力等,可以进行小组活动、过家家或角色扮演游戏开展训练。

3. 呼吸管理与心脏康复 适用于脊髓性肌萎缩和肌营养不良儿童,以及各种进展性疾病晚期,以维持和改善心肺功能。

4. 日常生活、学习、游戏等活动训练 根据儿童的年龄和发育里程碑,个性化地指导其安全、独立地完成洗手、洗脸、穿衣、进食、平地行走、上下楼梯、写字、游戏玩耍等日常生活活动。

5. 心理学治疗和心理支持 包括行为干预、心理学治疗和/或精神类药物治疗,同时应加强医疗和教育管理方面的知识宣教,为儿童和家长提供心理咨询和心理支持,营造健康向上的生活氛围,避免社会歧视,提高抗病能力和生活自信心。

6. 姿势管理、环境改造与辅助技术的应用 根据疾病性质、疾病进展以及功能障碍表现针对性地开展家居和学校环境改造(如卫生间扶手、防滑垫等);适配矫形辅助器具(踝足矫形器、脊柱辅助器具等)、生活辅助(穿袜器、取物夹等)、移动辅具(手杖、轮椅)、坐姿矫正系统(矫正坐垫等),帮助维持良好姿势,延缓功能丧失,增加移动能力,提高作业表现。

(刘雪枫)

第二节 烧 伤

一、概述

(一) 定义

烧伤是指热力、放射线、电能、光能、化学物质等理化因素作用于机体皮肤及皮下组织等引起的,以作用部位组织中心变性坏死、紧邻区域毛细血管内血液凝滞、凝滞区域外毛细血管扩张充血为病理特征的组织损害。

(二) 儿童烧伤的特点

儿童好奇心强,但缺乏对外界危险因素的防范意识,动作不协调,极易发生各种意外伤害,其中烧伤较为常见,位居儿童意外伤害的前列,占同期烧伤住院人数的23.1%~61.0%。儿童具有皮肤薄嫩、附件少,组织器官未发育成熟等特点,相同致伤因素作用下烧伤程度及后续影响常重于成人。烧伤是儿童致残的主要原因之一,导致的瘢痕增生、肢体挛缩、功能障碍等将严重影响儿童的身心发育和成长,甚至终身影响其身心健康,给儿童及家庭带来极大的痛苦和危害。

(三) 主要功能障碍

1. 身体结构改变 直接累及皮肤以及毛发、腺体、肌肉、脂肪等皮肤附属器和皮下组织,可出现组织粘连、组织挛缩、瘢痕形成、肢体肿胀、肢体畸形等结构改变,严重者甚至累及内脏和骨骼,部分烧伤源可能产生大量浓烟、有毒气体等而导致呼吸道等结构受损的合并伤。

2. 运动功能障碍 由于组织受损、疼痛、肿胀、瘢痕增生、关节挛缩、失用性萎缩等原因,导致关节活动障碍、肌力减退、平衡协调障碍、步行障碍、手功能障碍等运动功能障碍。

3. 感觉功能障碍 由于神经末梢受损、瘢痕增生等原因,导致感觉减退、感觉过敏、疼痛、瘙痒等感觉功能障碍。

4. 心理社会功能障碍　由于创面和瘢痕等增生引起的容貌改变,瘙痒和疼痛等引起的睡眠障碍,以及其他功能障碍的消极影响,加之生活中受到别人的歧视和排挤,导致患者出现自卑、抑郁、烦躁、焦虑、性格改变等心理障碍,进而影响其正常的社交和社会功能,这给儿童带来极大的心理创伤,影响其健康成长,尤为值得重视。

5. 日常生活活动受限　常由于运动功能障碍影响其进食、穿衣、如厕、洗澡、步行等日常生活活动,感觉功能障碍影响其执行日常生活活动的安全性和表现。

6. 学习、游戏等参与活动受限　学习和游戏是儿童最主要的参与活动,对儿童的身心成长至关重要。由于受到上述功能障碍的消极影响,容易受到歧视和排挤,进而表现为不敢参与、不愿意参与。活动参与受限反过来也会消极影响其运动功能、心理社会功能、日常生活活动能力等。

二、作业评定

(一) 基本信息和病史资料

除一般的基本信息和病史资料外,需了解其致伤源,明确其烧伤深度、烧伤面积及严重程度分级,以明确早期干预的注意事项和健康宣教的内容,还应了解儿童的既往史是否会影响后续的作业治疗进程。

(二) 作业需求评定

处于急性期无法开展作业活动的儿童可根据实际情况直接开展作业技能评定。脱离急性期可以开展作业活动的儿童,应先了解其作业需求。儿童的作业需求主要包括日常生活活动、学习、游戏等活动,可通过访谈儿童和照顾者明确其作业需求。

(三) 身体结构评定

包括瘢痕、肿胀、畸形等评定。瘢痕情况常用温哥华瘢痕量表(Vancouver scar scale,VSS)评定(表 15-1)。

表 15-1　温哥华瘢痕量表

评定项目	方法	分数
色泽 pigmentation	1. 利用硬度胶片按压在瘢痕上 2. 观察瘢痕的色泽 3. 利用正常皮肤的色泽与瘢痕的色泽比较	0= 正常颜色 1= 浅白色或浅粉红色 2= 深浅混集 3= 深色
血液循环 vascularity	1. 放开胶片 2. 观察瘢痕的血液循环程度	0= 正常 1= 粉红色 2= 红色 3= 紫色
柔软程度 pliability	1. 手指轻按瘢痕 2. 感觉瘢痕的柔软程度	0= 正常 1= 柔软 2= 有少许拉紧 3= 有点硬 4= 令关节弯曲,很难把关节伸直 5= 已造成永久性软组织挛缩,例如关节畸形

续表

评定项目	方法	分数
瘢痕厚度 height	利用软尺或间尺量度瘢痕突出皮肤的厚度	0= 正常（平坦的）
		1=0~1mm
		2=1~2mm
		3=2~4mm
		4 ≥ 4mm

（四）作业技能评定

1. 感觉功能　应用视觉模拟评分（VAS）对疼痛和瘙痒等进行评定。

2. 运动功能　包括关节活动度（ROM）、肌力与耐力、平衡与步行能力等评定。

3. 手操作功能　是作业治疗师关注的重点，包括关节活动度评定、感觉功能评定、灵巧度评定、精细功能评定及整体功能评定。整体功能评定包括 Carroll 手功能评定法、Jebsen 手功能测试及 Sollerman 手 ADL 能力测试。

4. 心肺功能　烧伤时合并的吸入性损伤，长期卧床和活动减少，颈部、胸廓等部位的瘢痕增生可直接或间接影响心肺功能，应注意心肺功能的评定和康复。

5. 心理功能　应重视烧伤对儿童心理的影响，重视心理变化对整体康复、身心发育和成长的影响，开展相关评定。

（五）作业表现评定

作业治疗师可通过访谈法、观察法和 / 或结合量表法开展作业表现评定。在评定过程中观察和分析儿童执行活动的独立程度，心理、身体功能的发挥情况，对照顾者、辅具等的依赖程度以及依赖方式，代偿技巧的应用，特殊环境、情境等因素的应用等。

（六）作业情境评定

1. 个人因素　包括年龄、心理情绪、心态、依从性、安全意识、作业习惯等。

2. 环境因素　包括儿童开展日常生活活动的家居环境（如卫生间等）、学习活动的环境（如书房、书桌、学校、教室等）、游戏环境（如家居、校园、社区等），以及照顾者、同学、社会的支持。

三、作业治疗

作业治疗师应围绕儿童的作业需求，根据作业技能和作业情境评定发现的问题展开作业治疗，在提高儿童作业技能的同时提高其日常生活、学习、游戏等活动的作业表现。

（一）各阶段的作业治疗

根据中华医学会烧伤外科学分会、中国医师协会烧伤科医师分会 2013 年制定的《烧伤康复治疗指南》，采用"全程介入、分段治疗"模式，将烧伤作业治疗分为创面治疗阶段和康复治疗阶段，创面治疗阶段由烧伤科医师主导各治疗手段决策，分为重症期和稳定期；创面基本愈合后进入康复治疗阶段，由康复医师统筹安排，分为创面覆盖完成至离院前康复治疗期和离院后康复治疗期。

1. 重症期　生命体征不稳定，可开展：①通过辅具和体位摆放保持关节的抗挛缩位或功能位，改善肢体肿胀；②通过轻缓的关节活动训练维持 ROM。

2. 稳定期　生命体征相对平稳,尝试逐渐增加治疗时间、运动幅度和强度,鼓励儿童尝试力所能及的主动运动,包括:①继续被动 ROM 训练;②逐渐增加主动 ROM 和肌力训练;③减轻肢体肿胀;④预防瘢痕治疗;⑤心理治疗;⑥开始力所能及的 ADL 等活动训练。

3. 创面覆盖完成至离院前康复治疗期　创面基本愈合,身体状况和精神状态明显好转,可开展:①瘢痕增生和关节挛缩的综合治疗;②全 ROM 训练;③肌力和耐力训练;④心肺功能训练;⑤适应儿童发育水平的 ADL 训练、玩具和游戏训练等。

4. 离院后康复治疗期　虽已伤愈出院,仍需长期治疗和随访观察,尤其伤后 1~2 年,主要包括:①持续的瘢痕管理;②适当的辅具应用和家居等环境改造;③持续的 ROM、肌力、耐力、心肺功能等作业能力训练;④进一步加强日常生活活动、学习活动、游戏活动能力的训练。

（二）作业治疗方法

1. 健康宣教　宣教的对象包括儿童及其照顾者等。宣教内容包括病情、发展、治疗过程,可能的影响,可能的预后,感觉障碍儿童的自我保护,瘢痕增生儿童的瘢痕管理,以及功能性活动等的训练指导等。有效的健康宣教有助于提高儿童作业治疗的依从性,改善预后。

2. 体位摆放　创面愈合的过程容易引发组织粘连和挛缩,烧伤儿童由于疼痛往往屈曲蜷缩肢体,更容易导致挛缩和畸形。及早（创面治疗阶段）将肢体摆放于对抗挛缩的体位对预防肢体挛缩非常重要。体位摆放的主要原则包括:屈侧烧伤应将肢体摆放于伸展位,摆位具体角度根据实际情况定;手部大面积烧伤摆放于腕手部安全位（图 15-1）,即腕关节背屈30°,掌指关节屈曲 70°,指间关节伸直,拇指对掌;全身大面积烧伤颈部应伸展或过伸、去枕,五官应用辅具撑开,躯干伸直位,肩关节外展 90° 并外旋,肘关节伸直,前臂旋后,腕手部置于安全位,髋关节外展 10°、中立位,膝关节伸直,踝关节中立位。

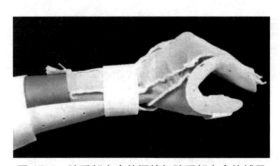

图 15-1　腕手部安全位摆放与腕手部安全位辅具

3. 辅具　矫形器是预防畸形,改善功能的重要手段。早期主要用于保护和辅助肢体摆放,以促进组织愈合、预防挛缩和畸形,如安全位辅具（见图 15-1）;中期主要用于对抗挛缩、改善 ROM,最大限度恢复肢体功能;后期多用于矫正畸形。烧伤患者手持式教育及注意力分散装置（hand held education & distraction device for burns patients,Ditto™）可提供程序性注意力分散和自我管理教育,可加快伤口愈合,减轻疼痛,提高功能。

4. 活动训练　主要包括早期的被动活动、中后期的主动活动以及治疗性活动训练,功能性作业活动训练等。治疗性活动旨在改善 ROM、肌力、心肺功能等作业技能。功能性作业活动聚焦于与儿童发育水平相关的 ADL 训练、游戏活动或学习活动训练。由于上肢及手部是最为常见的烧伤部位,特别强调上肢的活动能力,手部的精细活动、感觉功能训练。

5. 瘢痕管理　主要包括瘢痕的预防、瘢痕的治疗、皮肤的护理、瘙痒的治疗等。

(1)压力治疗:是烧伤后增生性瘢痕最有效的预防和治疗手段之一,可抑制瘢痕增生,缓解疼痛和瘙痒症状,预防和治疗肢体肿胀;一般 10 天以内愈合的烧伤不需要压力治疗,10~21 天愈合的创面应预防性加压,21 天以上愈合的创面必须预防性加压,已植皮的深Ⅱ度、Ⅲ度烧伤应预防性加压,已形成瘢痕者更应及时进行压力治疗;压力治疗在创面愈合前可在纱布外使用弹力绷带加压法、自粘绷带加压法,并定期松开;在创面愈合后应使用压力套或量身定做的压力衣,配合压力垫、硅酮胶等使用,每天坚持佩戴 24 小时(除洗澡或清洁时脱下),坚持至瘢痕成熟为止(一般 1 年或以上)。

(2)瘢痕按摩和皮肤护理:烧伤后新生皮肤较为脆弱,容易干燥开裂,除保持日常清洁和卫生外,应经常涂抹润肤膏,并进行轻柔地按摩;当手术皮瓣成熟后,可增加深度按摩,以软化和放松已挛缩软组织,降低皮肤敏感性,缓解瘙痒。

(刘雪枫)

第三节　儿童肥胖症

一、概述

(一) 定义

肥胖症(obesity)指体内脂肪堆积过多和 / 或分布异常、体重增加,是遗传因素、环境因素等多种因素相互作用所引起的慢性代谢性疾病。单纯性肥胖是指排除某些先天遗传性疾病、神经内分泌疾病等所引起的继发性病理性肥胖,单纯由某种生活行为因素所造成。儿童肥胖症是世界流行的公共卫生问题,20 世纪 90 年代以来,我国儿童的超重和肥胖率不断攀升,其中 95% 的儿童肥胖属于单纯性肥胖。

(二) 功能障碍特点

儿童肥胖症不仅会对其当前的身体发育造成影响,增加成年后肥胖相关慢性病的风险,还会进一步影响或限制其身体功能和日常生活等活动,因此对本病的防治应引起社会和家庭的重视。

1. 身体结构改变　外表较同龄儿童高大肥胖,皮下脂肪丰满,但分布均匀,腹部膨隆下垂。严重肥胖儿童可因皮下脂肪过多,使胸腹部、臀部及大腿皮肤出现皮纹;因体重过重,走路时双下肢负荷过重可导致膝外翻和扁平足;男童由于大腿根部脂肪过多,阴茎和阴囊被掩藏在脂肪组织中而显得很小,实际上属正常范围;女童的外阴部无明显异常,月经初潮也正常同龄儿相同。

2. 身体功能障碍　肥胖的体态使得关节的生理活动范围偏小;膝外翻和扁平足造成稍远距离行走困难或疼痛,容易疲劳;明显肥胖儿童常有疲劳感,用力时气短,耐力差;严重肥胖者由于脂肪的过度堆积,限制了胸廓和膈肌的运动,使肺通气量不足,呼吸浅快,故肺泡换气量减少,造成低氧血症,气急、发绀、红细胞增多、心脏扩大或出现充血性心力衰竭甚至死亡。

3. 日常生活活动受限　由于体型肥大,体重过重,穿衣、洗澡、如厕等日常生活活动可出现困难或受限,尤其是需要弯腰的活动,如弯腰穿脱裤子、弯腰穿脱鞋子、洗澡时弯腰擦洗下肢以及如厕的坐站转移等。

4. 活动参与受限　由于体型改变,活动减少,活动困难等原因,易受别人讥笑和排挤,常有性格孤僻倾向,慢慢发展为自卑、胆怯、孤独等心理障碍,不愿与其他儿童交往,从身体功能、活动能力、社会心理等多方面影响其游戏、社交等活动的参与。

二、作业评定

(一) 一般情况评定

除儿童的基本信息外,还应了解其身高、体重、肥胖情况、饮食习惯、运动习惯、作息规律、家长养育方式等。肥胖情况可采用体重指数法和身高标准体重法进行评定。

1. 体重指数(body mass index,BMI)　即体重(kg)除以身高的平方(m²),采用同年龄、同性别儿童的 BMI 百分位数诊断儿童肥胖已得到国际广泛认同。当儿童的 BMI 在同年龄、同性别参考值的第 85 至 95 百分位数(P_{85}~P_{95})为超重,大于 95 百分位数(P_{95})为肥胖,该诊断标准也已为我国所接受并应用于儿科临床。

2. 身高标准体重法　WHO 认为此法是评价青春期前(10 岁以下)儿童肥胖的最好指标,因此,在 1978 年向全世界推荐使用。本法以身高为基准,采用同一身高人群的第 80 百分位数作为该身高人群的标准体重,超过该标准体重的 20%~29% 为轻度肥胖,30%~49% 为中度肥胖,50% 以上为重度肥胖。

(二) 作业需求评定

通过对儿童及照顾者的访谈交流,了解儿童在日常自理、学习、游戏等活动中的困难和障碍,明确其作业需求。在访谈过程中应耐心引导和提示,避免儿童忽略遗漏或耻于表达。

(三) 作业技能评定

作业技能评定包括关节活动度、肌力、耐力、精细功能、平衡能力、协调能力、心肺功能、心理功能等。如肥胖症儿童进食障碍,可根据作业表现考虑评定其上肢的关节活动度、上肢肌力、上肢耐力以及手部的精细功能等;肥胖症儿童上下楼梯困难,可根据作业表现考虑评定其下肢的关节活动度、下肢肌力、下肢耐力、平衡和协调功能等;精细功能可采用 Peabody 运动发育量表精细运动能力部分或精细运动能力测试量表(FMFM)等。肥胖儿童心理功能可采用儿童社交焦虑量表(social anxiety scale for children,SASC),该量表是一种儿童社交焦虑症状的筛查量表,可用于肥胖儿童焦虑性障碍、社交焦虑水平评定。

(四) 作业表现评定

围绕儿童的日常自理、学习、游戏等作业需求,通过观察、活动分析、标准化量表评定等方法评定和分析儿童的作业表现和作业模式。

1. 日常生活活动能力评定　可采用功能独立性评定量表儿童版(WeeFIM)、儿童生活功能量表(PEDI)等开展评定。

2. 心理、行为及社会适应能力评定　可采用 2~3 岁儿童行为量表、Achenbach 儿童行为量表(CBCL)、婴儿 - 初中学生社会生活能力量表等开展评定。

3. 生活质量评定　可采用儿童生活质量普适性核心量表 4.0（pediatric quality of life inventory™ general core module，PedsQL™4.0），该量表由 Varni 研制，包括生理功能、情感功能、社会功能、学校功能 4 个维度，共 23 个条目，采用 0~4 共 5 个等级评分，计分转化为百分制。测验结果分别计算总分、各维度得分、社会心理因子得分（情感功能、社会功能、学校功能 3 个维度），分数越高，生活质量越好。根据各年龄段儿童的认知能力，分 2~4 岁、5~7 岁、8~12 岁、13~18 岁不同年龄段适用量表。

三、作业治疗

儿童肥胖症与生活方式密切相关，以过度营养、运动不足、行为偏差为特征。根据儿童肥胖症的成因和功能障碍特点，单纯肥胖症的作业治疗主要包括预防措施的倡导与教育、饮食治疗、减重训练、行为疗法、心理治疗、日常生活活动能力训练、环境改造与辅助技术应用等。

（一）预防措施的倡导与教育

儿童肥胖症预防应从孕妇孕期开始，涵盖至儿童生长发育期的饮食和生活管理，包括孕妇在妊娠期的体重指数控制，儿童在家庭、学校保持健康的饮食、运动和作息管理等。

（二）饮食疗法

饮食疗法也称为饮食调整，包括控制摄入的总能量和调整饮食结构。

1. 控制摄入的总能量　摄入总能量的控制应采用循序渐进的方式，以减少肥胖症儿童主食的摄入量为首选。先在原有基础上减少 1/4，逐渐过渡至减少 1/3~2/3，增加膳食中蔬菜、水果的比例，最终减至生理需要量（按身高的体重所需平均热量）。在控制总能量摄入的同时，要保证蛋白质、维生素、矿物质和微量元素的充足供应。

2. 调整饮食结构　目的是通过饮食量化调整，使膳食结构趋于合理，饮食调整的内容包括：①选择热量含量较低，蛋白质等营养成分含量相对较高的食物，多食含纤维素或非精细加工的食物，蛋白质应占总热能的 20% 左右；②少食或不食高热量、高脂的食物，如油炸食品、西式快餐、奶油制品、甜食、甜饮料等。不应过分降低总能量的摄入，关键在于提高早、中餐的质和量，降低晚餐的热能摄入。务必注意避免因热量摄入过少而影响儿童的生长发育。

（三）减重训练

体育运动等减重训练是帮助儿童减重的重要手段，运动可增加身体能量消耗，起到逆转因节食所致的肌肉萎缩和增强心、肺功能的作用；同时有氧运动还可以通过增加能量消耗，促进脂肪分解，减少体内脂肪的积蓄。

减重训练的时间、方式、强度对于肥胖儿童相当重要。训练时间方面，中、低强度有氧运动持续时间达到 20 分钟以上才能激活脂肪水解酶，促进脂肪的分解；训练方式应着重有氧运动，也可有氧运动和无氧运动交替，应以训练量而非训练速度为重点，可选用跳绳、慢跑、游泳、拍球等运动，建议亲子训练激发儿童的训练热情；训练强度一般为儿童运动时达到最大心率（最大心率 =220– 年龄）的 60%~45%；训练时间不少于 30min/ 次，训练前应有 10~15 分钟的准备活动，训练后有 5~10 分钟的整理活动，1~2h/d；训练频率为 3~5d/ 周。初期训练时间可为 10 分钟，以肥胖儿不感到过度疲劳、每天能坚持训练为原则，逐步达到理想的训练时间。适宜的训练强度不应引起肥胖儿童运动后食欲增加，摄食量增多。

(四) 行为疗法

结合儿童的年龄、民族、文化、地域背景开具生活方式处方,促进以家庭为中心的生活方式改变(饮食、身体活动、行为),以达到促进儿童 BMI 合理降低的目的。以家庭为单位进行有关健康饮食和运动相关知识的教育有助于促进健康减重。

1. 改变饮食行为　饮食行为治疗主要包括减慢进食速度、减少非饥饿状态下进食,避免边看电视或边做作业边吃东西,控制零食,减少吃快餐的次数,晚餐后不加点心等。此外,还包括食物烹调方式的调整,多用蒸、煮、烤、凉拌方式,避免油炸方式。

2. 改变行为方式

(1)改变家庭/家长行为:家庭/家长因素对儿童肥胖症的产生和发展起着十分重要的作用,因此,治疗中主张进行家庭/家长行为干预,使造成肥胖的家庭/家长饮食行为和生活方式得到改变。

(2)改变儿童行为:改变儿童静坐过久的行为,有节制地看电视、用电脑。在保证睡眠的同时,改变贪睡的习惯。鼓励肥胖儿童去户外活动,参加体育运动和做一些能量消耗较大的娱乐活动。

(五) 心理治疗

目的在于激发儿童及家长的强烈减肥欲望,克服心理障碍,树立自信心。在改变饮食行为和运动行为中,要不断激起儿童对运动的兴趣,在取得点滴进步后及时予以奖励,以强化其转变的行为,增强其自信心。在家长不断鼓励和支持下,肥胖儿童自信心会随着体质量减轻而增强,自卑感会随体型改善而逐渐消失。

(六) 日常生活活动能力训练

针对儿童穿衣、洗澡、如厕等日常生活活动可能遇到的困难和障碍,可针对性地开展技巧性训练,以提高日常生活活动能力,结合无障碍环境改造与辅助技术,提高儿童日常生活的独立性和安全性,提高作业表现。

1. 穿衣　建议穿宽松和有弹性的衣服,避免穿需要经常弯腰绑鞋带的鞋子。穿脱裤子和鞋子时,应坐在高度适宜(易于坐站转移)、稳固的椅子或床面上,如由于肥胖难以执行弯腰、抬腿、跷二郎腿等动作,可借助取物器、穿袜器、鞋拔等辅助器具辅助完成穿脱衣物。

2. 洗澡　浴室应使用防滑垫,擦洗身后和下肢有困难时应使用防滑沐浴凳和洗澡刷,有需要时可安装防滑扶手,洗浴用品应归置清楚,放在容易拿取的地方。

3. 如厕　指导儿童安全的坐站训练,避免由于肥胖体型导致重心失稳而摔倒。建议使用坐式马桶,有必要时可使用马桶增高器、安装扶手,清洁用品归置清楚,放在易于拿取的地方。

(刘雪枫)

第四节　先天性甲状腺功能减退症

一、概述

(一) 定义

先天性甲状腺功能减退症(congenital hypothyroidism,CH)简称先天性甲减,是由于甲状腺激素合成不足或其受体缺陷所致的先天性疾病,是引起儿童智力发育及体格发育落后的常见的小儿内分泌疾病,若在早期未得到及时治疗,可导致不可逆性智力落后及生长发育迟缓。

(二) 临床表现

儿童症状出现的早晚及轻重程度与甲状腺功能减退的程度有关。先天性无甲状腺或酶缺陷儿童在婴儿早期即可出现症状,甲状腺发育不良者常在出生后 3~6 个月出现症状,亦偶有在数年之后始出现症状者。儿童的主要临床特征包括智力落后、生长发育迟缓和生理功能低下。

1. 新生儿期　由于母体甲状腺素(T_4)可通过胎盘维持胎儿出生时正常 T_4 浓度中的25%~75%,多数先天性甲减儿童在出生时并无症状,出生后的症状和体征均无特异性,极易被误诊为其他疾病。

2. 典型症状　多数先天性甲减儿童常在出生半年后出现典型症状。

(1)特殊面容和体态:头大,颈短,皮肤粗糙、面色苍黄,毛发稀疏、无光泽,面部黏液水肿,眼睑水肿,眼距宽,鼻梁低平,唇厚,舌大而宽厚、常伸出口外。儿童身材矮小,躯干长而四肢短小,上部量 / 下部量>1.5,腹部膨隆,常有脐疝。

(2)神经系统症状:智力发育障碍,表情呆板、淡漠,神经反射迟钝;运动发育障碍,如翻身、坐、立、走的时间均延迟。

(3)生理功能低下的表现:精神差,安静少动,对周围事物反应少,嗜睡,食欲差,声音低哑,体温低而怕冷,脉搏、呼吸缓慢,心音低钝,肌张力低,肠蠕动慢,腹胀,便秘。可伴心包积液,心电图呈低电压、P-R 间期延长、T 波平坦等改变。

二、作业评定

先天性甲减发病率高,在生命早期对神经系统功能损害严重,但其治疗容易、疗效佳,因此,早期筛查、早期诊断、早期治疗至关重要。如不及时治疗,可导致神经系统、心血管系统、消化系统、肌肉骨骼系统、生殖系统等不同系统组织器官发育迟缓,相应出现认知心理、智力结构缺陷,心肺功能、消化道功能、感觉运动功能等身体功能障碍,进一步影响其生活自理、学习、社会交往等活动参与。作业评定主要包括以下几个方面。

(一) 一般情况评定

主要包括儿童的基本信息和病史信息,并进一步评定儿童的体格发育情况,可参照原卫生部公布的《中国 7 岁以下儿童生长发育参照标准》和卫健委发布的《7 岁 ~18 岁儿童青少年身高发育等级评价》对儿童的身高、体重、头围等体格发育情况进行评定。①身长 / 身高测量:3 岁以下儿童立位测量不易准确,应仰卧位测量其身长,3 岁以上儿童应脱去鞋、帽情况下取立正姿势测量其身高,以厘米(cm)为单位,读数记录至小数点后 1 位;②体重测量:儿童应排空大小便,脱去鞋、袜、帽子和外衣,仅穿背心(或短袖衫)、短裤进行测量;③头围:测量以软尺紧贴皮肤,自头部右侧齐眉弓上缘从头部绕经枕骨粗隆最高处回至零位,左右对称,以厘米(cm)为单位,读数记录至小数点后 1 位。

(二) 作业需求评定

通过对儿童及照顾者的访谈交流,了解儿童在日常自理、学习、游戏等活动中的困难和障碍,尤其注意儿童智力或体格发育影响较大的作业活动,明确其作业需求。

（三）作业技能评定

1. 精细运动功能评定　可采用 Peabody 运动发育评定量表（第 2 版）（PDMS-2）精细运动部分,精细运动能力测试量表（FMFM）等。

2. 认知功能评定　可采用婴幼儿认知发育筛查与测评量表、0~3 岁小儿精神发育检查表、学龄前儿童韦氏智力量表（WPPSI）、儿童韦氏智力量表（WISC）等。

3. 行为能力评定　采用 Achenbach 儿童行为量表（CBCL）,该量表主要用于筛查儿童的社交能力和行为问题,适用于 4~16 岁的儿童。

4. 其他评定　包括感觉功能、肌力、肌张力、心肺功能、平衡功能等评定。

（四）作业表现评定

围绕作业需求,通过观察、活动分析、标准化量表评定等方法评定和分析儿童的作业表现和作业模式。

1. 日常生活能力评定　可采用功能独立性评定量表儿童版（WeeFIM）、儿童生活功能量表（PEDI）等开展评定。

2. 社会适应能力评定　可采用婴儿 - 初中生社会生活能力量表及儿童适应行为能力评定量表进行评定。

三、作业治疗

应尽早筛查、尽早确诊、尽早治疗,以免影响儿童的脑部发育。一旦确诊,应终身服用甲状腺制剂,不能中断。筛查阳性的新生儿确诊后立即开始正规治疗,预后良好;出生后 3 个月内开始治疗,预后尚可,神经系统发育和智力水平绝大多数可达到正常;如未能及早诊断而在 6 个月后才开始治疗,虽然给予甲状腺素可改善体格生长状况,但神经、精神发育迟缓难以逆转。伴随着身心功能障碍和活动、参与受限,作业治疗介入可更好地促进儿童的身心功能改善,帮助其独立完成自理、参与学习和游戏,达到全面康复。

1. 健康宣教　宣教的对象包括儿童和照顾者等。宣教内容包括对疾病、病情发展和影响、规范治疗及预后等的正确认识;让儿童和家长等明确康复及作业治疗的重要性,提高依从性;视觉、听觉、触觉、温度觉等感觉障碍者需强化儿童的自我保护意识和自我保护技巧,可通过凸显色彩和提醒标志等方式增加保护;引导儿童养成良好的作息、饮食、排泄和适当运动等健康生活习惯;指导富含蛋白质、维生素及矿物质的饮食习惯,引导儿童避免挑食。

2. 精细运动训练　针对儿童的精细运动能力发育情况,设计合适的游戏活动促进其手部抓握、手眼协调等功能的提升,如把玩不同形状的玩具,拆装玩具,拼装乐高,堆砌房子,涂色等。

3. 认知功能训练　基于儿童认知评定结果,根据其发育年龄选择适宜的活动训练,包括计算能力训练、注意力训练、记忆力训练、问题解决能力训练等促进其建立主动学习的过程,也可借助计算机、平板等信息技术辅助儿童认知训练。

4. 感觉统合治疗　通过适当多样的感觉刺激输入,如触觉学习:泥土游戏、抓痒游戏、球池等;身体协调游戏:大笼球、钻筒、羊角球等;前庭 - 固有感觉:平衡台、旋转咖啡杯、吊缆等,引导儿童自动形成顺应反应,并促成对这些感觉的组合和统一。

5. 功能性作业活动训练　针对儿童自理、学习、社交等活动和参与障碍,针对性地开展穿脱衣物、进食、刷牙洗脸等自理活动训练；正确握笔、写字、翻书、使用电脑等学习工具等学习活动；与同学和小朋友互动交流、共同游戏等训练并不断强化。在训练中应注重亲子训练，注重障碍儿童与普通儿童一起参与的积极影响。

（刘雪枫）

第五节　先天性心脏病

一、概述

（一）定义

先天性心脏病（congenital heart disease，CHD），简称先心病，是指胚胎发育早期（孕 8~12 周）心脏及大血管发育停顿或异常，或出生后应关闭的通道未能闭合而引起的心脏及大血管局部解剖结构异常，可分为房间隔缺损、动脉导管未闭、卵圆孔未闭、室间隔缺损和肺动脉狭窄等，是儿童最常见的心脏病，也是婴幼儿死亡的主要原因之一。

（二）临床特点

由于机体组织缺氧，儿童多以生长发育落后、青紫、杵状指 / 趾、缺氧发作、蹲踞、呼吸困难、水肿、感染、红细胞增多及血液黏滞综合征等为主要特征。

1. **生长发育落后**　多见于先天性心脏病，如左向右分流型先天性心脏病（房间隔缺损、室间隔缺损、动脉导管未闭）及右向左分流型先天性心脏病（法洛四联症），均可因体循环血流量不足或血氧含量下降，导致组织缺血、缺氧，影响儿童的生长发育。

2. **青紫**　见于右向左分流型先天性心脏病等。

3. **杵状指 / 趾**　儿童手指、足趾端增宽、增厚，指 / 趾表面呈玻璃样，整个指 / 趾呈杵样，故称杵状指 / 趾。指 / 趾末端呈红晕，提示动脉血液已缺氧，是杵状指 / 趾的早期表现，杵状指 / 趾最早可在生后 3~6 个月出现，在 2~3 岁时明显，以拇指最为典型。

4. **缺氧发作**　见于某些发绀型先天性心脏病，尤其是法洛四联症。儿童在吃奶、哭闹或体力活动时，突然出现呼吸困难、发绀加重、神志不清，严重者可引起晕厥、抽搐甚至死亡。缺氧发作常在生后 3~4 个月开始发生，至 4~5 岁后自行消失。

5. **蹲踞**　有些先天性心脏病儿童每当行走或游戏时，常主动下蹲片刻再站起来，多见于法洛四联症，偶见于肺动脉狭窄伴卵圆孔未闭儿童。

6. **呼吸困难**　主要是由于左心和 / 或右心功能不全所致，儿童主观上感到空气不够用，客观上表现为呼吸费力，可伴有呼吸频率、深度和节律异常。小婴儿表现气促、吸奶中断，喘息一阵后继续吸吮。

二、作业评定

主要包括一般情况评定、作业技能评定、作业活动表现评定。进行作业评定应注意明确儿童及家长的主要需求，不仅要评定儿童功能障碍情况，也要注重对现有能力和潜能进行评定。

（一）一般情况评定

主要包括生长发育史、个人史、既往史、辅助检查及结果等。

（二）作业技能评定

主要包括精细运动、感知觉与认知功能、社会交往、心理行为等评定。常用的评定方法包括 PDMS-2、FMFM、WISC-Ⅳ等。

（三）作业活动表现评定

主要包括日常生活活动能力、生活质量、游戏能力以及学习能力等评定。

1. 日常生活活动能力评定　可选择日常生活活动能力量表、儿童功能独立性测量（WeeFIM），儿童生活功能量表（PEDI）进行评定。

2. 儿童生活质量评定　常用心脏疾病儿童生活质量量表及儿童生活质量测定量表（Peds QLTM）。

（1）心脏疾病儿童生活质量量表：该量表针对心脏疾病的特有表现，敏感性高；且根据儿童年龄分为 2~4 岁、5~7 岁、8~12 岁 3 个版本，可用于疾病不同时期的纵向对比。其中，5~7 岁和 8~12 岁版本含有儿童自己回答以及家长回答 2 种形式。量表分为 5 个维度，分别是心脏疾病和治疗问题（7 个条目）、对身体外貌的感受（3 个条目）、治疗焦虑（4 个条目）、认知问题（2~4 岁 3 个条目，5~12 岁 5 个条目）以及交流（3 个条目）。总分 0~100，得分越高表示生活质量越好。

（2）儿童生活质量测定量表：该量表中的心脏病特异质量表包括心脏问题和症状（7 项）、治疗焦虑（4 项）、服药问题（5 项）、交流（3 项）、躯体自我形象（3 项）、认知问题（5 项）。

三、作业治疗

（一）作业治疗目的

促进精细运动、认知等作业技能发育，提高作业活动能力，提高日常生活活动能力及社会适应能力。

（二）作业治疗方法

1. 促进精细运动功能发育　主要包括粗大抓握、捏、双手协调、精巧技能。

（1）粗大抓握：适用于没有抓握意识或抓握不灵活的儿童，一般年龄大于 4 个月。先诱导儿童具有抓握意识，再训练其在不同方向和位置取物的能力。

（2）捏：如已掌握粗大抓握功能则可以开始训练捏，年龄一般大于 7~8 个月。训练方法：先促进其用拇指和示指对捏取物，当他 / 她逐渐掌握的时候，可以练习拇指和中指及其他指的对捏，在日常生活中多创造条件多予以练习。

（3）双手协调：适用于已掌握了对指捏功能的儿童，年龄一般大于 18 个月。可进行穿珠子等类似的活动还有双手抛接球、拧毛巾、挤牙膏等。

（4）精巧技能：精巧技能的训练包括折纸、画线、剪纸、写数学、写汉字等。

2. 促进认知功能发育　一定要了解儿童的功能障碍特点，根据儿童的实际水平调整训练的难易程度。还可借助先进的科技产品进行训练，以激发儿童的兴趣。

（1）记忆力训练：调动儿童的各种感觉输入通道，强化儿童的记忆力。适用于 2 岁以上的儿童。要记的东西愈具体、愈接近儿童的生活愈好；注意事后的反复强化；视、听、触几种通道同时并用，或交替使用；可以增加教学内容的刺激强度，更有利于记忆的保持。

（2）思维训练：借助思维技巧，比如匹配、选择、一一对应、顺序排列、找出不合理因素、分类、问与答等方法，训练儿童的分析思考能力。

3. 促进日常生活活动能力发育　训练生活自理的进程是：让儿童观察→用动作帮助加口语指导→适当提醒→独立完成。需要注意 2 点：治疗师和家长站的位置一定要和儿童方向一致，否则学习起来很困难；一定要坚持训练，不能中断。

（负国俊）

参 考 文 献

1. 李晓捷, 唐久来, 杜青, 等. 儿童康复学. 北京: 人民卫生出版社, 2018.

2. 李林, 武丽杰, 陈翔, 等. 人体发育学. 3 版. 北京: 人民卫生出版社, 2019.

3. 窦祖林. 作业治疗学. 3 版. 北京: 人民卫生出版社, 2018.

4. 王玉龙. 康复功能评定学. 3 版. 北京: 人民卫生出版社, 2018.

5. 李晓捷, 姜志梅. 特殊儿童作业治疗. 南京: 南京师范大学出版社, 2016.

6. 李晓捷, 陈秀洁, 姜志梅. 实用小儿脑性瘫痪康复治疗技术. 北京: 人民卫生出版社, 2016.

7. 米尔腾伯格 (Miltenberger, R. G.) 著, 石林, 等译. 行为矫正原理与方法. 北京: 中国轻工业出版社, 2015.

8. 刘晓丹, 姜志梅. 儿童发育障碍作业治疗技术. 北京: 人民卫生出版社, 2019.

9. 张茂林, 杜晓新, 等. 特殊儿童认知训练. 南京: 南京师范大学出版社, 2015

10. 焦艳凤, 郭苹, 王金玲. 幼儿心理学. 北京: 中国人民大学出版社, 2021.

11. 中国康复医学会儿童康复专业委员会, 中国残疾人康复协会小儿脑性瘫痪康复专业委员会, 中国医师协会康复医师分会儿童康复专业委员会,《中国脑性瘫痪康复指南 (2022)》编委会. 中国脑性瘫痪康复指南 (2022) 第二章: 脑性瘫痪高危儿的评定与干预. 中华实用儿科临床杂志, 2022, 37 (13): 974-982.

12. 中华医学会儿科学分会发育行为学组, 中国医师协会儿科分会儿童保健学组. 中国低龄孤独症谱系障碍儿童家庭干预专家共识. 中华儿科杂志, 2022, 60 (5): 395-400.

13. 中国康复医学会儿童康复专业委员会, 中国残疾人康复协会小儿脑性瘫痪康复专业委员会, 中国医师协会康复医师分会儿童康复专业委员会,《中国脑性瘫痪康复指南 (2022)》编委会. 中国脑性瘫痪康复指南 (2022) 第三章: ICF 框架下的儿童脑瘫评定. 中华实用儿科临床杂志, 2022, 37 (15): 1121-113

14. 纪之光, 陆乐, 崔斌, 等. 发育协调障碍儿童运动干预研究进展. 辽宁体育科技, 2022, 44 (1): 67-72.

15. 中华医学会儿科学分会康复学组. 2021 年 JAMA Pediatrics《0~2 岁脑性瘫痪及其高危儿的早期干预: 基于系统评价的国际临床实践指南》中国专家解读. 中华实用儿科临床杂志, 2021, 36 (19): 1446-1451.

16. 沈洁, 周璇, 杜青. 儿童轮椅的临床应用研究进展. 中国康复理论与实践, 2021, 27 (9): 1059-1065.

17. 孙瑞雪, 徐磊, 陈怡静, 等. 残疾儿童作业治疗有效性的系统评价 (2019) 解读. 中华实用儿科临床杂志, 2021, 32 (2): 81-88.

18. 邢晓, 郭岚敏, 张晓月. 注意缺陷多动障碍的非药物治疗. 中华实用儿科临床杂志, 2021, 36 (20): 1591-1594.

19. 唐久来, 方玲玲, 杨李, 等. 高危儿和特异性高危儿早期干预的进展. 中华实用儿科临床杂志, 2020, 35 (24): 1841-1845.

20. 中华医学会儿科学分会发育行为学组. 注意缺陷多动障碍早期识别、规范诊断和治疗的儿科专家共识. 中华儿科杂志, 2020, 58 (03): 188-193.

21. 吴德, 唐久来. 发育性运动协调障碍的诊疗研究. 中国康复医学杂志, 2020, 35 (5): 513-516.

22. 燕铁斌. 推进 ICF 康复组合的临床应用: 从个案开始. 中国康复, 2020, 35 (2): 59-61.

23. 历虹, 王金凤, 马冬梅, 等. 脑性瘫痪儿童日常生活活动康复护理评定量表的信度和效度研究. 中国康复医学杂志, 2020, 35 (2): 156-160.

24. 燕铁斌. ICF 康复组合中国应用模式探讨. 康复学报, 2018, 28 (6): 1-6.

25. 崔娓, 林森然, 古桂雄, 等. 儿童发育性协调障碍临床评定工具的研究进展. 中国儿童保健杂志, 2018, 26 (9): 977-980.

26. 钟磊, 朱图陵. 世界卫生组织轮椅中级服务及其对我国辅具服务的启示. 中国康复理论与实践, 2016, 22 (7): 860-862.

27. 付海城, 姜志梅, 孙晓燕, 等. 中文版墨尔本单侧上肢功能评估量表 2 的信度和效度研究. 中国康复医学杂志, 2014, 29 (12): 1134-1137.

28. 朱图陵, 范佳进, 黄河, 等. 残疾人无障碍环境评定. 中国康复理论与实践, 2013, 19 (5): 489-492.

29. 阳伟红, 王跑球, 杨永, 等. Carroll 双上肢功能评定和 Peabody 运动发育量表-2 中精细动作在偏瘫型脑瘫儿童中的有效性研究. 中国康复理论与实践, 2012, 18 (4): 357-359.

30. 史惟, 李惠, 苏怡, 等. 中文版脑瘫儿童手功能分级系统的信度和效度研究. 中国循证儿科杂志, 2009, 4 (3): 263-269.

31. 吕智海, 姜志梅, 杜月秋, 等. 中文版儿童作业疗法认知功能动态评定量表评定脑性瘫痪儿童认知功能的效度研究. 中国康复理论与实践, 2013, 19 (6): 553-555.

32. World Federation of Occupational Therapists. Minimum Standards for the Education of Occupational Therapists Revised 2016. https://wfot. org/resources/new-minimum-standards-for-the-education-ofoc-cupational-therapists-2016-e-copy.

33. GALIANA-SIMAL A, VELA-ROMERO M, ROMERO-VELA VM, et al. Sensory processing disorder: Key points of a frequent alteration in neurodevelopmental disorders. Cogent Medicine, 2020, 7: 1-12.

34. BEKTESHI S, KONINGS M, NICA I G, et al. Dystonia and choreoathetosis presence and severity in relation to powered wheelchair mobility performance in children and youth with dyskinetic cerebral palsy. Eur J Paediatr Neurol, 2020, 29: 118-127.

35. BRAY N, KOLEHMAINEN N, MCANUFF J, et al. Powered mobility interventions for very young children with mobility limitations to aid participation and positive development: the EMPoWER evidence synthesis. Health Technol Assess, 2020, 24 (50): 1-194.

36. CHUNG S, SON JW. Visual Perception in Autism Spectrum Disorder: A Review of Neuroimaging Studies. Journal of korean Academy of Child and Adolescent Psychiatry, 2020, 31 (3): 105-120.

37. CARAVALE, BARBARA, HERICH, et al. Risk of Developmental Coordination Disorder in Italian very preterm children at school age compared to general population controls. European journal of paediatric neurology: EJPN: official journal of the European Paediatric Neurology Society, 2019, 23 (2): 296-303.

38. LI, YAO-CHUEN, KWAN, et al. Motor coordination problems and psychological distress in young adults: A test of the Environmental Stress Hypothesis. Research in developmental disabilities, 2019, 84: 112-121.

39. Novak I, Honan I. Effectiveness of paediatric occupational therapy for children with disabilities: A systematic review. Australian occupational therapy journal, 2019, 66 (3): 258-273.

40. SHAH R, GROVER S, AVASTHI A. Clinical Practice Guidelines for the and Management of Attention-Deficit/hyperactivity Disorder. Indian Journ Assessment al of Psychiatry, 2019, 61 (Suppl 2): 176-193.

41. KILROY E, AZIZ-ZADEH L, CERMAK S. Ayres Theories of Autism and Sensory Integration Revisited: What Contemporary Neuroscience Has to Say. Brain Sciences, 2019, 9 (3): 68-82.

42. RANDELL E, MCNAMARA R, DELPORT S, et al. Sensory integration therapy versus usual care for sensory processing difficulties in autism spectrum disorder in children: study protocol for a pragmatic randomised

controlled trial. Trials, 2019, 20 (1): 113-120.

43. KASHEFIMEHR B, KAYIHAN H, HURI M. The Effect of Sensory Integration Therapy on Occupational Performance in Children With Autism. OTJR (Thorofare N J). 2018, 38 (2): 75-83.

44. MUSIB M, WANG F, TARSELLIM A, et al. Artificial intelligence in research. Science, 2017, 357 (6346): 28-30.

45. Fletcher JM, Grigorenko EL. Neuropsychology of Learning Disabilities: The Past and the Future. J Int Neuropsychol Soc, 2017, 23 (9-10): 930-940.

46. BIOTTEAU, MAELLE, PERAN, et al. Neural changes associated to procedural learning and automatization process in Developmental Coordination Disorder and/or Developmental Dyslexia. European journal of paediatric neurology: EJPN: official journal of the European Paediatric Neurology Society, 2017, 21 (2): 286-299.

47. WILMUT K, GENTLE J, BARNETT A L. Gait symmetry in individuals with and without Developmental Coordination Disorder. Research in developmental disabilities, 2017, 60: 107-114.

48. SUMNER, EMMA, PRATT, et al. Examining the cognitive profile of children with Developmental Coordination Disorder. Research in developmental disabilities, 2016, 56: 10-17.

49. GREEN D, LIM M, LANG B, et al. Sensory processing difficulties in opsoclonus-myoclonus syndrome: A pilot project of presentation and possible prevalence. Journal of Child Neurology, 2016, 31 (8): 965-970.

50. FALLER P, HUNT J, HOOYDONK EV, et al. Application of Data-Driven Decision Making Using Ayres Sensory Integration® With a Child With Autism | American Journal of Occupational Therapy. American Journal of Occupational Therapy Official Publication of the American Occupational Therapy Association, 2016, 70 (1): 7001220020p1.

51. Schaaf RC. Creating Evidence for Practice Using Data-Driven Decision Making. American Journal of Occupational Therapy Official Publication of the American Occupational Therapy Association, 2015, 69 (2): 6902360010p1-6902360010p6.

52. Al-Heizan MO, AlAbdulwahab SS, Kachanathu SJ, et al. Sensory processing dysfunction among Saudi children with and without autism. The Journal of Physical Therapy Science, 2015, 27 (5): 1313-1316.

53. POIIOCK MR, METZ AE, BARABASHT. Association between dysfunctional elimination syndrome and sensory processing disorder. The American Journal of Occupational Therapy, 2014, 68 (4): 472-477.

54. DEVLIN S, HEALY O, LEADER G, et al. Comparison of behavioral intervention and sensory-integration therapy in the treatment of challenging behavior. Autism Dev Disord, 2011, 41 (10): 1303-1320.

55. P Rosenbaum 1, J W Gorter. The 'F-words' in childhood disability: I swear this is how we should think！ Child Care Health Dev, 2012, 38 (4): 457-463.

56. EGGER HL, Emde RN. Developmentally sensitive diagnostic criteria for mental health disorders in early childhood: DSM- Ⅳ, RDC-PA, and the revised DC: 0-3. American Psychologist, 2011, 66 (2): 95-106.

57. POLLOC N. Sensory integration: A review of the current state of the evidence. Occupational Therapy Now, 2009, 11 (5): 6-10.

58. SCHAAF RC, NIGHTLINGER MK. Occupational Therapy Using a Sensory Integrative Approach: A Case Study of Effectiveness. American Journal of Occupational Therapy Official Publication of the American Occupational Therapy Association, 2007, 61 (2): 239-246.

59. ROLEY SS, MAILLOUX Z, MILLER-KUHANECK H, et al. Understanding Ayres' Sensory Integration. Ot Practice, 2007, 12 (17): CE-1-CE-7.

60. Organization W H. The International Classification of Functioning, Disability and Health-ICF. Geneva: World Health Organization, 2001.

61. HANDLER SM, FIERSON WM. Learning Disabilities, Dyslexia, and Vision. Pediatrics, 2011, 127 (3): 818-856

62. ALLEN, A STEVENS, Occupational therapy for children. St. Louis: Mosby, 1996.

63. SUZUKI J, TAKAKU A. Cerebrovascular "moyamoya" disease. Disease showing abnormal net-like vessels in base of brain. Arch Neurol, 1969, 20 (3): 288-299.

中英文名词对照索引

X

Y

Z

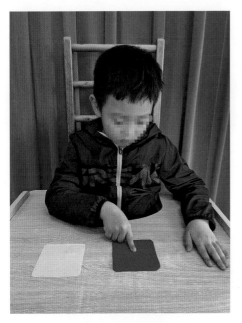

图 3-38 指出对应颜色

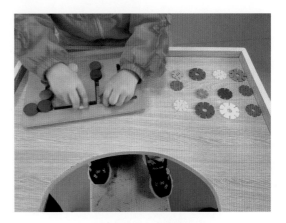

图 3-54 走迷宫

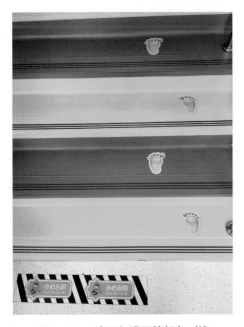

图 3-135 踏面和踢面的颜色对比

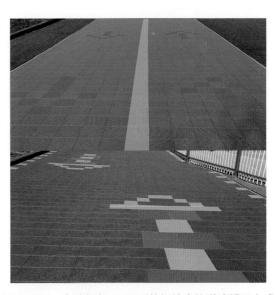

图 3-137 多种颜色、不同形状相结合的道路铺设方式

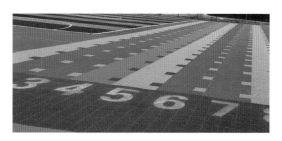

图 3-138　多色跑道

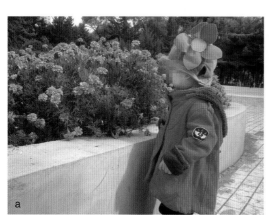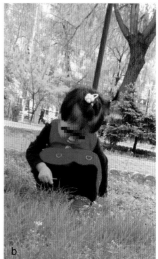

图 4-10　辨色能力训练

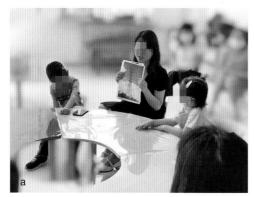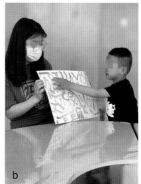

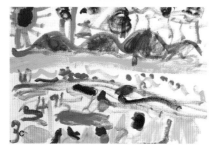

图 6-3　绘画创作

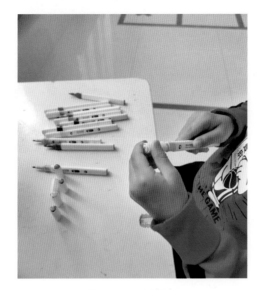

图 8-4 匹配颜色

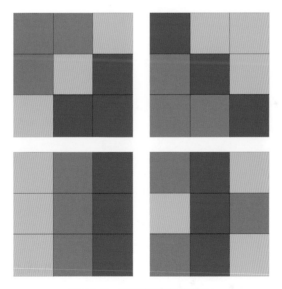

图 11-8 平面模式制作练习